互联网＋乡村医生培训教材

总主编　何清湖　宋春生

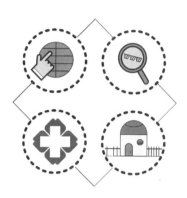

中医经典名句

（供乡村医生、全科医生等基层医护人员用）

主编　喻嵘　蒋筱

全国百佳图书出版单位
中国中医药出版社
·北 京·

图书在版编目（CIP）数据

中医经典名句 / 喻嵘，蒋筱主编 . —北京：
中国中医药出版社，2021.1
互联网＋乡村医生培训教材
ISBN 978-7-5132-6497-6

Ⅰ . ①中… Ⅱ . ①喻… ②蒋… Ⅲ . ①中医学—名句—
职业培训—教材 Ⅳ . ① R22

中国版本图书馆 CIP 数据核字（2020）第 212043 号

中国中医药出版社出版

北京经济技术开发区科创十三街 31 号院二区 8 号楼
邮政编码 100176
传真 010-64405721
三河市同力彩印有限公司印刷
各地新华书店经销

开本 787×1092 1/16 印张 14 字数 270 千字
2021 年 1 月第 1 版 2021 年 1 月第 1 次印刷
书号 ISBN 978-7-5132-6497-6

定价 49.00 元
网址 www.cptcm.com

社 长 热 线 010-64405720
购 书 热 线 010-89535836
维 权 打 假 010-64405753

微信服务号 zgzyycbs
微商城网址 https://kdt.im/LIdUGr
官 方 微 博 http://e.weibo.com/cptcm
天猫旗舰店网址 https://zgzyycbs.tmall.com

《中医经典名句》编委会

前　言

习近平总书记指出："没有全民健康，就没有全面小康。"2020 年 10 月，中国共产党第十九届中央委员会第五次全体会议审议通过了《中共中央关于制定国民经济和社会发展第十四个五年规划和二〇三五年远景目标的建议》，其中明确指出："坚持把解决好'三农'问题作为全党工作重中之重，走中国特色社会主义乡村振兴道路，全面实施乡村振兴战略。"

随着社会主义新农村建设的不断推进、医药卫生体制改革的日益深化和农村疾病流行模式的逐步改变，农村居民对乡村医生的整体素质寄予了新的期待，农村卫生工作对乡村医生提出了更高要求。乡村医生是我国医疗卫生服务队伍的重要组成部分，是最贴近亿万农村居民的健康"守护人"，是发展农村医疗卫生事业、保障农村居民健康的重要力量。长期以来，受多种历史条件影响，我国乡村医生业务素养整体不高，乡村医疗服务水平比较低下，与乡村经济蓬勃发展、农村居民医疗卫生服务需求日益增长的速度不相适应。因此，全面加强乡村医生队伍建设，提升乡村医疗服务水平，构建和谐稳固的基层医疗服务体系，是新时代发展对乡村医疗服务提出的新要求，是达到全面实施乡村振兴战略目标的重要内容。

立足国情，紧扣需求，尊重规律，制定实施全面建成小康社会阶段的乡村医生教育规划，强化素质能力培养培训，加快乡村医生队伍向执业（助理）医师转化，提高整体服务水平，逐步缩小城乡基层卫生服务水平的差距，已经成为当前和今后一段时期深化医改、加强农村卫生工作、推进新农村建设、保障和改善民生的一项重要而紧迫的任务。

为全面落实党中央重要决策部署，中国中医药出版社和湖南中医药大学共同策划了《互联网＋乡村医生培训教材》的编写出版工作。旨在通过编写规范化教材，以互联网＋网络远程教学、面授讲座和临床辅导教学相结合等方式，提升乡村医生专业理论水平和临床操作技能，以满足新时代基层人民的健康需求。

为了编写好本套教材，我们前期做了广泛的调研，充分了解了基层乡村医生的切实需求，在此基础上科学设置了本套教材内容体系和分册章目。本套教材共设置了《中医基本理论》《经方临床应用》《中医经典名句》《中医适宜技术》《名医医案导读》《中医名方名药》《中草药辨识与应用》《健康教育中医基本内容》《初级卫生保健》《西医诊疗技能》《常见疾病防治》《危急重症处理》12本分册，编写过程中注重突出以下"五性"特色。

1. 科学性。力求编写内容符合客观实际，概念、定义、论点正确，论据充分，实践技能操作以卫生部门标准或规范、行业标准、各学会规范指南等为依据，保证内容科学性。

2. 实用性。《互联网＋乡村医生培训教材》主要是针对在职的乡村医生，在教材编写的基本要求和框架下，以实际需求为导向，充分考虑基层医疗"简、便、廉、验"的客观要求，根据乡村医生的切实需求设置教材章目，注重技能水平的提高和规范化。

3. 先进性。医学是一门不断更新的学科，在本套教材的编写过程中尽可能纳入最新的诊疗理念和技术方法，避免理论与实践脱节。

4. 系统性。在明确培训的主要对象是在职乡村医生的基础上，有针对性地设置了培训章节和条目，内容强调六位一体（预防、医疗、康复、保健、计划生育、宣传教育），并充分考虑到学科的知识结构和学员认知结构，注意各章节之间的衔接性、连贯性及渗透性。

5. 启发性。医者意也，要启发悟性，引导乡村医生在培训教育和工作实践中不断发现问题、解决问题，从而在工作中不断提高自己的医疗实践能力。

另外，本套教材在整体展现形式上也有较大创新：以纸质教材为主体，辅以多元化的数字资源，如视频、音频、图片、PPT等，涵盖理论阐述、临床操作等内容，充分体现互联网＋思维。

为了尽可能高标准地编写好全国首套基层医生规范化培训教材，我们公开在全国进行了各分册编写人员的遴选，参编人员主要来自全国各大高校和三级甲等医院中学验俱丰的医学专家、学者。全体编写人员肩负使命与责任，前后历时两年余，反复打磨，在完成教材基本内容的基础上，又完善了教学大纲和训练题库，并丰富了数字教学资源，力求编写出一套以在职乡村医生为主要对象、线上线下相融合的基层医生继续教育精品教材，填补乡村医生规范化培训教材的空白。

习近平总书记指出：当今世界正经历百年未有之大变局，我国正处于实现中华民族伟大复兴的关键时期。当前，我国医疗卫生事业发展迎来历史机遇期，进一步转变医学目的，实现我国医疗卫生工作重心下移、战略目标前移，需要全体医务工作者的共同努力。我们真诚希望本套教材的出版和使用，能够为我国乡村医生系统规范化培训提供教材蓝本，为全面提升乡村医疗卫生水平提供助力。

由于我们是首次系统编写乡村医生培训教材，加之融合互联网技术的应用，没有太多经验可以借鉴，本套教材的内容和形式尚有不足之处，希望广大读者能不吝指出，以便我们及时修订和完善，不断提高教材质量。也真诚希望广大乡村医生能够有所收获，在充满希望的美丽乡村建设中，更加有所作为！

何清湖 宋春生

2020 年 11 月孟冬

编写说明

中医典籍蕴含医学之精华，是历代医家经验、智慧的结晶，是培养中医思维的源泉。王冰说："将升岱岳，非径奚为，欲诣扶桑，无舟莫适。"历代医家之典籍就是"径"，就是"舟"，若要入门中医学领域，必须研读中医典籍。凡成一代大家者，必是熟读经典、领悟经典，以知其源、溯其流，而终有所成就。中医经典著作中蕴含许多点睛之语、经典之句，寓意深邃，对临床具有普遍指导意义，用于指导临床，奇妙无穷。国医大师孙光荣教授也曾提出"熟读经典挈其纲，点睛之语切莫忘"之告诫，对经典医籍中这些点睛之语，要反复学习，不断温习，反复钻研，领会经典名句奥妙之处，临床运用时才能自如。

本教材分为四章，第一章从养生、阴阳五行、藏象、血气精神、病因病机、诊法、病证、治则治法几个方面对《黄帝内经》相关内容进行归纳整理；第二第三章从病因病机、证候、诊法、治则治法、经典名方方面，对《伤寒论》《金匮要略》的相关内容进行归纳整理；第四章对温病学经典名句从病因病机、证候、诊法、治则治法方面进行归纳整理。分析中医经典理论精髓的目的，是使读者易记易懂，并与临床紧密结合，以提高经典理论运用之技巧。

本教材适用于乡村各科医生课程教学和自学使用。考虑到乡村医生的知识结构和学习需求，本教材有别于普通高等教育规划教材，力求内容精练，通俗易懂，简单易学，方便实用，旨在让乡村医生读懂经典，理解经典，接受经典，提高中医经典思维能力，从而运用经典，传播中医知识，发扬中医。

本教材编写分工：第一章由蒋筱、丁然、王丽慧、蔡华珠、刘磊编写，第二章由何丽清、赖鹏华、陶春晖、郜文辉、王洪海、张林编写，第三章由喻嵘、肖碧跃、钱占红、沈祥峰、刘敏莹编写，第四章由岳冬辉、周茂福、李楠、叶菁、张晓艳编写。

本教材中，《黄帝内经》原文参考自《黄帝内经素问》《灵枢经》（人民卫生出版社）；《伤寒论》原文参考自《伤寒论选读》（王庆国主编，中国中医药出版社）；《金匮要略》原文参考自《金匮要略》（范永升主编，中国中医药出版社）；温病学著作原文参考自《温病学》（马健主编，中国中医药出版社）。

本教材在编写过程中得到了许多专家的悉心指导及有关领导的大力支持，在此表示诚挚的感谢！本教材是一次新的尝试，难免有不足之处，未能尽善尽美，衷心希望各位读者提出宝贵意见，以便再版时更趋完善。

《中医经典名句》编委会

2020 年 5 月

目　录

第一章 《黄帝内经》

第一节 养 生

扫一扫看课件

一

【原文】

上古之人，其知道者，法于阴阳[1]，和于术数[2]，食饮有节，起居有常，不妄作劳[3]，故能形与神俱[4]，而尽终其天年[5]，度百岁乃去。今时之人不然也，以酒为浆[6]，以妄为常，醉以入房，以欲竭其精，以耗散其真，不知持满，不时御神[7]，务快其心，逆于生乐[8]，起居无节，故半百而衰也。(《素问·上古天真论》)

【注释】

1. 法于阴阳　效法自然界寒暑往来的阴阳变化规律。法，效法。

2. 和于术数　恰当地运用各种养生方法。和，调和，引申为恰当运用。术数，此指养生的方法，如导引、按跻、吐纳等。

3. 不妄作劳　不要违背常规地劳作。妄，乱也，此为违背常规之意。作劳，包括劳力、劳心和房劳等方面。

4. 形与神俱　形神健全。形，形体；神，精神。俱，范围副词，全也，一也，引申作健全、和谐。形神健全和谐，是健康的标志。

5. 天年　天赋年寿，即自然寿命。

6. 以酒为浆　浆，汤水。把酒当作汤水饮用，形容嗜酒无度。

7. 不时御神　谓不善于驾驭、使用精神，即妄耗神气。时，善也；御，用也。

8. 务快其心，逆于生乐　贪图一时的欢乐，而违逆了生命的长久康乐。务，引申为贪图。生乐，指生命健康长寿而带给人的快乐。

【释义】

本段经文通过古今之人寿命不同的对比，分析了早衰的原因，提出了养生的法则，强调了养生的重要性及对祛病延年的重要意义。

1. 养生法则

（1）法于阴阳　顺应四时，养正辟邪。

（2）和于术数　锻炼身体，强筋壮骨。

（3）食饮有节　饮食适宜，滋补气血。

（4）起居有常　按时作息，怡养神气。

（5）不妄作劳　劳逸结合，保全形气。

结果：保精全神，益气全形，形与神俱，尽终其天年。

养生目的：抗衰防病，延年益寿；尽终其天年的原因：遵循养生原则。

2. 早衰原因

（1）以酒为浆　饮食失宜，损伤后天之本肾，影响气血化生。

（2）以妄为常　起居无常，耗伤形神之气。

（3）醉以入房　伤肾耗精，损伤先天之本脾胃，影响一身阴阳。

结果：精气神亏耗，形神相失，半百而衰。

可见，养生者能形与神俱，皆度百岁，尽终其天年。不养生者易伤形耗神，半百而衰。

【名家辑要、名家临证指要】

二

【原文】

虚邪贼风[1]，避之有时，恬惔虚无[2]，真气从之，精神内守，病安从来。是以志闲而少欲，心安而不惧，形劳而不倦，气从以顺，各从其欲，皆得所愿。故美其食，任其服，乐其俗，高下不相慕[3]，其民故曰朴[4]。是以嗜欲不能劳其目[5]，淫邪不能惑其心，愚智贤不肖，不惧于物[6]，故合于道。所以能年皆度百岁，而动作不衰者，以其德全不危[7]也。（《素问·上古天真论》）

【注释】

1. 虚邪贼风　泛指异常气候和外来致病因素。

2. 恬惔虚无　思想闲静，没有杂念。

3. 高下不相慕　即无论社会地位尊贵或卑贱，都能安于本分，不互相倾慕。高下，指社会地位而言。慕，倾慕、羡慕。

4. 朴　淳朴敦厚的品性。

5. 嗜欲不能劳其目　即各种嗜好、欲望都不能引起他注目（烦劳他的耳目）。目，泛指感官知觉。

6. 不惧于物 不为外界物欲所惊扰。

7. 德全不危 即全面符合养生之道，而不受早衰的危害。德全，指修养而有得于心。

【释义】

本段经文提出了养生的内外两大原则。

1. 外避邪气 外界"虚邪贼风"，因时因地而别，要求养生需顺应自然环境变化，"避之有时"。

2. 内养神志 内伤情志、劳倦，因人而异，养生关键是"恬惔虚无""志闲少欲"，进而达到"精神内守"的目的。

【名家辑要、名家临证指要】

三

【原文】

女子七岁，肾气盛，齿更发长¹；二七而天癸²至，任脉通，太冲脉盛，月事以时下，故有子；三七，肾气平均³，故真牙⁴生而长极；四七，筋骨坚，发长极，身体盛壮；五七，阳明脉衰，面始焦⁵，发始堕⁶；六七,三阳脉衰于上⁷，面皆焦，发始白；七七，任脉虚，太冲脉衰少，天癸竭，地道不通⁸，故形坏而无子也。丈夫八岁，肾气实，发长齿更；二八，肾气盛，天癸至，精气溢写⁹，阴阳和¹⁰，故能有子；三八，肾气平均，筋骨劲强，故真牙生而长极；四八，筋骨隆盛，肌肉满壮；五八，肾气衰，发堕齿槁；六八，阳气衰竭于上，面焦，发鬓颁白¹¹；七八，肝气衰，筋不能动，天癸竭，精少，肾脏衰，形体皆极；八八则齿发去。肾者主水¹²，受五脏六腑之精而藏之，故五脏盛，乃能写¹³。今五脏皆衰，筋骨解堕，天癸尽矣，故发鬓白，身体重，行步不正，而无子耳。（《素问·上古天真论》）

【注释】

1. 齿更发长 人到七八岁，乳牙脱落，更换恒齿；头发开始茂盛。

2. 天癸 是肾精充盈而化生的促进生殖器官成熟，维持生殖功能的精微物质。

3. 平均 充满而均衡的意思。

4. 真牙 即智齿，俗称"尽根牙"。

5. 焦 通憔，即憔悴。

6. 堕 脱落。

7. 三阳脉衰于上 太阳、阳明、少阳，三阳脉皆起或止于头面部，故云衰于上。

8. 地道不通 指月经停止来潮。

9. 精气溢写 精气盈满而能外泻。写，通泻，此为泄义。

10. 阴阳和　指男女媾和。一说指男女气血阴阳调和。

11. 颁白　即斑白，指头发黑白相杂，俗称"花白"。

12. 主水　指肾藏精的功能。

13. 五脏盛，乃能写　五脏精气盛，肾乃能泄精。

【释义】

本段经文论述了男女生长发育规律及其与肾中精气的关系（表1-1）。

表1-1　生长发育与肾中精气的关系

年龄	一七至四七（女） 一八至四八（男）	五七至七七（女） 五八至四八（男）
肾气	渐盛	渐衰
生殖能力	产生→成熟	减退→消失
外部表现	齿发肉筋骨 生长强壮	齿发肉筋骨面容 脱槁憔悴
体内变化	冲任盛，精气溢泻	冲任衰，精少

人体在生长发育期，肾气渐渐盛实；壮盛期，肾气充盛已呈稳定均衡趋势；衰老期，肾气衰减。可见肾中精气的盛衰与人体生长壮老过程直接相关，维护健康、延缓衰老必须以保养肾气为首务。

【名家辑要、名家临证指要】

四

【原文】

春三月，此谓发陈[1]，天地俱生，万物以荣，夜卧早起，广步于庭，被发缓形[2]，以使志生，生而勿杀，予而勿夺，赏而勿罚[3]，此春气之应，养生之道[4]也。逆之则伤肝，夏为寒变[5]，奉长者少。

夏三月，此谓蕃秀[6]，天地气交，万物华实[7]，夜卧早起，无厌于日，使志无怒，使华英成秀[8]，使气得泄，若所爱在外，此夏气之应，养长之道也。逆之则伤心，秋为痎疟[9]，奉收者少，冬至重病[10]。

秋三月[11]，此谓容平[12]，天气以急，地气以明[13]，早卧早起，与鸡俱兴，使志安宁，以缓秋刑[14]，收敛神气，使秋气平，无外其志，使肺气清，此秋气之应，养收之道也，逆之则伤肺，冬为飧泄[15]，奉藏者少。

冬三月，此谓闭藏[16]，水冰地坼，无扰乎阳，早卧晚起，必待日光，使志若伏若匿，若有私意，若已有得[17]，去寒就温，无泄皮肤，使气亟夺[18]，此冬气之应，养藏之道也。逆之则伤肾，春为痿厥[19]，奉生者少。（《素问·四气调神大论》）

【注释】

1. 发陈　春季阳气生发，万物复苏，植物萌生的大自然景象。发，生发、发散。陈，敷布、布陈。

2. 被发缓形　披散开头发，解开衣带，舒缓形体。被，同披。

3. 生而勿杀，予而勿夺，赏而勿罚　生、予、赏，指精神、行为活动顺应春阳生发之气；杀、夺、罚，指精神、行为活动违逆春阳生发之气。全句强调人须顺应天地生发之气而养生。

4. 养生之道　保养春生之气的规律。下文"养长之道""养收之道""养藏之道"皆仿此。

5. 寒变　由于春季失于调摄，生长之气不足所致的寒性病变。

6. 蕃秀　繁茂秀美。

7. 华实　开花结果实。

8. 华英成秀　华英，指人的容色神气。秀，草木开花。此处有容光焕发之意。

9. 痎（jiē）疟　泛指疟疾。

10. 冬至重病　日·丹波元简云："据前文例，四字恐剩文。"当删之。

11. 秋三月　按节气指自立秋日起至立冬前一日期间。

12. 容平　秋季万物成熟，形态平定不再生长的自然景象。容，生态、相貌。

13. 天气以急，地气以明　秋季风清劲急，万物萧条，山川清肃景净。

14. 使志安宁，以缓秋刑　使心志安逸宁静，以缓和秋天的肃杀之气。

15. 飧（sūn）泄　泻出未消化的食物，完谷不化的泄泻。

16. 闭藏　冬季阳气内伏，万物潜藏的自然景象。

17. 使志若伏若匿，若有私意，若已有得　意谓使神志内藏，就像军队之埋伏、人有隐私、心有所获等。

18. 无泄皮肤，使气亟夺　冬季不要使皮肤过多出汗，导致阳气频繁耗伤。亟，频数，屡次。

19. 痿厥　四肢软弱无力而逆冷的病证，包括痿证和厥证。

【释义】

本段经文主要论述了四时生长收藏的自然规律及顺应四时的养生原则及方法（表1-2）。

表1-2　四时生长收藏的自然规律及顺应四时的养生原则及方法

时令	阴阳变化	物候特点	自然规律	养生方法		失常后果及原因
				生活起居	精神调摄	
春	阳气生发	发陈	生	早卧早起	令使志生	伤肝，夏为寒变，奉长者少
夏	阳气盛隆	蕃秀	长	夜卧早起	使志无怒	伤心，秋为痎疟，奉收者少，冬至重病
秋	阳气收敛	容平	收	早卧早起	使志安宁	伤肺，冬为飧泄，奉藏者少
冬	阳气内伏	闭藏	藏	早卧晚起	使志伏藏	伤肾，春为痿厥，奉生者少

【名家辑要、名家临证指要】

<h1 style="text-align:center">五</h1>

【原文】

是故圣人不治已病治未病，不治已乱治未乱，此之谓也。夫病已成而后药[1]之，乱已成而后治之，譬犹渴而穿井，斗而铸锥，不亦晚乎。(《素问·四气调神大论》)

【注释】

1. 药　作动词用，此处当"治疗"讲。

【释义】

本段经文强调了"不治已病治未病"的预防学思想。"治未病"反映了《黄帝内经》以预防为主的学术观点，对后世中医学发展产生了深远影响。《黄帝内经》"治未病"主要包括未病先防、既病防变、瘥后防复，本篇强调未病先防。

【名家辑要、名家临证指要】

<h1 style="text-align:center">第二节　阴阳五行</h1>

扫一扫 看课件

<h1 style="text-align:center">一</h1>

【原文】

阴阳者，天地之道也[1]，万物之纲纪[2]，变化之父母[3]，生杀之本始[4]，神明之府[5]也，治病必求于本[6]。

故积阳为天，积阴为地[7]。阴静阳躁[8]，阳生阴长，阳杀阴藏[9]。阳化气，阴成形[10]。寒极生热，热极生寒[11]；寒气生浊，热气生清[12]；清气在下，则生飧泄；浊气在上，则生䐜胀[13]，此阴阳反作[14]，病之逆从[15]也。

故清阳为天，浊阴为地。地气上为云，天气下为雨；雨出地气，云出天气[16]。故清阳出上窍，浊阴出下窍[17]；清阳发腠理，浊阴走五脏[18]；清阳实四肢，浊阴归六腑[19]。(《素问·阴阳应象大论》)

【注释】

1. 阴阳者，天地之道也　阴阳是自然界的法则和规律。

2. 万物之纲纪　阴阳是归纳事物的纲领。

3. 变化之父母　阴阳是事物变化的根源。父母，本源、起源之意。

4. 生杀之本始　阴阳是事物产生与消亡的缘由。生，新生；杀，消亡。

5. 神明之府　阴阳是产生自然界万物运动变化内在动力的场所。神明，是自然万物运动变化的内在动力。府，藏聚之所。

6. 本　指阴阳。

7. 积阳为天，积阴为地　清阳之气向上升腾，积聚为天；浊阴之气向下沉降，凝聚为地。

8.阴静阳躁　阴性柔而主安静，阳性刚而主躁动。

9.阳生阴长，阳杀阴藏　互文。阴阳既为生杀之本，亦为长藏之本。阳既能生万物，亦能杀万物；阴既能长万物，亦能藏万物。

10.阳化气，阴成形　张介宾注曰："阳动而散，故化气；阴静而凝，故成形。"

11.寒极生热，热极生寒　此以寒热互变之例，说明阴阳在一定条件下的相互转化。

12.寒气生浊，热气生清　张介宾注曰："寒气凝滞，故生浊阴；热气升散，故生清阳。"

13.䐜胀　此指胸膈或上腹部胀满不适。

14.反作　即反常。阳应升在上而反在下，阴应降在下而反在上，是谓阴阳反作。

15.逆从　偏义复词，即逆的意思。指上述飧泄、䐜胀，皆阴阳之逆行。

16.雨出地气，云出天气　雨虽自天而降，实由属阴的地湿之气升腾所化；云虽由地而升，实由天阳之气熏蒸而成。

17.清阳出上窍，浊阴出下窍　人体吸入的自然之气和饮食水谷之气化生的清阳出于头面官窍，产生声音和嗅、视、听等功能。产生的浊阴变为粪、尿由前后二阴排出体外。上窍，指耳、目、口、鼻等头面部七窍；下窍，即前后二阴。

18.清阳发腠理，浊阴走五脏　清阳之气发散于肌肤、脏腑间隙以温养之。浊阴之气趋向五脏贮藏而濡养之。清阳主要指卫气。浊阴指精血津液。

19.清阳实四肢，浊阴归六腑　清阳，指饮食物化生的精微物质。浊阴，指饮食物化生的糟粕。即饮食物所化生的精微物质充养于四肢，所化生的糟粕内归于六腑。

【释义】

本段经文论述了阴阳的概念、性质、功用及阴阳学说的基本内容、应用、意义等。

1. 阴阳的概念及阴阳学说的意义

（1）概念　"阴阳者，天地之道……神明之府也"是自然界的法则和规律，是万物分类的依据；是事物发生、变化、消亡的根源；是自然万物运动变化的内在动力；是事物发展变化的原因；是对事物对立统一双方的概括。

（2）阴阳的性质和功用

1）性质　轻清（积阳为天）；重浊（积阴为地）；动静（阴静阳躁）。

2）功用　化气、成形；生长、藏杀；生浊、生清。

2. 阴阳学说的基本内容

（1）相对性　"积阳为天，积阴为地"，"阴静阳躁"。

（2）互依性　"阳生阴长，阳杀阴藏"，"阳化气，阴成形"。

（3）转化性　"寒极生热，热极生寒"。

3. 阴阳学说在中医学的运用

（1）说明生理

1）清阳　出上窍，发腠理，实四肢。

2）浊阴　出下窍，走五脏，归六腑。

（2）分析病理

1）清气在下　飧泄。

2）浊气在上　腹胀。

临床上可根据清阳之气向上、向外升发；浊阴之气向下、向内沉降的理论治疗相关疾病，如治疗耳目失聪，用益气升提法，可选补中益气汤；治疗表证，用宣肺发散法，根据感邪性质不同选用方剂，如感寒用麻黄汤；治疗手足厥逆，用温阳法，可选四逆汤加减；治疗肠胃积滞用攻下法，可选枳实导滞丸加减；治疗水肿用利水逐水法，可选五苓散加减。

【名家辑要、名家临证指要】

二

【原文】

水为阴，火为阳[1]。阳为气，阴为味[2]。

味归形，形归气[3]，气归精，精归化[4]，精食气，形食味[5]，化生精，气生形[6]。味伤形，气伤精[7]，精化为气，气伤于味[8]。

阴味出下窍，阳气出上窍[9]。味厚者为阴，薄为阴之阳；气厚者为阳，薄为阳之阴[10]。味厚则泄，薄则通；气薄则发泄，厚则发热[11]。壮火之气衰，少火之气壮[12]，壮火食气，气食少火，壮火散气，少火生气[13]。

气味，辛甘发散为阳，酸苦涌泄[14]为阴。（《素问·阴阳应象大论》）

【注释】

1. 水为阴，火为阳　水润下而寒，故为阴；火炎上而热，故为阳。

2. 阳为气，阴为味　药物饮食之气，因其无形而升散，故为阳。药物饮食之味，因其有质而沉降，故属阴。

3. 味归形，形归气　药物饮食五味有滋养人之形体作用，而形体又依赖于真气的充养。归，归附、归属之义，在此有滋养、充养、化生的意思。形，指形体，包括脏腑精血等有形物质。气，指人体的真元之气。

4. 气归精，精归化　药物饮食之气有化生成人体阴精的作用，而人体的阴精又依赖气化功能产生。气，指药食之气。化，气化、化生。

5. 精食气，形食味　补充说明"气归精""味归形"。食，音义同饲，以食予人也。

6. 化生精，气生形　补充说明"精归化""形归气"。精归化，故化生精。形归气，故气生形。

7. 味伤形，气伤精　是味归形、形食味及气归精、精食气的太过自伤。

8. 精化为气，气伤于味　阴精化生人体的元气，人体的元气由于药物饮食之味太过耗伤。气，这里指人体真元之气。

9. 阴味出下窍，阳气出上窍　凡药物饮食之味属阴，多沉降下行而走下窍；凡药物饮食之气属阳，多升散上行而达上窍。

10. 味厚者为阴，薄为阴之阳；气厚者为阳，薄为阳之阴　味为阴，味厚为阴中之阴，薄为阴中之阳；气为阳，气厚为阳中之阳，薄为阳中之阴。阴之阳，即阴中之阳；阳之阴，即阳中之阴。王冰注："阳为气，气厚者为纯阳；阴为味，味厚者为纯阴。故味薄者为阴中之阳；气薄者为阳中之阴。"

11. 味厚则泄，薄则通；气薄则发泄，厚则发热　味厚为阴中之阴，有泄泻作用，如大黄之属；味薄为阴中之阳，有通利小便作用，如木通之属。气薄为阳中之阴，有发汗解表作用，如麻黄之属；气厚为阳中之阳，有助阳发热作用，如附子之属。

12. 壮火之气衰，少火之气壮　此句本义：药物饮食气味纯阳者易化为壮火，令正气虚衰，药物饮食气味温和者易化为少火，令正气盛壮。壮火，指药物饮食气味纯阳的作用。少火，指药物饮食气味温和的作用。气，指正气。之，作使、令解。后世对壮火、少火的含义有进一步的发挥，认为壮火即病理之火，少火为生理之火。

13. 壮火食气，气食少火，壮火散气，少火生气　药物饮食的纯阳作用消蚀耗散人体的元气，人体的元气赖药物饮食的温和作用；药物饮食的纯阳作用耗散人体的元气，药物饮食的温和作用补养人体的元气。前"食"字，是消蚀的意思，后"食"字，音义同饲。

14. 涌泄　泛指呕吐泄泻。

【释义】

以阴阳的基本观点，阐明药食气味的性能，药食进入人体后的转化过程及药食气味阴阳太过对人体的危害。对后世精气互根理论的产生有重要影响，对临床治疗虚证更有指导意义。

1. 药食气味的阴阳属性及作用（表 1-3）。

表 1-3　药食气味的阴阳属性及作用

气（阳）		味（阴）	
厚（阳中之阳）	薄（阳中之阴）	厚（阴中之阴）	薄（阴中之阳）
助阳发热 （发热）	发汗解表 （发泄）	泄泻 （泻下）	通利小便 （通利）

2.药食气味与形、气、精、化的相互关系。药物饮食之气，因其无形而升散，故为阳。药物饮食之味，因其有质而沉降，故属阴。药物饮食五味有滋养人之形体作用，而形体又依赖于真气的充养。药物饮食之气有化生成人体阴精的作用，而人体的阴精又依赖气化功能产生。"精食气，形食味"补充说明"气归精""味归形"；"化生精，气生形"补充说明"精归化""形归气"。精归化，故化生精。形归气，故气生形。

3.少火、壮火的概念及对人体的影响。少火，指药食气味温和者，能壮益人体的元气；壮火，指药食气味纯阳者，能耗损人体的元气。

后世医家对"壮火""少火"有进一步发挥，将"火"解释为阳气。少火，是平和的阳气，即生理之火，能增益正气。壮火，是亢盛的阳气，即病理之火，能令正气受损。

4.若药物饮食气味阴阳太过，可引起人体阴阳偏盛偏衰的危害。药物、饮食的纯阳作用会消蚀人体的元气；药物、饮食的温和作用会充养人体的元气。酸苦涌泄太过，则机体阳气损伤；辛甘发散太过，则机体阴精耗损。

辛甘发散太过会引起热病，酸苦涌泄太过会产生寒病。久服辛甘发散的药物、饮食所引起的热病，热到了极点就会转化为寒证；久服酸苦涌泄的药物、饮食所引起的寒病，寒到了极点就会转化为热证。

【名家辑要、名家临证指要】

三

【原文】

阴胜则阳病，阳胜则阴病[1]。阳胜则热，阴胜则寒[2]。重寒则热，重热则寒[3]。寒伤形，热伤气；气伤痛，形伤肿[4]。故先痛而后肿者，气伤形也；先肿而后痛者，形伤气也。

风胜则动，热胜则肿[5]，燥胜则干，寒胜则浮[6]，湿胜则濡写[7]。

天有四时五行，以生长收藏，以生寒暑燥湿风。人有五脏化五气[8]，以生喜怒悲[9]忧恐。故喜怒伤气，寒暑伤形。暴怒伤阴，暴喜伤阳[10]。厥气上行，满脉去形[11]。喜怒不节，寒暑过度，生乃不固。故重阴必阳，重阳必阴。故曰：冬伤于寒，春必温病[12]；春伤于风，夏生飧泄[13]；夏伤于暑，秋必痎疟[14]；秋伤于湿，冬生咳嗽[15]。（《素问·阴阳应象大论》）

【注释】

1.阴胜则阳病，阳胜则阴病　指过用酸苦涌泄药，则机体阳气损伤；过用辛甘发散药，则机体阴精耗损。阴胜，即酸苦涌泄太过；阳胜，即辛甘发散太过。后世对此又有新的发挥，认为阴邪偏胜，则伤阳气；反之阳邪偏胜，则伤阴气。

2.阳胜则热，阴胜则寒　本指用辛甘药太过，就产生热病；用酸苦药太过，就产生寒病。后世又发挥为：阳邪胜致热病，阴邪胜致寒病。

3. 重寒则热，重热则寒　指重复（或反复）应用寒性药则生热性病；反复（过用）热性药则生寒性病。后世对此也有新解：反复感受寒邪会成热证；反复感受热邪会生寒证。重，一作极解。"极"则变，为事物本质之变，隔阴隔阳之证，其外寒、外热均属假象，两者不能混为一谈。

4. 寒伤形，热伤气，气伤痛，形伤肿　寒邪伤人形体，热邪伤人气分。气无形，气伤则气机阻滞不通，不通则痛。形有象，形伤则象变，而为肿。

5. 热胜则肿　火热内郁，营气壅滞肉理，聚为痈疡红肿。因热胜之肿与上文"形伤肿"不同，热胜之肿，多指外科疾患之局部红肿热痛。"形伤肿"多弥散无疼痛。

6. 寒胜则浮　寒为阴邪，易伤阳气，阳气不行，聚水成为浮肿。浮，浮肿。义同上文"形伤肿"的肿。

7. 湿胜则濡写　脾被湿困，不能运化水谷，故泄泻稀溏。濡写，又称湿泻，由湿邪伤脾所致。

8. 五气　即五脏之气。

9. 悲　《新校正》云："按《天元纪大论》，'悲'作思。"

10. 暴怒伤阴，暴喜伤阳　暴怒则肝气横逆而血乱，故伤阴。暴喜则心气弛缓而神逸，故伤阳。阴，指肝。阳，指心。

11. 厥气上行，满脉去形　逆乱之气上行，满于经脉，神气耗散。厥气，逆乱之气。满脉，邪气亢盛，充斥脉体。去形，神气浮越，去离形骸。

12. 冬伤于寒，春必温病　冬季感受寒邪，不即时发病，至来年春季阳气发越，产生温热疾病。

13. 春伤于风，夏生飧泄　春季感受风邪，不即时发病，留连于夏季，克伐脾土，产生完谷不化的泄泻。

14. 夏伤于暑，秋必痎疟　夏季感受暑邪，暑汗不出，暑热内伏，至秋季，新凉外束，寒热交争，产生寒热往来的疟疾。疟，即疟疾的总称。

15. 秋伤于湿，冬生咳嗽　夏秋之交，感受湿邪，不即时发病，至冬季，湿郁化热，冬寒外闭，乘袭肺金，产生咳嗽。

【释义】

本段经文论述了以下几个方面的问题。

1. 阴阳偏胜及病机的转化

（1）阳偏盛　阳胜则热（实热），阳胜则阴病。

（2）阴偏盛　阴胜则寒（实寒），阴胜则阳病。

2. 五气偏胜病机

（1）"风胜则动"　风邪太过——肝风内动，肢体振掉、动摇，头目眩晕。

（2）"热胜则肿"　火热内郁——熏灼肌肤致痈肿。

（3）"燥胜则干"　燥胜津伤——津液干涸。

（4）"寒胜则浮"　寒邪伤阳，阳气不行，阳虚内寒——聚水成浮肿。

（5）"湿胜则濡写"　脾为湿困，运化失司，内湿停积——腹泻便溏。

经文中提出的病因辨证观点，对临床分析病机及确立治法都具有重要意义。但需注意一点："五气"乃病变类型，是内生的五邪，与六淫有关，但不等于六淫。

3. 外感六淫与内伤七情的病理、病证

（1）"喜怒伤气"　七情太过，损伤五脏气机。

（2）"寒暑伤形"　六淫伤人，首先侵犯形体肌表。

（3）"暴怒伤阴"　过怒则肝气横逆而血乱。

（4）"暴喜伤阳"　过喜则心气弛缓而神逸。

（5）"厥气上行，满脉去形"　情志不遂，气逆向上，盛满于经脉，神气浮越，去离形骸的昏厥病证。

（6）"喜怒不节，寒暑过度，生乃不固"　邪气伤人各从其（阴阳之）类。

4. 重阴、重阳

"重阴必阳，重阳必阴"　阴极而生阳，阳极而生阴，阴阳在一定条件（重、极）下会相互转化。此句是对"冬伤于寒，春必温病"等发病规律的概括。

【名家辑要、名家临证指要】

四

【原文】

阳胜则身热，腠理闭，喘麤为之俛仰[1]，汗不出而热，齿干以烦冤[2]，腹满，死，能[3]冬不能夏。阴胜则身寒、汗出，身常清[4]，数栗[5]而寒，寒则厥，厥则腹满，死，能夏不能冬。此阴阳更胜[6]之变，病之形能[7]也。（《素问·阴阳应象大论》）

【注释】

1. 喘麤为之俛仰　呼吸急粗而困难，前俯后仰之状。麤，粗的异体字。俛，俯的异体字。

2. 烦冤　即烦闷不舒。张介宾注："冤，郁而乱也。"

3. 能（nài）　音义同耐。

4. 身常清　身体常有清冷的感觉。

5. 数（shuò）栗　即频频战栗。数，频繁、多次之义。栗，战抖。

6. 更胜　阴阳胜负交替。更，更迭、更换之义。

7. 形能（tài）　即形态。指就疾病所产生的症状和体征而言。形，指形体、形状。能，同态。

【释义】

1. 阴阳偏胜的临床表现

（1）阳胜　又称阳盛，是指阳气偏盛、机能亢奋、热量过剩的病理状态，为实热证。

阳气盛，热量过剩则出现身热；邪热炽盛，郁闭于里，导致腠理闭；肺热壅盛，失于肃降则喘粗为之俯仰；腠理闭，汗不出，邪热无有去路，则发热更甚；邪热伤阴，失于濡润，可出现齿干、口渴、小便短赤等；邪热扰乱心神，气机不畅则烦悗；邪热结于中焦，气机升降不得则腹满。

（2）阴胜　又称阴盛，是指阴气偏盛，机能障碍或减退，产热不足，以及病理性代谢产物积聚的病理状态，为实寒证。阴气盛，产热不足则身寒；阴盛而阳衰，卫表不固则汗出；阳衰失于温煦则身常清，数栗而寒，寒则厥（口淡不渴、小便清长等）。

2. 阳胜病"能冬不能夏"，阴胜病"能夏不能冬"

（1）阳胜的病人，在夏季会因暑热而更加损伤阴液，使病情加重；若在冬季，则可借助冬季之寒凉，来驱散体内之热邪，使病情稍有好转，故阳胜的病人"能冬不能夏"。

（2）阴胜的病人，在夏季可借助夏季之暑热助体阳，以驱散寒邪，使病情好转；若在冬季，则冬寒会更伤阳气，使病情加重，故阴胜的病人"能夏不能冬"。

【名家辑要、名家临证指要】

五

【原文】

故善用针者，从阴引[1]阳，从阳引阴，以右治左，以左治右，以我知彼，以表知里，以观过与不及之理，见微得过，用之不殆[2]。（《素问·阴阳应象大论》）

【注释】

1.引　引导经络之气，调节虚实。

2.殆　危也。运用上述诊治方法，就不会发生延误病情的危险。

【释义】

经文指出了阴阳理论在针刺治疗上的应用。阴，泛指内脏、五脏、阴经、胸腹部、下部等；阳，指体表、六腑、阳经、背部、上部等。针刺阴分可以引阳分之邪，针刺阳分可以引阴分之邪。因为人体的阴阳气血是内外上下交相贯通的，人体的阴阳是相互依存、相互影响的。所以针刺阳分或阴分，能够调节相对一方经脉的虚实盛衰。

1.从阴引阳　病在阳者取之阴　病在上者下取之，病在头者取之足。

2.从阳引阴　病在阴者取之阳　病在下者高取之，病在腰者取之腘。

3.以右治左　病在左者取之右。

4.以左治右　病在右者取之左。

【名家辑要、名家临证指要】

第三节　藏　象

扫一扫看课件

【原文】

心者，君主之官也，神明[1]出焉。肺者，相傅之官，治节出焉。肝者，将军之官，谋虑出焉。胆者，中正之官，决断出焉。膻中[2]者，臣使之官，喜乐出焉。脾胃者，仓廪之官，五味出焉。大肠者，传导之官，变化出焉。小肠者，受盛之官，化物出焉。肾者，作强之官，伎巧出焉。三焦者，决渎之官，水道出焉。膀胱者，州都之官，津液藏焉，气化则能出矣。凡此十二官者，不得相失也。故主明则下安，以此养生则寿，殁[3]世不殆，以为天下则大昌。主不明则十二官危，使道[4]闭塞而不通，形乃大伤，以此养生则殃，此为天下者，其宗大危，戒之戒之！（《素问·灵兰秘典论》）

【注释】

1.神明　指心主人的精神意识思维活动。

2.膻中　其有二解，一谓胸中气海，一指心包络。这里指心包络。

3.殁（mò）世不殆　即终身没有危险。殁，通没，殁世，终身之义；殆，危险。

4.使道　指十二脏腑相互联系的通道。

【释义】

本段经文主要论述了十二脏腑的主要生理功能及相互关系。

1.十二脏的生理功能（表1-4）

表1-4　十二脏的生理功能

十二脏	主要功能
心	心通过神和血脉来主宰全身，为"君主之官"
肺	肺主气，心主血，气为血帅，血为气母，两者相依，助心调畅全身气血，为"相傅之官"
肝	肝犹如将军，智勇兼备，主深谋远虑，为"将军之官"
脾	脾主运化水谷，产生精微，为"仓廪之官"
肾	肾藏精，充脑养骨，使人运动强劲，动作精巧，神强聪慧，为"作强之官"
膻中	膻中为心包络，犹如内臣，代君行令，主情志喜乐，为"臣使之官"
胃	胃主受纳水谷，腐熟消化，为"仓廪之官"
胆	胆主决定判断，肝胆相使，才能正确处理事物，为"中正之官"
小肠	小肠具有将胃消化之食物分清别浊的功能，为"受盛之官"
大肠	大肠具有传化糟粕的功能，为"传导之官"

续表

十二脏	主要功能
三焦	三焦具有疏通水道、运行水液的功能，为"决渎之官"
膀胱	膀胱能贮藏全身升清降浊后的津液，在肾的气化作用下，变为尿液排出体外，为"州都之官"

2. 心为诸脏之主宰　以心为君主与诸官主次关系，强调了心为诸脏主宰的观点。因为心主血脉而藏神，人的健康与否，与心的功能密切相关。若心的功能失常，人体脏腑之间的"相使"关系遭到破坏，就会出现神志和气血失常，以致全身功能失调而发病，影响人体健康。

3. 十二脏腑功能协调　十二脏腑的功能虽各有不同，但并不是孤立的；它们对人体的作用虽有主次之分，但又是相互依存、相须为用的。因此，十二脏腑之间既有分工，又有合作，相互协调，才能共同维持人体的生理功能活动。"凡此十二官者，不得相失也"是中医整体观念的体现。

【名家辑要、名家临证指要】

二

【原文】

心者，生之本，神之变也；其华在面，其充在血脉，为阳中之太阳[1]，通于夏气。肺者，气之本，魄之处也；其华在毛，其充在皮，为阳中之太阴[2]，通于秋气。肾者，主蛰，封藏之本，精之处也；其华在发，其充在骨，为阴中之少阴[3]，通于冬气。肝者，罢极之本，魂之居也；其华在爪，其充在筋，以生血气，其味酸，其色苍[4]，此为阳中之少阳[5]，通于春气。脾、胃、大肠、小肠、三焦、膀胱者，仓廪之本，营之居也，名曰器[6]，能化糟粕，转味而入出者也[7]；其华在唇四白[8]，其充在肌，其味甘，其色黄，此至阴[9]之类，通于土气。凡十一脏取决于胆也。(《素问·六节藏象论》)

【注释】

1.阳中之太阳，通于夏气　心属火，位居膈上，主宣达阳气，故为阳中之太阳，与夏热之气相应。

2.阳中之太阴　据《新校正》云："按'太阴'《针灸甲乙经》并《太素》作少阴。当作'少阴'。肺在十二经虽为太阴，然在阳分之中，当为少阴也。"《灵枢·阴阳系日月》篇亦曰："肺为阳中之少阴。"因肺属金，位居膈上，主肃降阳气，故为阳中之少阴，与秋燥之气相应。

3.阴中之少阴　《新校正》云："按全元起本并《针灸甲乙经》《太素》'少阴'作'太阴'，当作'太阴'。肾在十二经虽为少阴，然在阴分之中，当作太阴。"《灵枢·阴阳系日月》篇亦云："肾为阴中之太阴。"因肾属水，位居膈下阴位，主闭藏阴精，故为阴中之太阴，与冬寒之气相应。

4. 其味酸，其色苍　据林亿校正，此六字及下文的"其味甘，其色黄"，均为衍文，当删去。

5. 阳中之少阳　《新校正》云："按全元起注本并《针灸甲乙经》《太素》作'阴中之少阳'，当作'阴中之少阳'。"《灵枢·阴阳系日月》篇亦云："肝为阴中之少阳。"因肝居膈下阴位，主少阳升发之气，属于木，故为阴中之少阳，与春温之气相应。

6. 名曰器　六腑能运行糟粕，转五味而入养五脏，出糟粕而通前后二阴，故六腑为水谷精气糟粕升降出入之器。器，中空的器皿。

7. 转味而入出者也　指六腑对水谷精气糟粕升降出入而言。

8. 唇四白　指口唇四周的白肉。

9. 至阴　从阳位到达阴位。脾居中焦，位于上焦阳位与下焦阴位之间，故曰至阴。

【释义】

1. "藏象"的含义　藏，居于体内的脏腑；象，脏腑反映于外的征象及脏腑自身的形象。张介宾注："象，形象也。藏居于内，形见于外，故曰藏象。"故"藏象"的含义，既是指藏于人体内的各脏腑组织器官，又是指其显现于外所表现出的生理、病理征象，还包括了其与自然界通应的现象。"藏象"是中医认识人体生理活动的独特方法，是中医独特的生理学说。

2. 五脏的主要生理功能

（1）"心者，生之本，神之变也"　心是生命活动的根本，为藏神之所。这是因为心具有主血脉、主藏神的功能，即"心者，君主之官也，神明出焉"。

（2）"肺者，气之本，魄之处也"　肺为气的根本，是藏魄之处。肺主气而司呼吸，肺既主呼吸之气吸清吐浊，又主一身之气的生成输布，故肺为气之根本。肺为藏魄之处，魄，主要指形体的感觉和本能动作而言，故曰"附形谓之魄"。形，形体，由精而成，精由气而化，形由气而生，故魄以气为基础。肺为气之本，所以也是藏魄之处。

（3）"肾者，主蛰，封藏之本，精之处也"　肾为人体摄纳、封藏功能的根本，是藏精之处。精有先天之精和后天之精。先天之精禀受于父母，藏于肾；后天之精为饮食水谷所化生，亦藏于肾。由于肾是全身精气归藏之所，故为"精之处"。精为肾之本，只宜封藏，不宜耗泄，是生长发育、繁衍后代的资源，故称之为"封藏之本"。

（4）"肝者，罢极之本，魂之居也"　肝是耐受疲劳的根本，为藏魂之所。肝藏血，血养筋，筋连属关节而主司运动，肝血充盈，筋膜濡润，运动灵活，能够耐受疲劳，所以说肝为罢极之本。肝为藏魂之处，魂是在神的支配下的无意识的精神活动或动作，以肝血为物质基础，肝血充盈，则魂有所舍，夜寐安和。

（5）"脾、胃、大肠、小肠、三焦、膀胱者，仓廪之本，营之居也" 上述脏腑均与饮食物的受纳、贮藏、消化吸收、传导排泄有关。饮食物被摄入后，必须经过胃的受纳腐熟，脾的运化输布，小肠的分清别浊，大肠的传导变化，三焦的气化作用，膀胱的贮藏与排泄等，分工协作，共同完成对饮食物消化吸收排泄的全过程。既能受纳腐熟水谷，又是化生精微（营气）之处，故称之为"仓廪之本，营之居也"。

3. 五脏与体表五华、五体（五充）的通应关系 见表 1-5。

表 1-5 五脏与体表五华、五体（五充）的通应关系

五脏	本	居处	其华	其体（充）	其味	其色	阴阳属性	四时通应
心	生（命）	神	面	血脉	苦	赤	阳中之太阳	夏
肺	气	魄	毛	皮	辛	白	阳中之少阴	秋
肾	封藏	精	发	骨	咸	黑	阴中之太阴	冬
肝	罢极	魂	爪	筋	酸	苍	阴中之少阳	春
脾（胃、大肠、小肠、三焦、膀胱）	仓廪	营	唇四白	肌	甘	黄	阴中之至阴	长夏

五大生理系统突出了人体内环境的整体性，五脏通应四时的观点，体现了人与外环境的整体性，这种内外环境统一的整体观，是藏象学说之基本观点，也是《黄帝内经》理论体系的基本特点之一。

4. 提出"凡十一脏取决于胆也"的观点 指出十一脏腑的功能与胆的功能密切相关，并非是十一脏的主宰而凌驾于心君之上，只是强调了胆的功能。《黄帝内经》中类此而强调某一脏腑功能的提法并不罕见，如"肺者，脏之长"，"胃者，五脏之本"等。

（1）天人相应 春生之气为万物化源，春气升则万化安。胆应于春，气主升发，故胆气春升，则余脏从之。

（2）经络方面 少阳主枢，足少阳为半表半里之经，能通达阴阳。人身表里、脏腑上下的气机的枢转，均有赖于少阳枢机作用。

（3）功能方面 精神活动系于五脏，而决断在胆。若胆虚，则数谋虑而不决，必影响神魂魄意志，而致"五神脏"不安。

（4）胆居相火，温煦诸脏 相火源于肾，寄居于胆而布于三焦。少阳相火温煦诸脏，才能延续生命。

（5）胆贮藏胆汁，助肝疏泄 以维持饮食物的消化吸收、气血正常运行、精神条畅，从而使十一脏功能保持协调。

【名家辑要、名家临证指要】

三

【原文】

脑、髓、骨、脉、胆、女子胞[1]，此六者，地气[2]之所生也，皆藏于阴而象于地[3]，故藏而不写[4]，名曰奇恒之府[5]。夫胃、大肠、小肠、三焦、膀胱，此五者，天气[6]之所生也，其气象天[7]，故写而不藏[8]。此受五脏浊气[9]，名曰传化之府[10]。此不能久留，输写者也，魄门亦为五脏使，水谷不得久藏。所谓五脏者，藏精气而不写也，故满而不能实[11]。六腑者，传化物而不藏，故实而不能满[12]也。所以然者，水谷入口，则胃实而肠虚；食下，则肠实而胃虚。故曰：实而不满，满而不实也。（《素问·五脏别论》）

【注释】

1. 女子胞　指胞宫，现称子宫。

2. 地气　此指阴气。

3. 藏于阴而象于地　指奇恒之府具有贮藏阴精的功用，好像大地蓄藏万物一样。阴，阴精；象，征象；地，大地。

4. 藏而不写　指奇恒之府能贮藏精气，无输泻的功能。写，通泻，输泻之意。

5. 奇恒之府　奇恒之腑，是脑、髓、骨、脉、胆、女子胞的总称。奇恒之腑形态似腑，多为中空的管腔或囊状器官；功能似脏，主藏精气而不泻。因其似脏非脏、似腑非腑，异于常态，故以"奇恒"名之。

6. 天气　此指阳气。

7. 其气象天　因胃、大小肠、膀胱、三焦共同的功能是运化水谷，传化不已，好像天体的运转不息，故以天作比喻。

8. 写而不藏　言六腑有传化水谷功用，而不能贮藏精气。

9. 五脏浊气　此处主要指五脏在代谢中的废物。

10. 传化之府　传导、消化水谷及糟粕的场所。

11. 满而不能实　指五脏精气宜盈满，但不能壅实不行。满，指精气盈满；实，指精气壅实、呆实。

12. 实而不能满　指六腑水谷与糟粕宜暂时充实，但不能滞满不行。实，水谷和糟粕暂时充实；满，水谷和糟粕滞满不行。

【释义】

1. 脏腑的分类及依据

（1）五脏　五脏属阴，多为实体性脏器，其特点是藏于阴而象于地，藏精气神而不泻，满而不能实。

（2）五腑　腑属阳，为空腔性脏器，其特点是其气象天，泻而不藏，实而不能满，又称"传化之腑"。

（3）奇恒之腑（脑、髓、骨、脉、胆、女子胞） 奇恒之腑外形似腑多为空腔性脏器，功能似脏藏于阴而象于地，藏而不泻（藏精气但不藏神），多数无表里配合、经脉络属关系（胆除外）。

2．脏腑的不同生理功能特点（表1-6）

表1-6 脏腑的不同生理功能特点

脏腑	阴阳属性	应象	功能	生理特点	配属	形态
五脏	阴	地	藏精气	藏而不泻，满而不实	有	中满
六腑	阳	天	传化物	泻而不藏，实而不满	有	中空
奇恒之腑	阴	地	藏精为主，时有泻	藏而不泻，满而不实	无	中空

3．脏腑藏泻满实的辩证关系及临床意义 五脏生理功能特点是藏精气而不泻，人体贵在精气盈满，故脏病多虚，养生治疗须注重保养五脏精气，以补虚为主。但五脏不是绝对不泻，是不妄泻。五脏藏中有泻，五脏泻精气于肾，"肾受五脏六腑之精而藏之"，五脏泻浊气于六腑。

六腑生理功能特点是泻而不藏，六腑主要功能是受纳水谷，输泻水谷糟粕，不是不藏，是不得久藏，故腑病多实，治疗上"以通为用"。

六腑"受五脏浊气"，腑输精于脏，腑传输排泄脏的代谢产物。提示病机上脏腑虚实相关；治疗上脏实泻腑，腑虚补脏。脏实则泻其腑，如痰热壅肺，通泻大肠；腑虚则补其脏，如膀胱气虚，温补肾气。

4．"魄门亦为五脏使"的含义 魄门的启闭依赖五脏之气的调节。

（1）心与魄门 心主神志，为五脏六腑之大主，具有控制、协调脏腑功能的作用，故魄门的启闭亦须依赖心神的主宰。心神正常则魄门启闭正常，糟粕按时而下；心神失常，如昏厥病人，魄门失去心神调控，则或见神昏口开、二便失禁之脱证，或见神昏齿闭、二便秘结之闭证。

（2）肺与魄门 肺主气，具有宣发肃降之职，并通过经脉络于大肠而与大肠构成表里关系。大肠的传导气化与魄门的启闭排便，依赖于肺气的推动及宣降作用。肺气充足，宣降协调，津液得布，则大肠气化有力，魄门启闭正常；若肺气亏虚，肃降无力，则大肠传导缓慢，魄门开启无力，而致便秘；若肺气壅滞，易使大肠气滞，魄门启闭失常，亦见便秘。

（3）脾胃与魄门 胃纳脾运，脾胃将饮食水谷化为水谷精微，并将精微布散全身，大肠的传导功能有赖气血的充养及津液的滋润。因此，魄门的启闭功能依赖脾气的升提与胃气的通降。脾胃功能正常，则大肠传导、魄门启闭正常；若脾胃功能失常，则大肠传导功能失常，导致魄门开启失常。如劳倦伤脾，脾不升清，则生飧泄便溏；若饮食伤胃，胃失和降，则见膜胀便秘。

（4）肝与魄门 肝主疏泄，能调畅气机，促进气机的升降出入，调节大肠的传导与魄门的开启。肝气调达，则气机调畅，大肠传导、魄门的启闭正常。若肝失疏泄，横逆乘脾，影响大肠的传导，导致大便溏泄；若肝气郁结，气滞不畅，大肠传导无力，则致大便秘结。

（5）肾与魄门　肾开窍于二阴，主司二便。大肠的传导功能依赖于肾阳的温煦、气化，肾阴的滋润、濡养，以及肾气的固摄作用。若肾阳亏虚，或肾气不足，固摄无力，则见泄泻便溏；若肾阴亏虚、肠道失润，或肾阳不足、推动无力，则见大便秘结。

若魄门久藏不泻，则见腑气不通的承气汤证；若门户不约，洞泄不止，则为脾肾阳虚的泄泻，宜用四神丸、真人养脏汤；若二便同时失禁，说明五脏精气败绝，预后不良。故可用于判断病情预后。

【名家辑要、名家临证指要】

四

【原文】

食气[1]入胃，散精于肝，淫气于筋[2]。食气入胃，浊气[3]归心，淫精于脉[4]。脉气流经，经气归于肺，肺朝百脉[5]，输精于皮毛[6]。毛脉合精[7]，行气于府[8]，府精神明，留于四脏[9]，气归于权衡[10]。权衡以平[11]，气口成寸，以决死生[12]。

饮入于胃，游溢精气[13]，上输于脾，脾气散精，上归于肺[14]，通调水道，下输膀胱[15]。水精四布，五经并行[16]。合于四时五脏阴阳[17]，揆度以为常也[18]。(《素问·经脉别论》)

【注释】

1. 食气　指饮食。

2. 淫气于筋　肝主筋，谷食之气散于肝而濡养于筋。淫，浸淫满溢，此处为滋养濡润之意。

3. 浊气　指谷食之气中的浓稠的部分。

4. 淫精于脉　水谷精气中浓稠的部分归入于心，心中精气满溢，再将精气输入于血脉之中。

5. 肺朝百脉　肺主气，百脉中气血运行有赖于肺之调节，故百脉朝会于肺。朝，朝会。

6. 输精于皮毛　肺主皮毛，肺之精气充盈则输送于皮毛以滋润营养。

7. 毛脉合精　肺主气，心主血脉，毛脉合精，即气血相合。

8. 行气于府　即精气行于血脉之中的意思。《素问·脉要精微论》云："夫脉者，血之府也。"

9. 府精神明，留于四脏　指经脉中的精气，正常运行而不紊乱，流行输布于肝、心、脾、肾四脏。

10. 气归于权衡　言精气化为血气入于血脉，精气的敷布要保持平衡的生理状态。权衡，即平衡的意思。

11. 权衡以平　脏腑之气平衡协调，则十二经脉之气亦趋于平定。

12. 气口成寸，以决死生　肺朝百脉，脏腑之气皆显见于气口，故气口可诊脏腑之气血盛衰及病变。气口，指手腕桡动脉手太阴肺经所过之处，因其长 1.9 寸，故曰"气口成寸"。

13. 游溢精气　指精气满溢。游溢，浮游盈溢之意。精气，即由饮食化生之精气。

14. 上输于脾，脾气散精，上归于肺　指饮食入于胃中，肠胃吸收人体所需之部分化为精微，经过脾的升清作用，上输于肺，而后布散于全身。

15. 通调水道，下输膀胱　因肺主宣发肃降，既能将脾升清上输的水液布散于全身，又可将浊液借三焦之通道下输膀胱排出体外。

16. 水精四布，五经并行　是对津液的生成、输布和排泄过程的简明概括。

17. 合于四时五脏阴阳　水谷精气在人体的输布、运行是同四时五脏的阴阳变化相适应的。合，应合。

18. 揆度以为常也　诊察人体时，要以上述原则作为常规大法。揆度，测度也。

【释义】

本段经文提出了气口决死生，主要机理有以下几个方面。

1. 与肺经的循行有关　手太阴肺经起于中焦，为十二经脉循行之终始，中焦脾胃是人体营卫气血生化之源。营血俱行于脉中，手太阴肺的寸口脉与肺相连，故营卫气血的盛衰变化皆能在寸口中反映出来。

2. 胃气的强弱也直接影响寸口脉的变化　胃气充足，五脏精气充沛，在寸口脉上表现为和缓有力，节律规整，称脉有胃气。若胃气败，精气衰，正不胜邪，可见真脏脉。所谓有胃气则生，无胃气则死。因此，脉有无胃气可作为判断死生之依据。

3. 与肺的功能有关　肺主气、朝百脉，全身经脉会聚于肺，气口得以成为脉之大会。因此，十二经脉的变化，随时可从气口变化上测知。

4. 五脏与气血的运行密切相关　气血运行于脉中，肺主气，心主血，肝藏血，脾统血，手太阴肺之气口与心肝脾关系密切，肾之阴阳与气口亦有关。"寸口"作为人体的一个局部，其脉象的变化能反映全身气血的盛衰、脏腑的虚实，是整体观在诊法中的体现和具体运用。

【名家辑要、名家临证指要】

五

【原文】

帝曰：脾病而四肢不用，何也？岐伯曰：四肢皆禀气于胃，而不得至经²，必因于脾，乃得禀也。今脾病不能为胃行其津液，四肢不得禀水谷气，气日以

衰，脉道不利，筋骨肌肉，皆无气以生，故不用焉。(《素问·太阴阳明论》)

【注释】

1. 四肢不用　即四肢不能随意活动。

2. 四肢皆禀气于胃，而不得至经　至经，《太素》作"径至"。

【释义】

脾与胃相表里，以膜相连，经络循行脾脉贯胃络咽，生理状态下胃为五脏六腑之海，脾主运化，胃所化生的水谷精微依靠脾的转输到达全身上下内外，故脾为胃行其津液。发生病理改变时，若脾病不能运化水谷精气营养四肢，筋骨肌肉得不到水谷精气滋养，则肢体不能随意运动。

【名家辑要、名家临证指要】

第四节　血气精神

扫一扫看课件

一

【原文】

凡刺之法，先必本于神[1]。

天之在我者德[2]也，地之在我者气也，德流气薄[3]而生者也。故生之来谓之精[4]，两精相搏[5]谓之神，随神往来者谓之魂[6]，并精而出入者谓之魄[7]，所以任[8]物者谓之心，心有所忆[9]谓之意，意之所存谓之志，因志而存变谓之思，因思而远慕谓之虑[10]，因虑而处物谓之智[11]。(《灵枢·本神》)

【注释】

1. 神　人的精神状态及其活动。

2. 德　自然界的正常变化规律。

3. 薄　靠近，附着。这里指地气升腾而与天德交合。

4. 精　产生生命的原始物质。

5. 搏　结。

6. 魂　魂是神支配下的意识活动，如梦寐恍惚、变幻游行之境等。

7. 魄　魄是以精为物质基础的生理本能，如感知和动作等。

8. 任　负担，主持。

9. 忆　思念，回忆。

10. 虑　深思远虑。

11. 智　经过深谋远虑而对事物作出综合判断并进行适当处理为智。

【释义】

1.提出"凡刺之法，先必本于神"的原则　一切治疗法则，须以病人的神气状况为根本。神是生命的主宰，既能调控脏腑精气的功能活动，同时也是脏腑精气功能活动的外在体现，由五脏守藏。故病人的神气盛衰、有神无神可直接反映脏腑精气的盈亏和功能状态，以及生命力的盛衰。因此，察神是临床诊治的前提和依据。

2. 人的生命本原 "天之在我者德也，地之在我者气也，德流气薄而生者也"，指出了生命的本原是天地阴阳之气。天德下流，地气上交，阴阳交感相错，产生了生命。神是生命的产物与体现。这是古人的自然观和生命观，包含着深刻的唯物辩证法思想。

3. 神的分类

（1）五神 神、魂、魄、意、志，是对人的感觉、意识等精神活动的概括。

（2）思维 心→意→志→思→虑→智，是对客观事物的认知过程，以心神为主导。

（3）情志 七情（喜、怒、忧、思、悲、恐、惊），五志（怒、喜、思、悲、恐）。

【名家辑要、名家临证指要】

二

【原文】

人受气于谷，谷入于胃，以传与肺，五脏六腑皆以受气，其清者为营，浊者为卫，营在脉中，卫在脉外，营周不休，五十而复大会[1]。阴阳相贯[2]，如环无端。卫气行于阴二十五度，行于阳二十五度，分为昼夜，故气至阳而起，至阴而止。故曰：日中而阳陇[3]为重阳，夜半而阴陇为重阴。故太阴主内，太阳主外[4]，各行二十五度，分为昼夜。夜半为阴陇，夜半后而为阴衰，平旦阴尽而阳受气矣。日中为阳陇，日西而阳衰，日入阳尽而阴受气矣。夜半而大会，万民皆卧，命曰合阴，平旦阴尽而阳受气，如是无已，与天地同纪[5]。（《灵枢·营卫生会》）

【注释】

1. 五十而复大会 营卫二气昼夜各循行五十周次后会合。

2. 阴阳相贯 阴阳，指阴经和阳经。营气循行主要沿十二经脉之序，阴阳表里迭行相贯。

3. 陇 通"隆"，即隆盛之意。

4. 太阴主内，太阳主外 营行脉中，始于手太阴经复会于手太阴经，故曰太阴主内。卫行脉外，起于足太阳经复会于足太阳经，故曰太阳主外。太阴，指手太阴肺经。内，指营气。太阳，指足太阳膀胱经。外，指卫气。

5. 纪 规律。

【释义】

本段经文主要论述了营卫二气的生成、运行、会合及与睡眠的关系。

营卫二气皆来源于饮食水谷，由水谷精微所化。清者为营，营气精纯、柔和；浊者为卫，卫气驳杂、刚悍。营气循行在脉内，卫气循行在脉外，一昼夜循行五十周，到夜间营卫都会于阴。夜半子时，阴气最盛，营卫二气俱行于阴而大会，营卫相会之时入睡，称为"合阴"。营卫二气如此终而复始，如环无端地运行。

【名家辑要、名家临证指要】

三

【原文】

上焦如雾[1]，中焦如沤[2]，下焦如渎[3]。(《灵枢·营卫生会》)

【注释】

1. 上焦如雾　形容上焦敷布水谷精微之气的功能活动，像雾露的弥漫。

2. 中焦如沤　形容中焦腐熟水谷，吸收精微的功能活动，像水之腐物一样泡沫浮游。

3. 下焦如渎　形容下焦排泄水液的功能活动，像沟道排水一样。

【释义】

本条经文主要论述了三焦的功能（表 1-7）。

表 1-7　三焦的功能

名称	部位	脏腑	功能
上焦	膈以上	心、肺	输布气血"上焦如雾"
中焦	膈脐之间	脾、胃、肝、胆	消化、吸收水谷"中焦如沤"
下焦	脐以下	小肠、大肠、肾、膀胱	排泄糟粕和尿液"下焦如渎"

【名家辑要、名家临证指要】

四

【原文】

黄帝曰：余闻人有精、气、津、液、血、脉，余意以为一气耳，今乃辨为六名，余不知其所以然。岐伯曰：两神相搏[1]，合而成形，常先身生，是谓精。何谓气？岐伯曰：上焦开发，宣五谷味[2]，熏[3]肤，充身，泽毛，若雾露之溉，是谓气。何谓津？岐伯曰：腠理发泄，汗出溱溱[4]，是谓津。何谓液？岐伯曰：谷入气满，淖泽[5]注于骨，骨属屈伸，泄泽[6]补益脑髓，皮肤润泽，是谓液。何谓血？岐伯曰：中焦受气取汁，变化而赤，是谓血。何谓脉？岐伯曰：壅遏[7]营气，令无所避，是谓脉。(《灵枢·决气》)

【注释】

1. 两神相搏　男女两性交媾。

2. 五谷味　水谷之精微。

3. 熏　同薰。

4. 汗出溱溱　形容汗出很多。

5. 淖泽　指水谷精微中质稠浊如膏泽的部分。淖，泥沼。

6. 泄泽　即渗出的汁液有滋润作用。

7. 壅遏　阻挡，遏制。

【释义】

本段经文主要论述了六气的性质与作用（表1–8）。

表1–8　六气的性质与作用

六气	性质、分布、功能
精	构成胚胎，产生新的生命
气	无形；敷布全身；温煦肌肤，充养脏腑百骸
津	清稀；布润肌肤，化生汗液
液	浓稠；渗注、充盈骨髓，补益脑髓，滑润关节
血	水谷精汁；随脉周流，营养全身，维持生命活动
脉	约束控制血液的运行

【名家辑要、名家临证指要】

五

【原文】

黄帝曰：六气者，有余不足，气之多少，脑髓之虚实，血脉之清浊，何以知之？岐伯曰：精脱者，耳聋；气脱[1]者，目不明；津脱者，腠理开，汗大泄；液脱者，骨属屈伸不利，色夭，脑髓消，胫酸，耳数鸣；血脱者，色白，夭然不泽，其脉空虚，此其候也[2]。（《灵枢·决气》）

【注释】

1. 脱　失去。

2. 其脉空虚，此其候也　《针灸甲乙经》为"脉脱者，其脉空虚，此其候也"。

【释义】

本段经文主要论述了六气耗脱的证候特点。

1. 精脱　肾精耗脱，耳窍失养，可导致耳聋。

2. 气脱　脏气耗脱，目失所养，可导致目不明。

3. 津脱　过汗津脱，体失滋润，可出现口渴唇裂、尿少便结、皮肤干燥等症状。

4. 液脱　过汗吐下或久病，骨失所养，脑无以充，可出现关节屈伸不利、腿酸、耳鸣等症状。

5. **血脱**　血液耗脱，体失荣养，则会面色苍白无华。

6. **过多失血**　血脉空虚，可见芤脉。

【名家辑要、名家临证指要】

第五节　病因病机

扫一扫看课件

—

【原文】

黄帝问于岐伯曰：夫百病之始生也，皆生于风雨寒暑，清湿[1]喜怒。喜怒不节则伤脏，风雨则伤上，清湿则伤下，三部之气[2]，所伤异类，愿闻其会[3]。岐伯曰：三部之气各不同，或起于阴，或起于阳，请言其方[4]。喜怒不节则伤脏，脏伤则病起于阴也；清湿袭虚[5]，则病起于下；风雨袭虚，则病起于上，是谓三部。至于其淫泆[6]，不可胜数。

黄帝曰：余固不能数，故问先师，愿卒闻其道。岐伯曰：风雨寒热，不得虚[7]，邪不能独伤人。卒然逢疾风暴雨而不病者，盖无虚，故邪不能独伤人。此必因虚邪之风[8]，与其身形，两虚相得，乃客其形[9]，两实相逢，众人肉坚[10]，其中于虚邪也，因于天时，与其身形，参以虚实，大病乃成[11]。气有定舍，因处为名[12]，上下中外，分为三员。（《灵枢·百病始生》）

【注释】

1.清湿　寒湿，指地之寒湿邪气。

2.三部之气　即伤于上部的风雨，伤于下部的清湿，伤于五脏的喜怒邪气。

3.会　会悟，领会，会通。

4.方　道理、规律。

5.袭虚　乘虚侵袭。

6.淫泆　浸淫传布。淫，浸淫。泆，同溢，有扩散之意。

7.不得虚　不遇到正气虚的机体。

8.虚邪之风　致病的异常气候。虚邪，虚风之邪；气候异常为虚风，气候正常为实风。

9.两虚相得，乃客其形　虚邪遇到正气虚弱之人，则会留滞于人体而发病。两虚，虚邪之风与正气虚弱的机体；相得，相逢、相遇。

10.两实相逢，众人肉坚　正气充实的人在正常的气候下就会身体健康。两实，一指正气充实，一指实风。

11.参以虚实，大病乃成　杨上善注曰："参，合也。虚者，形虚也；实者，邪气盛实也。两者相合，故大病成也。"

12.气有定舍，因处为名　邪气伤人有一定的部位，根据不同部位而确定其病名。气，指邪气。定舍，停留之处。因，凭借、根据。

【释义】

1.疾病发生的原因 "百病之始生也，皆生于风雨寒暑，清湿喜怒"：一切疾病的发生，必定是由某种邪气所致。一方面，批判当时甚嚣尘上的鬼神致病错误认识；另一方面，祛除邪气，消除病因，是中医学治病的基本手段之一。

2.病因的分类及其与发病部位的关系

（1）病因分类　外邪有风雨寒暑、清湿，内邪为喜怒不节。

（2）侵袭途径　天、地之邪气从外肌肤而入，病起于外（阳）；人之喜怒不节直接伤及内脏，病起于内（阴）。

（3）发病部位　风雨邪气伤上（上部、外部）；清湿邪气伤下（下部、外部）；喜怒邪气伤脏（内部）。

【名家辑要、名家临证指要】

二

【原文】

黄帝曰：积之始生，至其已成，奈何？岐伯曰：积之始生，得寒乃生，厥乃成积[1]也。黄帝曰：其成积奈何？岐伯曰：厥气生足悗[2]，悗生胫寒，胫寒则血脉凝涩，血脉凝涩则寒气上入于肠胃，入于肠胃则䐜胀，䐜胀则肠外之汁沫迫聚不得散[3]，日以成积。卒然多食饮则肠满，起居不节，用力过度则络脉伤。阳络伤则血外溢，血外溢则衄血[4]；阴络伤则血内溢，血内溢则后血[5]。肠胃之络伤，则血溢于肠外，肠外有寒，汁沫与血相抟，则并合凝聚不得散，而积成矣。卒然外中于寒，若内伤于忧怒，则气上逆，气上逆则六输不通，温气[6]不行，凝血蕴里[7]而不散，津液涩渗，著而不去，而积皆成矣。（《灵枢·百病始生》）

【注释】

1.厥乃成积　此概括成积的原因，是寒气从足上逆，凝滞气血津液，逐渐形成积块。

2.厥气生足悗　寒逆之气起于足悗。悗，同闷。足悗，指足部出现疼酸、活动不便等症。

3.肠外之汁沫迫聚不得散　谓迫使肠外的津液结聚而不得布散。汁沫，指津液。

4.血外溢则衄血　阳络损伤则血溢于外，出现各种衄血症状。衄血，指广泛见于肌表和上部之出血，如肌衄、鼻衄、齿衄、目衄等。

5.血内溢则后血　肠腔里面的络脉损伤，血溢于肠道之内，而为便血之症。后血，这里指大便出血。

6.温气　这里指阳气。

7.凝血蕴里　凝结之血聚积包裹在一起而不能消散。蕴，蓄积也。

【释义】

1. 积证的病因病机

（1）主要病因　寒邪。

（2）主要病机　寒凝气滞，血瘀津停，气机逆乱。

2. 积证的特点　慢性病变过程，形成后积块异常顽固，难以速愈，正虚邪实、虚实错杂。

3. 积证的治疗　顾护正气：补益气血、调和阴阳、固本培元。祛邪消积：散寒祛痰、理气活血、软坚散结。

（1）初期　正气尚足，以攻邪为主。

（2）中期　邪盛正衰，攻补兼施。

（3）后期　正气大伤，扶正为主。

本文论述积的发生，主要强调了寒邪的作用。寒为阴邪，凝滞收引，寒邪逆入肠胃，合其血脉凝涩与痰瘀搏结，日久成积。此外，与饮食、情志、劳逸等因素影响血液、津液的运行有关。这对肿瘤的中医论治产生了深远的影响。如肿瘤初起、体质强壮者，当以活血化瘀、行气消积为主，兼化痰养血；后期或体虚者，则当活血养血、攻补兼施。

【名家辑要、名家临证指要】

三

【原文】

肝藏血，血舍魂[1]，肝气虚则恐，实则怒。脾藏营，营舍意，脾气虚则四肢不用，五脏不安，实则腹胀，经溲不利[2]。心藏脉，脉舍神，心气虚则悲，实则笑不休。肺藏气，气舍魄，肺气虚则鼻塞不利，少气，实则喘喝胸盈[3]仰息。肾藏精，精舍志，肾气虚则厥，实则胀，五脏不安。必审五脏之病形，以知其气之虚实，谨而调之也。(《灵枢·本神》)

【注释】

1. 血舍魂　倒装句，即魂舍于血。

2. 经溲不利　指二便不利。

3. 盈　满。

【释义】

1. 五脏藏五神（五脏与气血精神的关系）　五脏所藏精气是神志活动的基础，神的活动又能调节内脏功能而化生精气，五脏通过自身藏舍的物质而实现对精神的藏舍，故将五脏称为"五神脏"。六腑因不藏神，而称为形脏。

2. 五脏虚实病候　五脏虚实既是精气的病变，又会影响到精神情志。情志异常，可导致五脏功能失调，气机紊乱，产生不同的情志及形体的症状，反之，五脏功能失常，又可以影响神志活动，产生神的病证（表1-9）。

表 1-9 五脏虚实病候

五脏	藏（舍）	虚	实
肝	血（魂）	恐	怒
脾	营（意）	四肢不用，五脏不安	腹胀，经溲不利
心	脉（神）	悲	笑不休
肺	气（魄）	鼻塞不利，少气	喘喝胸盈仰息
肾	精（志）	厥	胀，五脏不安

【名家辑要、名家临证指要】

四

【原文】

黄帝曰：老人之不夜瞑者，何气使然？少壮之人不昼瞑者，何气使然？岐伯答曰：壮者之气血盛，其肌肉滑，气道[1]通，营卫之行，不失其常，故昼精[2]而夜瞑。老者之气血衰，其肌肉枯，气道涩，五脏之气相搏[3]，其营气衰少而卫气内伐[4]，故昼不精，夜不瞑。(《灵枢·营卫生会》)

【注释】

1.气道　营卫之气运行之道。

2.昼精　白天精力充沛，精神饱满。精，精明。

3.五脏之气相搏　五脏功能不相协调。

4.卫气内伐　卫气内扰而营卫运行紊乱。

【释义】

本段以少壮者"昼精夜瞑"和老者"昼不精，夜不瞑"的原因说明卫气运行节律与寤寐的关系。少壮之人，气血充盛，肌肉滑利，营卫运行通畅流利，气血营卫运行能够按照各自的规律正常循行，所以夜晚卫气能正常入里，就能熟睡，白天卫气出表，精力充沛，不用睡眠。老年人气血不足，肌肉枯瘦，营卫运行不畅，气血营卫运行不能按照各自的规律正常循行，所以，白天卫气不能全部出行于体表，精力不充沛，夜晚卫气不能尽入于里，就不能正常入眠。

【名家辑要、名家临证指要】

五

【原文】

阳气者，若天与日，失其所[1]则折寿而不彰[2]，故天运[3]当以日光明。是故阳因[4]而上，卫外者也。因于寒，欲如运枢[5]，起居如惊[6]，神气乃浮[7]。因于暑，汗，烦则喘喝[8]，静则多言[9]，体若燔炭，汗出而散[10]。因于湿，首如裹[11]，湿热不攘[12]，大筋緛短，小筋弛长[13]，緛短为拘，弛长为痿。因于气[14]，为肿，四维

相代 [15]，阳气乃竭。阳气者，烦劳则张 [16]，精绝，辟积 [17] 于夏，使人煎厥 [18]。目盲不可以视，耳闭不可以听，溃溃乎若坏都 [19]，汩汩 [20] 乎不可止。阳气者，大怒则形气绝 [21]，而血菀 [22] 于上，使人薄厥 [23]。有伤于筋，纵，其若不容 [24]。汗出偏沮 [25]，使人偏枯 [26]。汗出见湿，乃生痤痱 [27]。高粱之变，足生大丁 [28]，受如持虚 [29]。劳汗当风，寒薄为皶 [30]，郁乃痤。阳气者，精则养神，柔则养筋 [31]。开阖不得 [32]，寒气从之，乃生大偻 [33]。陷脉为瘘 [34]，留连肉腠。俞气化薄 [35]，传为善畏，及为惊骇 [36]。营气不从，逆于肉理，乃生痈肿 [37]。魄汗 [38] 未尽，形弱而气烁，穴俞以闭，发为风疟。故风者，百病之始也，清静则肉腠闭拒，虽有大风苛毒 [39]，弗之能害，此因时之序也。故病久则传化，上下不并 [40]，良医弗为。故阳畜 [41] 积病死，而阳气当隔，隔者当写 [42]，不亟正治，粗 [43] 乃败之。故阳气者，一日而主外，平旦人气 [44] 生，日中而阳气隆，日西而阳气已虚，气门 [45] 乃闭。是故暮而收拒，无扰筋骨，无见雾露，反此三时 [46]，形乃困薄 [47]。(《素问·生气通天论》)

【注释】

1.所 《太素》"所"作"行"。可参。

2.折寿而不彰 指人的寿命夭折而不彰著于世。

3.天运 天体的运行。

4.因 顺应、依顺之意。

5.运枢 转动的门轴。比喻人体阳气的卫外作用，有如户枢那样主司肌表腠理的开阖。

6.起居如惊 言生活作息没有正常的规律。起居，泛指生活作息。惊，卒暴之意。

7.神气乃浮 指阳气开阖失序而浮散损伤。吴崑将"欲如运枢，起居如惊，神气乃浮"三句移至"阳因而上，卫外者也"句下，并将"体若燔炭，汗出而散"二句移至"因于寒"句后。如此，则文通理顺，可参。

8.烦则喘喝 指暑热内盛导致烦躁，喘声喝喝。

9.静则多言 指暑热伤及心神所致的神昏、多言。

10.体若燔炭，汗出而散 身体发热如燃烧之炭火，如有汗出，则热随汗而外散。

11.首如裹 指头部沉重不爽，如有物包蒙。

12.攘（rǎng） 消除，去除。

13.大筋緛（ruǎn）短，小筋弛长 此为互文，意为大筋、小筋或者收缩变短，或者松弛变长。緛，收缩。弛，松弛，弛缓。

14.气 指风气。

15.四维相代 意为寒、暑、湿、气（风）四种邪气更替伤人。四，指上文风、寒、暑、湿四种邪气。维，即维系。代，更代。

16.烦劳则张 烦劳，同义复词，即过劳。张，亢盛，过盛。

17. 辟积　衣服上的褶子，引申为重复。"辟"，通"襞"，衣服褶子。

18. 煎厥　古病名。阳气亢盛，煎熬阴精，阴虚阳亢，逢夏季之盛阳，亢阳无制所致阳气上逆昏厥的病证。

19. 溃溃乎若坏都　溃溃，形容河堤决口的样子。都，水泽所聚，此指堤防。

20. 汩汩（gǔ）　水势急流的样子。

21. 形气绝　马莳注："形气经络，阻绝不通。"

22. 菀（yù）　通"郁"，郁结。

23. 薄厥　因大怒而气血上冲，脏腑经脉之气阻绝不通所导致的昏厥病证。"薄"，通"暴"，突然。

24. 其若不容　指肢体不能随意运动。若，乃。"容"，通"用"。

25. 汗出偏沮（jǔ）　意为应汗出而半身无汗。沮，阻止。

26. 偏枯　半身不遂，偏瘫。

27. 痤（cuō）痱（fèi）　痤，疖子。痱，即汗疹，俗名痱子。

28. 高粱之变，足生大丁　意为过食肥甘厚味之品，会使人发生疔疮。"高"，通"膏"，肥肉。"梁"，通"粱"，即精细的食物。变，灾变，害处。足，能够。"丁"，通"疔"。

29. 受如持虚　意为招致疾病就像拿着空虚的器皿受纳东西一样容易。

30. 皶（zhā）　粉刺。

31. 精则养神，柔则养筋　当作"养神则精，养筋则柔"解。精，指精神爽慧；柔，即筋脉柔和，活动自如。

32. 开阖（hé）不得　谓腠理汗孔开阖失时。

33. 大偻（lǚ）　腰背和下肢弯曲而不能直起之病。

34. 瘘（lòu）　疮疡溃破日久不愈，漏下脓水的瘘管。

35. 俞气化薄　邪气从腧穴传入而内迫五脏。"俞"，通"腧"，腧穴。化，传化，有传入之意。"薄"，通"迫"，逼迫。

36. 传为善畏，及为惊骇　发展为易恐及惊骇的病证。

37. 营气不从，逆于肉理，乃生痈肿　楼英《医学纲目》曰："此十二字，应移在'寒气从之'句后。夫阳气因失卫而寒气从之为偻，然后营气逆而为痈肿。痈肿失治，然后陷脉为瘘，而留连肉腠焉。"可参。

38. 魄汗　即体汗。

39. 大风苛毒　泛指致病作用剧烈的外来邪气。苛，大，强，厉害。

40. 上下不并　指阴阳之气发生壅塞阻隔而不能互相交通。

41. 畜　同"蓄"，蓄积，积聚。

42. 写　通"泻"，指用泻法治疗。

43. 粗　指粗工，医疗水平较差的医生。

44. 人气　此指阳气。

45. 气门　即汗孔。

46. 三时　指上文的平旦、日中、日西三个时段。姚止庵注："平旦与日中，气行于阳，可动则动；日西气行于阴，当静则静。如动静乖违，则气弱而形坏也。"

47. 困薄　困乏虚损之意。

【释义】

1. 阳气的生理功能及消长规律

（1）阳气的生理功能　温养人体自身，防御外邪侵袭。

（2）阳气消长规律与人体发病　阳气充沛运行正常，则机体活动正常，正气强盛，故能够健康长寿（表1-10）。

表1-10　阳气消长规律与人体发病

平旦阳气生	日中阳气隆	日西阳气虚	夜半阳气内藏
病气衰	长能胜邪	人气始衰　邪气始生	人气入脏　邪气独居
旦慧	昼安	夕加	夜甚

2. 阳气失常的病理及病证　经文从八个方面论证了阳气失常的表现，用病证实例反证上述所论的阳气的功能。

（1）阳气卫外失常　人身阳气有"卫外"作用，若起居失常，则卫外不固，必招致外邪入侵。如感于寒邪，邪正交争，玄府不通，卫气不得泄越，故"体若燔炭，汗出而散"，即"热虽甚不死"（《素问·热论》），只需发汗解表，发热症状便会随汗而解。

若感于暑邪，因暑为阳邪，易耗气伤津，暑热炽盛则见多汗、烦躁而喘之症（阳暑）；暑兼寒则见汗出，但静而多言之症（阴暑）。若感于湿邪，因湿为阴邪，重浊黏滞，阳气被困遏而不能升达，故症见头重如裹之症。湿邪留连，被郁阻不解化热，则湿热交蒸，筋失所养，或为拘挛，或为筋痿。若感于风邪，因风为阳邪，其性清扬，易致水液代谢失常而成风水浮肿之证。

（2）阳亢精绝　素常屡屡过度烦劳而阳气偏亢，阴精亏损，如若延至盛夏，阳热太盛，又为暑热煎灼，就会发生突然昏厥之"煎厥"证。此证来势凶猛急骤，表现为"耳闭""目盲"等昏厥症。

煎厥是以病机、症状命名的疾病，病机为阴虚阳亢，阳热邪气煎熬阴精，症状即昏厥。此患者多为素体虚弱，耐冬不耐夏，其发病迅疾，严重者可致手足弛缓、瘫痪的表现。

（3）阳气上逆　大怒可致阳气上逆，血随气升，血气冲逆于头（"上"），就会导致突然昏厥之"薄厥"证。薄厥来势凶猛，可见突然昏聩、目闭耳聋、筋脉弛纵、半身不遂、口舌歪斜等"有伤于筋，纵，其若不容"的瘫痪症状。

（4）阳气偏阻　阳气不能温运全身而偏阻一侧，表现为半身汗出之症。若病情进步发展，可有局部肢体偏枯不用之症。"有伤于筋，纵，其若不容"是"薄厥"的后遗症，而"汗出偏沮，使人偏枯"是半身不遂后遗症的进一步发展。

（5）阳气郁遏　阳气宣泄而出汗，若受湿邪遏郁，宣泄不畅，则阳气郁于肌肤而生疖、痤。或因形劳汗出而受风寒，阳气郁于皮腠，而成粉刺，化热腐肉成脓则为疮、为疖。

（6）阳气内盛　嗜食膏粱厚味，阳热内盛，热毒滞留肉腠，瘀热腐肉成脓而生疔疮。

（7）阳气失于温养　开阖失常，邪气入，阳气失于温运，若寒邪入筋，损伤阳气，痹阻背脊，故生背曲不能直立的大偻之病；若邪入脉中，阳虚失养，日久成瘘；若邪气内迫于五脏，则有"善畏""惊骇"之症；若邪留肉腠，营卫失调，郁热腐肉成脓，而生"痈肿"；若风邪入侵，腧穴闭阻，可发为"风疟"等病证。

（8）阳气阻隔，上下不通　体内阳气具有向上向外运行的特征，如若阳气蓄积郁隔不通，当急用泻的方法疏通阳气，否则病情难以逆转。

3. 调养阳气的方法　阳气的运行有昼夜消长变化的规律，人身阳气与自然界阴阳变化息息相关。因此，人类要顺应自然界变化规律而调节生活起居，"暮而收拒，无扰筋骨，无见雾露"以保持阳气充沛，防止疾病的发生，因此，"反此三时，形乃困薄"。

【名家辑要、名家临证指要】

六

【原文】

经言[1]阳虚则外寒，阴虚则内热，阳盛则外热，阴盛则内寒，余已闻之矣，不知其所由然也。岐伯曰：阳受气于上焦[2]，以温皮肤分肉之间，今寒气在外，则上焦不通[3]，上焦不通则寒气独留于外，故寒栗。帝曰：阴虚生内热奈何？岐伯曰：有所劳倦，形气衰少，谷气不盛[4]，上焦不行，下脘不通[5]，胃气热，热气熏胸中，故内热[6]。帝曰：阳盛生外热奈何？岐伯曰：上焦不通利，则皮肤致密，腠理闭塞，玄府[7]不通，卫气不得泄越[8]，故外热。帝曰：阴盛生内寒奈何？岐伯曰：厥气[9]上逆，寒气积于胸中而不写，不写则温气去[10]，寒独留，则血凝泣，凝则脉不通，其脉盛大以涩[11]，故中寒。（《素问·调经论》）

【注释】

1. 经言　指《黄帝内经》之前的医经所论。

2. 阳受气于上焦　卫阳从上焦输布而来。阳，卫阳之气。

3. 寒气在外，则上焦不通　寒邪从外侵入，凝闭上焦宣发卫阳之道。

4. 有所劳倦，形气衰少，谷气不盛　饮食劳倦则伤脾，脾气主水谷精气之转输，脾伤则不运精气，以至谷气不盛，形体日见瘦弱，身倦乏力。

5. 上焦不行，下脘不通　由于脾伤失于健运，则清气不升，浊气不降。清气不升于上，称上焦不行；浊气不降于下，即下脘不通。

6. 胃气热，热气熏胸中，故内热　胃司降浊，今浊气不降而留滞，则反上逆而熏于胸中，于是郁而生热。

7. 玄府　汗孔。

8. 卫气不得泄越　卫阳之气郁闭而不能宣泄。

9. 厥气　下焦阴寒厥逆之气。

10. 温气去　此言寒邪伤阳，阴寒偏胜。温气，血脉中固有的温热之气，即阳气。

11. 脉盛大以涩　阴寒偏胜，脉象紧而有力。

【释义】

本段所论阴阳盛衰所致的寒热虚实病机，与后世（包括现今）所谓的八纲辨证的阴阳寒热虚实不尽相同。

1. "阳虚则外寒"　指寒邪侵袭、阳郁卫阳、体表失于温煦的表实寒证，其主症是恶寒，治疗当辛温解表，类似于麻黄汤证。而后世"阳虚则寒"主要是指体内阳气不足、失于温煦的里虚寒证，其主症是畏寒，治疗当温补阳气，如理中汤证、四逆汤证。

2. "阴虚则内热"　指劳倦伤脾，脾气亏虚，运化乏力，谷气留滞，郁而化热，即"气虚发热"，治疗则用甘温除热法，可予升阳益胃汤、补中益气汤之类。后世"阴虚则热"主要是指阴液亏虚，阴不制阳，虚火内生的虚热证，其主症是午后发热、盗汗、口干、舌红少苔、脉细数，治疗当滋补阴精，如六味地黄丸之类。

3. "阳盛则外热"　指外邪袭表，卫阳被遏，阳气不得泄越的外感发热证，其症以发热、恶风（寒）为主，治疗当解表散邪。后世"阳盛则热"主要是指邪气入侵、阳气亢盛，包括表热证、里热证或表里俱热证，其症状以发热为主，治疗当根据具体病情而定。表热可予以银翘散或桑菊饮解表清热，里热可选白虎汤清阳明经热。

4. "阴盛则内寒"　指阴寒上逆、积于胸中、损伤胸阳、血脉凝滞之内寒证，病位在胸，部位局限，症状以胸闷不舒、疼痛、舌暗脉涩为主，可予以瓜蒌薤白白酒汤治疗。后世的"阴盛则寒"则泛指脏腑之阴寒内盛证，部位更为广泛。

【名家辑要、名家临证指要】

七

【原文】

诸风掉眩，皆属于肝[1]；诸寒收引[2]，皆属于肾；诸气膹郁[3]，皆属于肺；诸湿肿满[4]，皆属于脾；诸热瞀瘛[5]，皆属于火；诸痛痒[6]疮，皆属于心；诸厥固泄[7]，皆属于下；诸痿喘呕，皆属于上；诸禁鼓栗[8]，如丧神守[9]，皆属于火；诸痉项强¹⁰，皆属于湿；诸逆冲上¹¹，皆属于火；诸胀腹大¹²，皆属于热；诸躁狂越¹³，皆属于火；诸暴强直¹⁴，皆属于风；诸病有声，鼓之如鼓¹⁵，皆属于热；诸病胕肿¹⁶，疼酸惊骇，皆属于火；诸转反戾¹⁷，水液¹⁸浑浊，皆属于热；诸病水液，澄澈清冷¹⁹，皆属于寒；诸呕吐酸，暴注下迫²⁰，皆属于热。故《大要》²¹曰：谨守病机，各司其属²²，有者求之，无者求之²³，盛者责之，虚者责之²⁴。必先五胜²⁵，疏其血气，令其调达，而致和平。(《素问·至真要大论》)

【注释】

1. 诸风掉眩，皆属于肝　谓众多肢体搐动震摇、头目眩晕之风类病证，其病机多属于肝。诸，众也，不定的多数。风，这里用以概括掉眩病证具有风类特点。掉，摇也，此指肢体动摇，如肌肉痉挛、震颤之类症状。皆，亦作"大多"解。

2. 收引　指肢体搐缩、屈曲不伸的症状。收，收缩。引，牵引、拘急。

3. 膹（fèn）郁　指气逆喘急，胸部胀闷。

4. 肿满　即肌肤肿胀，腹部胀满。

5. 瞀（mào）瘛（chì）　瞀，昏糊也。瘛，抽搐也，《素问·玉机真脏论》："筋脉相引而急，病名曰瘛。"

6. 疿　即疮疡。

7. 厥固泄　厥，指手足逆冷或手足心发热的厥证。固，指二便固闭不通。泄，指二便泻利不禁。

8. 禁鼓栗：禁，通噤，口噤不开。鼓栗，鼓颔战栗，形容恶寒之甚。

9. 如丧神守　犹如失去神明之主持，不能控制自身的动作。

10. 痉项强　痉，病名，症见筋脉拘急，身体强直，牙关紧闭等。项强，颈项强直，转动不灵。

11. 诸逆冲上　各种气机急促上逆的症状，如急性呕吐、吐血、呃逆等。

12. 胀腹大　指腹部膨满胀大之症。

13. 躁狂越　躁，手足躁扰，坐卧不宁。狂，神志狂乱。越，言行举止乖乱失常。

14. 暴强直　暴，猝然。强直，筋脉拘挛，身体强直不能屈伸。

15. 病有声，鼓之如鼓　病有声，指因病发出声响的症状。鼓之如鼓，腹胀敲之如鼓响。

16. 胕肿　皮肉肿胀溃烂。胕，同腐。

17. 转反戾　指筋脉拘挛所致的多种症状。转，身体左右扭转。反，角弓反张。戾，身曲不直，如犬出户下。

18. 水液　指由体内排出的各种液体。

19. 澄澈清冷　形容水液清稀透明而寒凉。

20. 暴注下迫　暴注，急剧的腹泻。下迫，下利窘迫，即里急后重。

21. 《大要》　古代医学文献。

22. 各司其属　掌握各种病象的病机归属。司，掌握。属，归属、隶属、主属，即病机。

23. 有者求之，无者求之　有此症当探求其机理，无彼症亦应探其因，务求与病机相契合。有者、无者，指与病机相应之症的有无。求之，探求、辨别。

24. 盛者责之，虚者责之　盛实者，当责究其邪气致病情况；虚弱者，当责究其正气不足的情况。盛者，邪气实；虚者，正气不足。责之，追究、分析。

25. 必先五胜　先要掌握天之五气和人之五脏之气的偏盛偏衰。五胜，五行之气更替相胜，而人五脏之气与之相应，故常将两者联系起来分析。

【释义】

1. 病机十九条分析

（1）五脏病机

1）"诸风掉眩，皆属于肝"　肝为风木之脏，其病多化风。肝藏血，主身之筋膜，开窍于目，其有病变则木失滋荣，伤及所合之筋，所主之目窍，则见肢体摇摆震颤、目眩头晕。

2）"诸寒收引，皆属于肾"　肾为寒水之脏，主温煦蒸腾气化，若其功能虚衰，则失其温化之职，气血凝敛，筋脉失养，故筋脉拘挛、关节屈伸不利。

3）"诸气膹郁，皆属于肺"　肺主气，司呼吸，故气之为病，首责于肺。肺病宣降失常，气壅郁于胸或上逆，则见呼吸喘息、胸中窒闷、痞塞不通。

4）"诸湿肿满，皆属于脾"　脾为湿土之脏，主运化水湿，主四肢，应大腹，若脾失健运，水津失布，内聚中焦或泛溢肌肤，则见脘腹胀满、四肢浮肿。

5）"诸痛痒疮，皆属于心"　疮疡，包括痈、疽、疖、疔、丹毒等，肿痛是其主要症状。心为阳脏，在五行属火，主身之血脉，若心火亢盛，火热郁炽于血脉，则腐蚀局部肌肤，形成痈肿疮疡。

（2）六气病机

1）"诸暴强直，皆属于风"　风邪内袭，伤肝及筋，故多见颈项、躯干、四肢关节等出现拘急抽搐、强直不柔之症。风性善行数变，急暴突然为其致病特点。

2）"诸病水液，澄澈清冷，皆属于寒"　寒邪伤阳，阳虚失于温化，故寒性液体排泄物呈澄澈稀薄清冷特点，如痰涎清稀、小便清长、大便稀薄、带下清冷、脓液稀淡无臭等。

3）"诸痉项强，皆属于湿"　湿为阴邪，其性黏滞，最易阻遏气机，气阻则津液不布，筋脉失却润养，故可筋脉拘急而见项强不舒、屈颈困难乃至身体强直等症。

4）"诸热瞀瘛，皆属于火"　火为阳之极，火盛则身热；心藏神，火热扰心，蒙蔽心窍，则神志昏糊；火灼阴血，筋脉失养，可见肢体抽掣。

5）"诸禁鼓栗，如丧神守，皆属于火"　火热郁闭不得外达，阳盛格阴，故外现口噤、鼓额、战栗等极寒症状，而患者不能自控，即真热假寒证。

6）"诸逆冲上，皆属于火" 火性炎上，扰动气机，可引起脏腑气机向上冲逆，如胃热气逆则呕哕。

7）"诸躁狂越，皆属于火" 心主神属火，火性属阳主动，火盛扰神，神志错乱，则狂言骂詈，殴人毁物，行为失常；火盛于四肢，则烦躁不宁，甚至逾垣上屋。

8）"诸病胕肿，疼酸惊骇，皆属于火" 火热壅滞于血脉，血热肉腐，令患处红肿溃烂，疼痛或酸楚；内迫脏腑，扰神则惊骇不宁。

9）"诸胀腹大，皆属于热" 外感邪热传里，壅结胃肠，致气机升降失常，热结腑实，可见腹部胀满膨隆，疼痛拒按，大便难下。

10）"诸病有声，鼓之如鼓，皆属于热" 无形之热积聚而壅滞胃肠，气机不利，传化迟滞，故症见肠鸣有声，腹胀中空如鼓。

11）"诸转反戾，水液浑浊，皆属于热" 热灼筋脉或热伤津血、筋脉失养，即出现筋脉拘挛、扭转、身躯曲而不直，甚至角弓反张等症。热感煎熬津液，则涕、唾、痰、尿、带下等液体排泄物黄赤浑浊。

12）"诸呕吐酸，暴注下迫，皆属于热" 胆热犯胃，或食积化热，胃失和降而上逆，则见呕吐酸腐或吞酸。热走肠间，传化失常，则腹泻；热性阳动，故其特点表现为暴泻如注、势如喷射；热邪纠合湿浊，热急湿缓，则肛门灼热窘迫，欲便而不爽，里急后重，粪便秽臭。

（3）上下病机

1）"诸痿喘呕，皆属于上" 肺位上焦，为心之华盖，主宣降，向全身输布精血津液，《素问·痿论》说"五脏因肺热叶焦，发为痿躄"；上焦起于胃上口，胃主降浊，胃失和降，其气上逆则呕；肺失清肃，其气上逆则喘。

2）"诸厥固泄，皆属于下"《素问·厥论》云"阳气衰于下则为寒厥，阴气衰于下则为热厥"，下指足部经脉，又《灵枢·本神》说"肾气虚则厥"，与肾相关。肾、膀胱、大肠皆位于下焦，肾主二阴，司二便，其盛衰之变，影响或及膀胱气化，或及大肠传导，则可见二便不通、二便泻利不禁等症状。

2. 辨识病机的基本原则

（1）"谨守病机，各司其属" 主要是根据藏象理论中五脏六气的特性、特点，运用类比方法，辨识病象，探求其发生原因、病变部位与性质等。

（2）"有者求之，无者求之" 许多条文之间有着复杂的内在联系，启示医者在临床中要善于同中求异、异中求同、异同互证，以与病机相契合。

如筋脉拘挛之症，病机有属肝、属肾，因风、因湿、因火热的不同，辨识病机之法，可从兼症有无入手：属肝者兼风症，如头目眩晕乃至昏厥；属肾者兼寒症，如手足厥冷、腹中冷痛等；因湿者必兼口中黏腻、腹胀体重、便泻不畅等。又如症不同而病机相同：诸胀腹大，诸病有声，鼓之如鼓，诸转反戾，水液浑浊，诸呕吐酸，暴注下迫，皆属于热。

（3）"盛者责之，虚者责之" 盛者邪气有余，虚者正气不足，即邪正虚实态势是辨别病机的重要内容。如外感病筋脉拘挛抽搐，病机同属于肝，若抽搐强劲，伴随高热、神昏谵语，属于热盛动风之实证；若肢体震颤、肌肉蠕动，伴随低热神疲、体力衰竭，属于虚风内动。

3. 病机十九条对后世的影响 病机十九条尚缺燥的病机，金·刘完素在《素问玄机原病式》中补充了"诸涩枯涸，干劲皴揭，皆属于燥"一条，使六淫病机趋于完整。

应当看到，"病机十九条"尚存在一定的局限性和片面性，既没有也不可能概括病机的全部内容，而且部分条文的表述亦不够全面、贴切。因此，运用"病机十九条"指导临床，既要结合《黄帝内经》其他有关原文精神，更要正确理解其所提示的辨证法则，并据此举一反三、触类旁通，方能真正有益于临床。

【名家辑要、名家临证指要】

<h1 style="text-align:center">八</h1>

【原文】

余知百病生于气[1]也，怒则气上[2]，喜则气缓[3]，悲则气消[4]，恐则气下，寒则气收[5]，炅则气泄[6]，惊则气乱，劳则气耗，思则气结[7]。(《素问·举痛论》)

【注释】

1. 百病生于气 众多疾病的发生，都是由于气机失调所致。

2. 气上 肝志为怒，其脏位于膈下，大怒则扰动肝气，肝气从下向上冲逆，是谓气上。

3. 气缓 喜乐而气和志达，营卫通利，是气机和缓的正常生理状态，但暴喜则可使心气过缓，以至涣散不收而为病。

4. 气消 悲生于心使心系拘急，心肺同居上焦，心系急则肺叶上举，阻遏上焦营卫之气的宣发，气郁生热，热消心肺精气，故云气消。消，通销，销烁之义。

5. 气收 寒性主收，使腠理闭塞，则营卫之气收敛而不畅行。收，收敛。

6. 气泄 指营卫津液之气随汗而耗泄。

7. 气结 气机郁结。

【释义】

本段经文提出了"百病生于气"的观点，包括外感邪气所伤病机、情志所伤病机和过劳病机。

1. 外感邪气病机 寒则气收，寒性收引；炅则气泄，火热暑邪耗散人体之气。

2. 情志内伤病机 见表 1-11。

表 1-11 情志内伤病机

情志	气机变化
怒	气上
喜	气缓
悲	气消
恐	气下
惊	气乱
劳	气耗
思	气结

3. 过劳病机 劳则气耗，劳累过度易耗伤精气。

【名家辑要、名家临证指要】

九

【原文】

邪之所在，皆为不足[1]。故上气不足，脑为之不满[2]，耳为之苦鸣，头为之苦倾[3]，目为之眩。中气不足，溲便为之变[4]，肠为之苦鸣。下气不足，则乃为痿厥心悗[5]。(《灵枢·口问》)

【注释】

1. 不足　此指正气虚。

2. 脑为之不满　脑髓空虚之意。

3. 头为之苦倾　头部沉重不支。

4. 溲便为之变　出现大小便失常的各种病证。

5. 痿厥心悗　张介宾注曰："痿，足痿弱也。厥，四肢清冷也。悗，闷也。下气不足，则升降不交，故心气不舒而为悗闷。"

【释义】

本段经文指出了上中下三部之气不足而导致的病机和症状，对于研究疾病形成具有指导意义（表 1-12）。

表 1-12 上中下三部病因、病机、病证

三部病因	病机	病证
上气不足	脑髓空虚，不养耳目	耳鸣，头倾，目眩
中气不足	水液不化	二便失常，肠鸣
下气不足	四肢失养	痿厥心悗

【名家辑要、名家临证指要】

十

【原文】

黄帝曰：余闻虚实以决死生，愿闻其情。岐伯曰：五实死，五虚死。帝曰：愿闻五实五虚。岐伯曰：脉盛、皮热、腹胀、前后[1]不通、闷瞀[2]，此为五实；脉细、皮寒、气少、泄利前后、饮食不入，此为五虚。帝曰：其时有生者何也？岐伯曰：浆粥入胃，泄注止，则虚者活[3]；身汗得后利，则实者活[4]。此其候也。（《素问·玉机真脏论》）

【注释】

1.前后　指大小便。

2.闷瞀　胸中郁闷，眼目昏花。

3.浆粥入胃，泄注止，则虚者活　五脏之气，由胃气资生，病重之时，若饮食得入，泄泻得止，是胃气来复的表现，预示五虚证有转好之机。

4.身汗得后利，则实者活　实证治疗当用泻法，身汗解表邪，后利去里邪，邪去则正安，预示五实证有转好之机。

【释义】

本段经文论述了"五虚""五实"的症状表现，为后世的虚实辨证提供了重要的理论基础。而"五虚""五实"的转机，提示实证的治疗关键是使邪有去路，虚证的治疗方法主要为滋补正气，虚实证候的治疗均应重视胃气（表1-13）。

表1-13　五虚、五实的症状和转机

病证	症状	转机
五实	脉盛、皮热、腹胀、前后不通、闷瞀	身汗得后利
五虚	脉细、皮寒、气少、泄利前后、饮食不入	浆粥入胃，泄注止

【名家辑要、名家临证指要】

第六节　诊　法

扫一扫看课件

一

【原文】

善诊者，察色按脉，先别阴阳；审清浊，而知部分[1]；视喘息，听音声，而知所苦[2]；观权衡规矩[3]，而知病所主；按尺寸[4]，观浮沉滑涩，而知病所生。以治无过，以诊则不失矣。（《素问·阴阳应象大论》）

【注释】

1.审清浊，而知部分　审察颜面色泽清浊，可测知疾病部位。

2.苦 疾病的痛苦。

3.权衡规矩 泛指四时常脉。权为秤锤,衡为秤杆,规为作圆之器,矩为作方之器。此喻脉象,即春弦、夏洪、秋毛、冬石。

4.尺寸 概言尺肤和寸口。

【释义】

本段经文主要论述了阴阳学说在诊法中的运用,提出"善诊者,察色按脉,先别阴阳"的诊法原则(表1-14)。

表1-14 阴阳学说在诊法中的运用

诊法	望面部色泽		视呼吸		闻语声		切脉			
表现	浅露鲜明	深滞晦暗	呼吸粗大	呼吸微弱	高亢洪亮	低微断续	数、有力、浮大洪滑		迟、无力、沉小细涩	
证候	阳证	阴证	阳证	阴证	阳证(实、热)	阴证(虚、寒)	阳脉		阴脉	

【名家辑要、名家临证指要】

二

【原文】

黄帝问曰:诊法何如?岐伯对曰:诊法常以平旦[1],阴气未动,阳气未散[2],饮食未进,经脉未盛,络脉调匀,气血未乱,故乃可诊有过之脉。切脉动静,而视精明[3],察五色,观五脏有余不足,六腑强弱,形之盛衰,以此参伍,决死生之分[4]。(《素问·脉要精微论》)

【注释】

1.平旦 凌晨3点至5点,即黎明寅时。

2.阴气未动,阳气未散 互文。言平旦之时,人刚醒寤,体内阴阳之气未因进食劳作而被扰动、耗散。

3.视精明 即观察眼睛的色泽、形态、动态及视觉。精明,指眼睛和眼神。

4.决死生之分 指通过四诊参伍,判断疾病的预后吉凶。决,判断。分,区别。

【释义】

1.诊脉的时间与原理 平旦之时,病人方醒,未劳于事,饮食未进,内外环境相对安静,阴阳气血、脏腑经络尚未受到除病变以外其他因素的干扰,脉象异常实为病气所致,故可准确反映疾病的真实情况。

2.诊病原则

(1)排除干扰 诊病时须让病人保持安静,尽量减少诸如饮食、运动、情绪激动等内外附加因素的干扰,以保证诊断真实准确。

(2)四诊合参 望、闻、问、切是四种不同的诊病方法,各自只能诊察机体变化的某个侧面。单独使用某一诊法，所得到的结果必然是片面的，甚至是假象。因此，四诊各有长短，不可偏废，不可取代。只有四诊合参，全面诊察，相互印证，综合分析，才能正确地诊断疾病。

【名家辑要、名家临证指要】

三

【原文】

夫五脏者，身之强也。头者，精明之府，头倾视深[1]，精神将夺矣。背者，胸中之府，背曲肩随，府将坏矣。腰者，肾之府，转摇不能，肾将惫[2]矣。膝者，筋之府，屈伸不能，行则偻附[3]，筋将惫矣。骨者，髓之府，不能久立，行则振掉[4]，骨将惫矣。得强则生，失强则死[5]。(《素问·脉要精微论》)

【注释】

1. 头倾视深　指头低垂不能抬举，目眶凹陷而无光。

2. 惫　音义同"败"，衰竭之意。

3. 偻附　指身体弯曲不能直立，需依附于他物而行。

4. 振掉　震颤摇摆。

5. 得强则生，失强则死　五脏精气旺盛则身体强健，谓之"得强"，故生。若五脏精气衰败，则身形败坏，谓之"失强"，故死。

【释义】

本段经文主要论述了望形体诊病的原理及要点。

1. 原理　五脏者，身之强也。头、背、腰、膝、骨为五脏精气聚居之处，故诊察这几个部位可了解五脏精气的盛衰。

2. 要点　望头、背、腰、膝、骨的形态、动静、功能。

（1）头　头倾视深（精明之府失强，五脏精衰，神气将失）。

（2）背　背曲肩垂（胸中之府失强，心肺气衰）。

（3）腰　转摇不能（肾之府失强，肾气衰）。

（4）膝　屈伸不能，行则偻附（筋之府失强，肝气衰）。

（5）骨　不能久立，行则振掉（髓之府失强，肾脏衰）。

【名家辑要、名家临证指要】

四

【原文】

是故持脉有道，虚静为保[1]。春日浮，如鱼之游在波[2]；夏日在肤，泛泛乎万物有余[3]；秋日下肤，蛰虫将去[4]；冬日在骨，蛰虫周密，君子居室[5]。故曰：知内者按而纪之，知外者终而始之。此六者，持脉之大法。(《素问·脉要精微论》)

【注释】

1. 虚静为保 虚，清虚；静，宁静；保，一说通"宝"，一说保守勿失。言诊脉以清虚宁静至为重要。

2. 春日浮，如鱼之游在波 春季阳气升发，气机由下而上，故脉浮。春季之脉虽浮动而未全出，故如鱼之游在水波之中。

3. 夏日在肤，泛泛乎万物有余 夏季阳气最旺，气机充满于外，故在肤。形容夏季之脉象浮于肤表，盈满指下而洪大。泛泛乎，众盛貌。

4. 秋日下肤，蛰虫将去 秋季阳气收敛，气机由外而内，故下肤，如蛰虫将藏。即秋季脉象由浮趋沉，在皮肤之下。蛰虫，指藏伏土中越冬的昆虫。去，藏也。

5. 冬日在骨，蛰虫周密，君子居室 冬季阳气内藏，气机入内，故在骨。形容冬日脉沉在骨，如蛰虫潜藏，人们居室不出。周，当作"固"。

【释义】

本段经文论述了诊脉的基本要求和方法。

1. 虚静为保 诊脉时医者、患者及环境要清虚宁静。

2. 脉应四时 掌握四时的正常脉象特征、指力的大小（表1-15）。

表1-15 四时的正常脉象特点及诊脉要点

季节	春	夏	秋	冬
脉象特点	浮 如鱼之游在波	在肤 泛泛乎万物有余	下肤 蛰虫将去	在骨 蛰虫周密，君子居室
诊脉要点	浮取	轻取	中取	重按

【名家辑要、名家临证指要】

五

【原文】

胃之大络，名曰虚里[1]，贯鬲络肺，出于左乳下，其动应衣，脉宗气也[2]。盛喘数绝者，则病在中；结而横，有积矣；绝不至，曰死。乳之下，其动应衣，宗气泄也[3]。（《素问·平人气象论》）

【注释】

1. 虚里 位于左乳下，心尖搏动处，为足阳明胃经又一络脉，其脉从胃贯穿鬲膜联络于肺。

2. 其动应衣，脉宗气也 衣，《针灸甲乙经》作"手"，可从。脉，动词，诊察的意思。

3. 乳之下，其动应衣，宗气泄也 吴崑注曰："宗气宜藏不宜泄，乳下虚里之脉，其动应衣，是宗气失藏而外泄也。"

【释义】

本段经文论述了虚里诊法及原理。

1. 所属　是足阳明胃经的又一大络，不在十五络之内（属十六络）。

2. 循行　贯膈络肺，出于左乳下。

3. 虚里穴位置　心尖搏动处（左乳下 3 寸）。

4. 诊病原理

（1）虚里是胃经大络，故可诊胃气的盛衰。

（2）虚里贯膈络肺，位于胸中，水谷精气与肺吸入之清气交会于此而形成宗气，故虚里搏动能反映宗气之盛衰。

（3）因宗气具有"贯心脉行气血，走息道行呼吸"的功能，因此诊察虚里可了解心肺的状态。

（4）虚里"脉宗气"，虚里为脉气之宗，即全身之脉气皆起于虚里，故虚里的搏动状态可以反映全身脉气的盛衰，以及内脏的生理病理。

5. 虚里诊法内容　见表 1–16。

表 1–16　虚里诊法

脉象	病机	预后
盛喘数绝	病在中	心肺两虚，宗气不足；心肺邪实，壅滞不畅
结而横	有积	胸腹气血瘀滞，内结癥积
绝不至	宗气绝	宗气已绝，心跳停止。预后不良
其动应衣	宗气泄	宗气宜藏，不能内藏而外泄。预后不良

【名家辑要、名家临证指要】

六

【原文】

帝曰：气口[1]何以独为五脏主？岐伯曰：胃者，水谷之海，六腑之大源也。五味入口，藏于胃，以养五脏气，气口亦太阴也。是以五脏六腑之气味，皆出于胃，变见于气口[2]。故五气入鼻藏于心肺。心肺有病，而鼻为之不利也。

凡治病，必察其下[3]。适其脉，观其志意，与其病也。拘于鬼神者，不可与言至德，恶于针石者，不可与言至巧[4]；病不许治者，病必不治，治之无功矣。（《素问·五脏别论》）

【注释】

1. 气口　指腕部桡骨内侧脉动之处，切脉的部位，又称脉口、寸口。张介宾注："气口之义，其名有三：手太阴肺，肺经脉也，肺主气，气之盛衰见于此，故曰气口；肺朝百脉，脉之大会聚于此，故曰脉口；脉出太渊，其长一寸九分，故曰寸口。是名虽三，其实则一耳。"

2.变见于气口 指脏腑接受水谷精微的情况，即其功能状态，均可通过气血变化而表现在气口。

3.必察其下 必须察问二便情况。又，《太素》作"必察其上下"，可参。

4.至巧 言针石治病最为巧妙。

【释义】

1.气口诊病的原理

（1）气口、寸口、脉口名三实一。

（2）肺主气、朝百脉，脉会太渊，诸脏腑经脉气血之盛衰均反映于气口。

（3）寸口属手太阴肺经，肺与脾同属太阴，脾胃为脏腑气血营养之源，肺主宣肃，宣散水谷精微，脾胃水谷精气变见于气口，故全身脏腑经脉气血情况可反映于寸口。

2.诊治注意事项

（1）全面诊察。

（2）医患配合（医从性）。

3."心肺有病，而鼻为之不利"

（1）"五气入鼻，藏于心肺" 自然界清气，通过鼻而入藏于上焦心肺，依赖心肺共同作用，才能进入人体，布达周身以维持生命。若心肺有病，则不能纳藏清气，从而反映到鼻，表现为阻塞不利或嗅觉失灵。

（2）经脉所系 "心手少阴之脉……其直者，复从心系却上肺"，心脉系肺，鼻为肺窍，所以心有病及肺而影响于鼻，而现鼻窍不利之候。

【名家辑要、名家临证指要】

第七节 病 证

扫一扫看课件

一

【原文】

帝曰：愿闻其状。岐伯曰：伤寒一日[1]，巨阳受之，故头项痛，腰脊强。二日，阳明受之，阳明主肉，其脉侠鼻络于目，故身热[2]，目疼而鼻干，不得卧也。三日，少阳受之，少阳主胆，其脉循胁络于耳，故胸胁痛而耳聋。三阳经络皆受其病，而未入于脏[3]者，故可汗而已。四日，太阴受之，太阴脉布胃中，络于嗌，故腹满而嗌干。五日，少阴受之，少阴脉贯肾络于肺，系舌本，故口燥舌干而渴。六日，厥阴受之，厥阴脉循阴器而络于肝，故烦满而囊缩[4]。三阴三阳，五脏六腑皆受病，荣卫不行，五脏不通则死矣。

其不两感于寒者，七日[5]，巨阳病衰，头痛少愈。八日，阳明病衰，身热少愈。九日，少阳病衰，耳聋微闻。十日，太阴病衰，腹减如故，则思饮食。十一日，少阴病衰，渴止不满，舌干已而嚏。十二日，厥阴病衰，囊纵，少腹微下[6]，大气[7]皆去，病日已矣。

帝曰：治之奈何？岐伯曰：治之各通其脏脉[8]，病日衰已矣。其未满三日者，可汗而已；其满三日者，可泄而已[9]。

帝曰：热病已愈，时有所遗[10]者，何也？岐伯曰：诸遗者，热甚而强食之，故有所遗也。若此者，皆病已衰，而热有所藏，因其谷气相薄，两热相合，故有所遗也。帝曰：善。治之奈何？岐伯曰：视其虚实，调其逆从，可使必已矣。帝曰：病热当何禁之？岐伯曰：病热少愈，食肉则复，多食则遗[11]，此其禁也。（《素问·热论》）

【注释】

1. 一日 一日与下文之二日、三日、四日、五日、六日都是指热病的传变次序和发展阶段，不能理解为具体的日数。

2. 身热 指发热较甚。

3. 未入于脏 人体经脉，阳经属腑，阴经连脏，未入于脏是指邪气仍在三阳之表，未入三阴之里，故可用汗法治疗。

4. 烦满而囊缩 足厥阴脉绕阴器，抵少腹，挟胃属肝络胆，故厥阴受邪则烦闷而阴囊收缩。满，通懑，烦闷之意。囊缩，阴囊收缩。

5. 七日 七日与下文八日、九日、十日、十一日、十二日都是指热病过程中，正气恢复，邪气渐退，病情转愈的次序和阶段，亦非具体日数。

6. 囊纵，少腹微下 阴囊收缩及少腹拘急的症状微微舒缓。

7. 大气 指邪气。

8. 各通其脏脉 疏通调治病变所在的各脏腑经脉。

9. 其未满三日者，可汗而已；其满三日者，可泄而已 热病未满三日，病邪在三阳之表，可用发汗解表法使热退；已满三日，邪入三阴之里，用清泄里热法使热平。三日，并非固定的日数。汗，指发汗；泄，指泄热，这里发汗和泄热均指针刺疗法。

10. 遗 指病邪遗留，迁延不愈，余热未尽。

11. 食肉则复，多食则遗 热病之后，脾胃气虚，运化力弱，食肉则不化，多食则谷气残留，与邪热相互搏结，故有遗复。复，病愈而复发。

【释义】

本段原文主要论述了不两感于寒的外感热病的六经主症、传变规律、治疗大法及预后禁忌。

原文先阐述了外感热病的传变和转愈规律。伤寒在经之邪内传的规律是由表入里，由阳入阴，其先后次序是太阳、阳明、少阳、太阴、少阴、厥阴。若"不两感于寒"的外感热病，其病证有一定的转愈规律，各经症状的缓解时间大约在受病后的第七天，说明热病在演变过程中，在正气的支持下，有一定自愈倾向。

接下来的论述更贴近临床实践。首先，提出外感热病的治疗大法是"各通其脏脉"，即疏通病变所在的脏腑经脉。"其未满三日者，可汗而已；已满三日者，可泄而已"，提示邪在表当用发汗解表，热在里当用清泄里热法。其次，指出伤寒热病有遗复。遗是指病邪遗留，余热未尽。多因"热甚而强食"，以致邪热与谷食之热相搏结，当据虚实予以补泻。复是病愈而复发，原因与"食肉"相关，提示热病之后，脾胃虚弱，消化力差，应注意饮食宜忌，热势旺盛，不宜强食，热病初愈不宜进食肉类等助热难化之物，否则余热再起，而病复发。

【名家辑要、名家临证指要】

二

【原文】

黄帝问曰：有病温者，汗出辄复热，而脉躁疾[1]不为汗衰，狂言不能食，病名为何？岐伯对曰：病名阴阳交[2]，交者死也。帝曰：愿闻其说。岐伯曰：人所以汗出者，皆生于谷，谷生于精[3]，今邪气交争于骨肉而得汗者，是邪却而精胜也。精胜，则当能食而不复热。复热者，邪气也。汗者，精气也。今汗出而辄复热者，是邪胜也，不能食者，精无俾[4]也。病而留者，其寿可立而倾也。且夫《热论》[5]曰：汗出而脉尚躁盛者死。今脉不与汗相应，此不胜其病也，其死明矣。狂言者，是失志，失志者死。今见三死[6]，不见一生，虽愈必死也。（《素问·评热病论》）

【注释】

1. 脉躁疾　脉象躁动不安而疾数。

2. 阴阳交　指阳热邪气入于阴分与阴精正气交结不解，是外感热病过程中邪盛正衰的危重证候。交，交争。

3. 谷生于精　即谷生精，谓水谷是人体精气化生之源。

4. 精无俾　此言精气得不到补益充养。俾，通裨，补助、补充、补益之意。

5. 热论　《灵枢·热病》篇云："热病已得汗而脉尚躁盛，此阴脉之极也，死；其得汗而脉静者，生。"与本段义同。一般认为"热论"即指此而言。一说指古代文献《热论》。

6. 三死　指汗出复热而不能食、脉躁疾、狂言三症。

【释义】

本段论述阴阳交的病证、病机和预后。

阴阳交是温热病中阳邪侵入阴分交争不解，邪盛正衰的危重证候，属热病的一种变证。其基本病机是阴精不足，邪热亢盛，病位不在肌表，深及骨肉，主要症状是发热，汗出复热，脉躁疾，狂言，不能食。发热、脉躁疾在于阴精不足，邪热亢盛鸱张；不能食，说明胃气衰败，生精之源匮乏；狂言，是表明亡神失志。从邪正双方力量对比来看，此证是人体阴精正气枯竭，不能制伏阳热邪气所致，病情严重，预后凶险，即"交者死也""其死明矣""今见三死，不见一生，虽愈必死"之谓。

有关阴阳交的病机分析，提示一切温热病的基本病机不外乎阳热邪气和阴精正气两方面的制约与胜负，预后吉凶，可从有汗无汗和汗出后的诸多证候来判断。这种观点，对临床实践及后世温病学说的形成与发展有重要指导意义。正常情况下，汗出则热退身凉，进饮食以益正气，为预后良好的佳兆。若汗出而热不退，脉象躁盛，为正不胜邪的凶象；若更见不能食、神昏、谵语等，则是正气来源枯竭，五脏精气衰败而神失所养，预示温热劫烁津液、精气耗竭的危候。后世温病学说"治温病宜刻刻顾其津液"及"留得一分津液，便有一分生机"的理论，以及"热病以救阴为先，救阴以泄热为要"的治疗大法和相应措施，无不受《黄帝内经》这一观点的启发和影响。

"虽愈必死"的预后判断，应理解为病情危重，用针刺疗法，难以治愈，不可视为绝对死证。实践证明，用甘凉益阴或大剂益气增液之剂是可以取效的。

根据原文分析，这里"阴阳交"是一个按病理过程命名的病证，并非一个独立的疾病。多种温热病的中后期，或因邪盛正衰，或因失治误治，皆可出现这种危重证候。

【名家辑要、名家临证指要】

三

【原文】

帝曰：劳风[1]为病何如？岐伯曰：劳风法在肺下[2]。其为病也，使人强上冥视[3]，唾出若涕，恶风而振寒，此为劳风之病。帝曰：治之奈何？岐伯曰：以救俯仰[4]，巨阳引[5]。精者三日，中年者五日，不精者七日[6]。咳出青黄涕，其状如脓，大如弹丸，从口中若鼻中出，不出则伤肺，伤肺则死也。（《素问·评热病论》）

【注释】

1.劳风　病名。指因劳而虚，因虚而感受风邪所产生的以恶风振寒，项强冥视，咳吐青黄痰为主症的病证。

2.法在肺下　谓劳风病的病位通常在肺部。法，常也；肺下，指肺部。

3.强上冥视　强上，指头项强急不舒；冥视，指视物不清。

4.救俯仰　俯仰，指呼吸困难，张口引肩，前后俯仰。救，救治。

5.巨阳引　指在太阳经上取穴，进行针刺以引动经气的治疗方法。

6.精者三日，中年者五日，不精者七日　精者与不精者相对而言，前者指青壮年，后者指老年。三日、五日、七日乃指病情缓解的大约日数。

【释义】

本段主要论述劳风的病因、病位、症状、病机、治则和预后。劳风为因劳受风，化热壅肺的病证，病位在肺，症状主要有恶风振寒，强上冥视，唾出若涕，甚则咳出青黄痰块。基本病机为太阳受风，卫阳郁遏，肺失清肃，痰热壅积。即太阳感受风邪，卫阳失于温煦则恶风而振寒，太阳膀胱经气不利则强上冥视；风热犯肺，炼液为痰，则咳唾黄涕。治疗宜利肺散邪以救俯仰，排出痰液以通气道，针刺太阳以引经气。其预后转归与精气盛衰、年龄、体质强弱直接相关，少壮之人气血充足，病程短，预后佳，中年稍差，老年体质虚弱者则病程较长。若排痰顺利，邪有出路可愈。反之，浊痰不出，必内损肺脏，其病危重，预后不良。

"不出则伤肺，伤肺则死也"，说明痰液不能及时排出，阻塞气道可发生窒息而死，提示对痰浊壅盛之证应因势利导，务使邪有出路，以免闭门留寇，损伤脏气。现代临床辅之以雾化疗法、变化体位等方法，有利于痰液排除，故而广泛采用。

【名家辑要、名家临证指要】

四

【原文】

五脏六腑皆令人咳，非独肺也。帝曰：愿闻其状。岐伯曰：皮毛者，肺之合也，皮毛先受邪气，邪气以从其合也。其寒饮食入胃，从肺脉上至于肺，则肺寒，肺寒则外内合邪[1]，因而客之，则为肺咳。五脏各以其时受病[2]，非其时，各传以与之[3]，人与天地相参，故五脏各以治时[4]，感于寒则受病，微则为咳，甚则为泄，为痛。乘[5]秋则肺先受邪，乘春则肝先受之，乘夏则心先受之，乘至阴[6]则脾先受之，乘冬则肾先受之。（《素问·咳论》）

【注释】

1.外内合邪　即内外寒邪相合。外，指外感寒邪；内，指内伤寒饮。

2.五脏各以其时受病　指五脏在各自所主的时令受邪发病。

3.非其时，各传以与之　即指五脏在各自所主时令感受邪气发病后，分别波及肺而引起咳病。非其时，指非肺所主的秋季。之，指肺。

4.治时　指五脏所主旺的时令。

5.乘　趁也。此指当……之时。

6.至阴　指脾之主时长夏。

【释义】

本段原文主要论述咳的病因病机。咳嗽的成因有二，一是外感寒邪，皮毛为肺之合，皮毛受邪则从其合内传于肺。二是内有寒饮停聚，因肺脉起于中焦，寒饮食入胃，则循肺脉上至于肺，内外之寒合并伤肺，致使肺气失调，宣降失职，上逆而为咳。咳嗽的主要病变在肺，但其他脏腑的病变也可影响到肺而发生咳嗽，即所谓"五脏六腑皆令人咳，非独肺也"。

有关咳嗽病位，首先肯定"肺之令人咳"，即咳为肺之本病，不仅如此，本段从整体观的高度进一步提出了"五脏六腑皆令人咳，非独肺也"的论点，将咳嗽的病理范围扩大到五脏六腑，说明咳嗽虽然是肺脏受邪后的病理反映，但与五脏六腑的功能障碍密切相关。因肺为脏之长，心之盖，受百脉之朝会，其他脏腑发生病变均可波及肺，导致肺气上逆而咳。启示人们，临床辨证必须考虑其他脏腑功能失调对肺气宣降的影响，以分清标本，如肝火犯肺、水寒射肺、脾肺气虚、心肺气虚均可致咳。因此咳嗽治疗不要见咳止咳，单独治肺，而要寻找致咳的深层次原因，采用如培土生金、佐金平木、金水相生诸法治咳，便是根据脏腑相关之理而设。

经文指出不同季节有不同的异常气候，但都可影响相关脏腑而波及肺而致咳，说明五脏对相应季节时邪的易感性，反映出四时五脏的发病观。这一观点对临床辨治咳证具有指导意义。

【名家辑要、名家临证指要】

五

【原文】

何以异之？岐伯曰：肺咳之状，咳则喘息有音，甚则唾血。心咳之状，咳则心痛，喉中介介如梗状[1]，甚则咽肿喉痹[2]。肝咳之状，咳则两胁下痛，甚则不可以转，转则两胠[3]下满。脾咳之状，咳则右胁下痛，阴阴[4]引肩背，甚则不可以动，动则咳剧。肾咳之状，咳则腰背相引而痛，甚则咳涎[5]。

六腑之咳奈何？安所受病？岐伯曰：五脏之久咳，乃移于六腑。脾咳不已，则胃受之，胃咳之状，咳而呕，呕甚则长虫[6]出。肝咳不已，则胆受之，胆咳之状，咳呕胆汁。肺咳不已，则大肠受之，大肠咳状，咳而遗矢[7]。心咳不已，则小肠受之，小肠咳状，咳而失气，气与咳俱失。肾咳不已，则膀胱受之，膀胱咳状，咳而遗溺。久咳不已，则三焦受之，三焦咳状，咳而腹满，不欲食饮。此皆聚于胃，关于肺[8]，使人多涕唾[9]，而面浮肿气逆也。

治之奈何？岐伯曰：治脏者治其俞，治腑者治其合，浮肿者治其经。（《素问·咳论》）

【注释】

1.喉中介介如梗状　形容咽部如有物梗塞。

2.喉痹　指咽喉肿痛，吞咽阻塞不利。

3.两胠　左右腋下胁肋部。

4.阴阴　即隐隐。

5.咳涎　指咳吐稀痰涎沫。

6.长虫　指蛔虫。

7.遗矢　即大便失禁。矢通屎。

8.此皆聚于胃，关于肺　水饮聚于胃，则上关于肺而为咳。

9. 涕唾 《黄帝内经》无"痰"字，涕唾即指痰。

【释义】

本段主要论述五脏六腑咳的辨证分型、传变规律及治疗法则。

五脏咳证，是邪犯各脏经脉，导致各脏经脉气血逆乱，并影响于肺所致，临床表现除咳嗽外，还兼有相应内脏经络气血失调的证候。如心经起于心中，其支者从心系上挟咽，故心咳症状为咳嗽心痛，咽喉梗塞不利；肝经布胁肋，症见咳嗽，两胁疼痛；脾经上膈挟咽，其气主右，症见咳嗽，右胁下痛而引肩背；肾经贯脊属肾而入肺中，腰为肾之府，症见咳嗽，腰背引痛，且肾为水脏，主津液，其水气上泛，咳则多涎。

六腑咳证，是五脏咳久不愈，按脏腑表里相合的关系传变而成，因其病深日久，病情较重，各腑功能障碍明显。如胃失和降，其气上逆则咳兼呕吐；胆气上逆则咳呕胆汁；小肠传化失职则咳而矢气；大肠传导失职则咳而遗矢；膀胱失约则咳而遗溺；三焦气化不利则咳兼腹部胀满，不思饮食。

从五脏咳和六腑咳的临床症状来看，五脏咳是初期阶段，是以各脏经脉气血失常为主要病机，以咳多兼"痛"为主要表现。六腑咳是咳久不愈的后期阶段，病情进一步发展，影响到人体的气机运行和气化活动，表现出气虚下陷，不能收摄的病机特点，以咳多兼"泄"为主要表现。可见，六腑咳较五脏咳的病程长、程度深、病情重，反映了咳病的传变是由脏及腑，病情转重的特殊传变规律。这种脏腑分证论咳的分类方法，实为后世脏腑辨证之雏形。

"此皆聚于胃，关于肺"是对咳嗽病机的高度概括，说明咳嗽与肺胃两脏关系最为密切。从病因而言，皮毛受邪，从其合入肺，寒饮入胃，从脉注肺，与肺胃相关。从病机而言，邪伤于肺，使肺失宣降而病咳，自不待言，咳与胃的关系，其一，胃为五脏六腑之海，气血生化之源，若胃弱则化源不足，脏腑失于充养，则抗病力弱，易感外邪而病咳；其二，胃主受纳，脾主运化，若脾胃受伤，水津失运，停聚于胃则为痰为饮，上逆肺而发咳嗽；其三，胃属土，为万物所归，且肺之经脉起于中焦，下络大肠，环循胃口，故胃独自受邪或接受五脏六腑内传聚于胃的邪气，均可循经脉上传于肺而为咳。咳与肺胃的密切关系，实为后世"脾为生痰之源，肺为贮痰之器"的理论渊源，也为培土生金法治疗咳嗽奠定了理论基础。

本节提出了咳证总的针刺治疗原则为："治脏者治其俞，治腑者治其合，浮肿者治其经。"所谓俞、合、经，指"五输穴"而言，俞指脉气灌注输运之处，经指脉气畅行所过之处，合指脉气汇聚深入之处。五脏六腑之经脉皆有俞穴、合穴、经穴，五脏咳，宜针刺五脏之俞穴，旨在治其注入之邪，心俞之神门，肺俞之大渊，脾俞之太白，肝俞之太冲，肾俞之太溪。六腑咳，宜针取六腑之合穴，旨在治其传入之邪，胃之合足三里，大肠之合曲池，小肠之合小海，胆之合阳陵泉，膀胱之合委中，三焦之合天井。至于久咳所兼见的浮肿，是邪入经络，水液随气逆乱泛溢，针刺宜取经穴以疏通经络，使气血和调，水肿可消。这种随证分经取穴的原则，寓含辨证论治的思想。

咳嗽有外感、内伤的不同，肺与五脏六腑在导致咳嗽上有着本、标的区别，提示论治咳嗽要辨明标本，或治本，或治标，或标本兼治。前人总结可供参考：肺咳则喘息有音，千金五味子汤去续断、地黄、赤小豆，加麦冬、玉竹、细辛。心咳则心痛，喉中如梗，凉膈散去硝黄，加黄连、竹叶。肝咳则胁痛，枳壳煮散去芎、防，加肉桂、橘红、苏子。脾咳则右胁下（腋下胁）痛引肩背，六君子汤加枳壳、桔梗。肾咳则腰背引痛，都气丸加参、麦。胃咳则呕甚，长虫出，异功散加川椒、乌梅。胆咳则呕胆汁，小柴胡汤。大肠咳则遗矢，赤石脂禹余粮汤。小肠咳则矢气，芍药甘草汤。膀胱咳则遗尿，茯苓甘草汤。三焦咳腹满，不欲食饮，七气汤加黄连、枳实。

【名家辑要、名家临证指要】

六

【原文】

愿闻人之五脏卒痛，何气使然？岐伯对曰：经脉流行不止，环周不休，寒气入经而稽迟[1]，泣[2]而不行，客于脉外则血少，客于脉中则气不通[3]，故卒然而痛。（《素问·举痛论》）

【注释】

1. 稽迟　言经脉气血留滞不行。稽，留止也。迟，徐行也。

2. 泣　音义同涩。

3. 客于脉外则血少，客于脉中则气不通　两句为互文，即客于脉外、脉中则血气少，或客于脉外、脉中则血气不通。前者气血不荣则痛，后者气血不通则痛，此为虚实疼痛机理之总纲。

【释义】

本段论述了疼痛的病因病机，主要是由于寒邪客于经脉内外，使气血留滞不行，脉涩不通而痛，此为实痛；或由于血脉凝涩，运行的气血虚少，使组织失养，不荣则痛，此为虚痛。引起疼痛的因素虽多，然以寒邪为主因；其病机亦有"不通则痛"和"不荣则痛"的虚实之分。原文"客于脉外则血少，客于脉中则气不通"，则概括了虚痛与实痛的病机。本节关于疼痛病因病机的认识，对痛证的辨证，对今天的临床仍具有现实指导意义。

【名家辑要、名家临证指要】

七

【原文】

痹[1]之安生？风寒湿三气杂至[2]合而为痹也。其风气胜者为行痹[3]，寒气胜者为痛痹[4]，湿气胜者为著痹[5]也。

其有五者何也？以冬遇此者为骨痹，以春遇此者为筋痹，以夏遇此者为脉痹，以至阴[6]遇此者为肌痹，以秋遇此者为皮痹。

内舍五脏六腑，何气使然？五脏皆有合，病久而不去者，内舍[7]于其合[8]也。故骨痹不已，复感于邪，内舍于肾；筋痹不已，复感于邪，内舍于肝；脉痹不已，复感于邪，内舍于心；肌痹不已，复感于邪，内舍于脾；皮痹不已，复感于邪，内舍于肺。所谓痹者，各以其时重感于风寒湿之气也。（《素问·痹论》）

【注释】

1. 痹　病名，指痹证。是由风寒湿三邪杂至，导致气血凝滞、经络闭阻不通的病证。

2. 杂至　错杂而至。杂，夹杂、混杂。

3. 行痹　是以肢节疼痛游走无定处为特点的痹证，亦称风痹。

4. 痛痹　是以疼痛剧烈为特点的痹证，亦称寒痹。

5. 著（zhuó）痹　是以痛处重滞固定，或顽麻不仁为特点的痹证，亦称湿痹。

6. 至阴　指长夏。

7. 舍　稽留之义。

8. 合　指五脏之外合，即骨、筋、脉、肌、皮五体。

【释义】

本段主要论述了痹证的病因及其分类。从病因上强调了风寒湿三气杂至合而为痹，认为多种外邪的共同作用是痹证的发病条件，也是痹证病因学的特点，提示了病情的复杂性，要求诊治时必须全面考虑，分清主次。对于痹的分类，提出了行痹、痛痹、著痹的病因分类法和五体痹、脏腑痹的病位分类法。这对临床辨证论治起到了提纲挈领的作用。

关于行痹、痛痹和著痹：行痹，由风邪偏盛所致，"风为百病之长"，"善行而数变"，故表现为肢体关节酸楚、疼痛，痛处游走不定，波及范围较广。痛痹，由寒邪偏盛所致，寒性凝滞，故导致气滞血凝、痹阻不通，以疼痛为主症，寒主收引，故伴有挛急僵硬等症状，寒为阴邪，得温则痛减，遇寒则增剧。著痹，由湿邪偏盛所致，湿性黏腻重着，故表现为肢体关节沉重，麻木不仁，证情缠绵不愈。这些要点均是临床辨证之眼目。

骨痹、筋痹、脉痹、肌痹、皮痹　统称五体痹。是由风寒湿三气在不同季节里，侵入人体五脏相合的五体所致。关于五体痹。痹证发病与季节气候密切相关，在不同季节受邪，就会在不同部位发生痹证。肾主骨，通于冬气，冬季感受痹邪，易患骨痹、肾痹；肝主筋，通于春气，春季感受痹邪，易患筋痹、肝痹；心主脉，通于夏气，夏季感受痹邪，易患脉痹、心痹；脾主肌肉，通于长夏之气，长夏感受痹邪，易患肌痹、脾痹；肺主皮毛，通于秋气，秋季感受痹邪，易患皮痹、肺痹。从临床实际分析，也未必如此机械，但痹证的进退与季节气候变化有关，这是无可置疑的，故学者当灵活理解。

关于痹的传变。本节指出"五脏皆有合，病久而不去者，内舍于其合也"，又说"骨痹不已，复感于邪，内舍于肾"，"各以其时重感于风寒湿之气也"。可见，五体痹向内脏传变的病理机转有二：一是"病久而不去"，即五体痹久延不愈，久病正气虚损；二是"重感于风寒湿之气"，即反复感受痹邪，形成痹邪内传入脏，形成五脏痹，这一认识完全符合临床实际。

【名家辑要、名家临证指要】

八

【原文】

凡痹之客五脏者，肺痹者，烦满喘而呕；心痹者，脉不通，烦则心下鼓[1]，暴上气而喘，嗌干，善噫[2]，厥气上则恐；肝痹者，夜卧则惊，多饮数小便，上为引如怀[3]；肾痹者，善胀，尻以代踵，脊以代头[4]；脾痹者，四肢解堕，发咳呕汁，上为大塞[5]。肠痹者，数饮而出不得，中气喘争[6]，时发飧泄。胞痹[7]者，少腹膀胱按之内痛，若沃以汤[8]，涩于小便，上为清涕[9]。

阴气[10]者，静则神藏，躁则消亡[11]。饮食自倍，肠胃乃伤。淫气[12]喘息，痹聚在肺；淫气忧思，痹聚在心；淫气遗溺，痹聚在肾；淫气乏竭[13]，痹聚在肝；淫气肌绝[14]，痹聚在脾。

诸痹不已，亦益内也。其风气胜者，其人易已也。

帝曰：痹，其时有死者，或疼久者，或易已者，其故何也？岐伯曰：其入脏者死，其留连筋骨间者疼久，其留皮肤间者易已。（《素问·痹论》）

【注释】

1. 心下鼓　心下鼓动，即心悸。

2. 善噫　作"嗳气"解。

3. 上为引如怀　形容腹部胀大，如怀孕之状。

4. 尻（kāo）以代踵（zhǒng），脊以代头　尻以代踵，谓足不能站立和行走，以尻代之；脊以代头，谓头俯不能仰，背驼甚而脊高于头。尻，尾骶部。踵，足后跟。

5. 上为大塞　上焦痞塞。上，指上焦。大，疑似"不"，形误。不与否古通，而否又通"痞"，故"大塞"即"痞塞"之义。

6. 中气喘争　指腹中有气攻冲，肠中雷鸣。由于肠痹，大小肠受盛、传导化物的功能失常所致。

7. 胞痹　即膀胱痹。胞，通脬，指膀胱。

8. 若沃以汤　形容热盛，似灌热水感。沃，灌也；汤，热水也。

9. 上为清涕　即鼻流清涕。

10. 阴气　指五脏之精气。因脏为阴，故称阴气。

11. 静则神藏，躁则消亡　人能安静，则邪不能干，故精神内藏；若躁扰妄动，则精神耗散，神志消亡，故外邪得以乘之，五脏之痹因此而生。

12. 淫气　此指内脏淫乱失和之气。凡五体痹证日久不愈，内脏之气淫乱，则风寒湿邪内聚于五体相合之脏，而成为脏腑痹证。

13. 乏竭　即气血衰败，疲乏力竭。

14. 肌绝　此指甚饥不能食，是邪闭脾胃之症。

【释义】

本段首先论述了五脏痹的临床表现。

肺痹：由于肺气壅闭，故烦满而喘；胃气不降，故上逆而呕。

心痹：由于心气痹阻，邪气内扰于心，故心烦、心悸；干于肺则上气喘息，咽喉干燥；心主噫，心气上逆则嗳气；心气逆不与肾相交，肾虚而恐惧。

肝痹：肝藏魂，肝气痹阻，魂不安舍，夜卧则惊骇；肝郁化火，消灼津液，故多饮，饮多则溲多；气机郁滞，腹部胀满如怀孕之状。

肾痹：肾气闭阻，关门不利，故腹部善胀；肾主骨，肾痹气衰，骨失其养，下肢弯曲不伸，故能坐不能行，脊柱畸形，头项倾俯，脊骨高出于头。

脾痹：脾气不荣四肢，故四肢懈惰；脾不能为胃行其津液，胃气上逆则呕汁；脾气不能散精于肺，气行不畅，胸中痞塞，发为咳嗽。

本段所论述的五脏痹，实际是指痹邪侵扰五脏所致脏腑功能紊乱，从中可以看出，《黄帝内经》所论痹证，与后世仅指肢体关节病变有别。

本段还论述了六腑痹的形成及临床表现。六腑痹因饮食不节，肠胃先伤，痹邪内传于腑而成。痹邪犯于小肠，分清别浊失职，故数饮而出不得；痹邪犯于大肠，传导失职，故见泄泻；痹邪犯于膀胱，气化不利，郁而化热，出现少腹病热，小便不爽等。

本段还论述了痹证的预后。从感邪的性质论，风气胜者易愈。从发病部位论，病在皮肤间者，易愈；病在筋骨间者，缠绵不愈；病邪入脏者，预后差。从病程论，初起易愈；疼久难愈。

【名家辑要、名家临证指要】

九

【原文】

五脏使人痿[1]，何也？肺主身之皮毛，心主身之血脉，肝主身之筋膜，脾主身之肌肉，肾主身之骨髓。故肺热叶焦[2]，则皮毛虚弱急薄[3]，著[4]则生痿躄[5]也。心气热，则下脉厥而上，上则下脉虚，虚则生脉痿，枢则挈[6]，胫纵[7]而不任地也。肝气热，则胆泄口苦，筋膜干，筋膜干则筋急而挛，发为筋痿。脾气热，则胃干而渴，肌肉不仁，发为肉痿。肾气热，则腰脊不举，骨枯而髓减，发为骨

痿。(《素问·痿论》)

【注释】

1. 痿　即痿证。是指肢体痿软无力，不能随意运动的一类疾病。痿，同萎，有痿弱和枯萎两个含义，包括四肢功能痿废不用和肌肉枯萎不荣两个方面。

2. 肺热叶焦　形容肺叶受热、灼伤津液的病理状态。

3. 急薄　皮肤干枯不润，肌肉消瘦。

4. 著　留着不去也。

5. 痿躄（bì）　指四肢痿废不用，包括下文的脉痿、筋痿、肉痿、骨痿等各种痿证。躄，两腿行动不便。

6. 枢则挈（qiè）　形容关节弛缓，不能提举活动，犹如枢轴折断不能活动一般。枢，枢纽，此处指关节。折，断也。挈，提举。疑"挈"上脱"不"字。

7. 胫纵　足胫弛纵。胫，指小腿部。

【释义】

根据五脏外合五体的理论，本段论述了五体痿的病机，提出了"五脏使人痿"的学术观点。由于五脏气热，灼伤精血津液，五体失养，即内伤五脏，外损五体，故发五体痿证。说明痿证病变在四肢，而根源却在五脏，故张志聪云："是以脏病于内，则形痿于外。"又以"肺热叶焦"则生痿躄冠其首，强调肺气热是痿证发生的主要病机。肺主气，朝百脉，居五脏之上，能敷布精血津液，内养脏腑，外濡五体。若肺气热，内可灼伤津液，外可熏蒸五体，五体失养，以致四肢痿废不用，而成痿躄之证。由于肺气热与诸痿皆有关，故不曰"皮痿"而称"痿躄"。后世皆以"肺热叶焦"为痿证的主要病机，《素问·至真要大论》亦言："诸痿喘呕，皆属于上。"

关于五体痿的症状特点，主要表现在五脏及其所合五体的功能失调方面。

【名家辑要、名家临证指要】

✚

【原文】

黄帝问于岐伯曰：水¹与肤胀、鼓胀、肠覃、石瘕、石水²，何以别之？岐伯答曰：水始起也，目窠上微肿，如新卧起之状³，其颈脉动⁴，时咳，阴股间寒⁵，足胫瘇⁶，腹乃大，其水已成矣。以手按其腹，随手而起，如裹水之状⁷，此其候也。

黄帝曰：肤胀何以候之？岐伯曰：肤胀者，寒气客于皮肤之间，鼕鼕然⁸不坚，腹大⁹，身尽肿，皮厚¹⁰，按其腹，窅而不起¹¹，腹色不变，此其候也。

鼓胀¹²何如？腹胀身皆大，大与肤胀等也，色苍黄，腹筋起¹³，此其候也。(《灵枢·水胀》)

【注释】

1. 水 此指水胀，亦即水肿。

2. 石水 病名。下文未见论及，原文有脱漏。应为阴盛阳虚，水液内聚所致的以少腹水肿为特征的水肿病。

3. 目窠（kē）上微肿，如新卧起之状 谓水胀初期，先见眼皮浮肿，就像刚起床时的人眼胞微肿一样。目裹，即眼睑。

4. 颈脉动 结喉旁之足阳明胃经人迎脉搏动明显，系由水湿内停，内泛血脉，脉中水气涌动所致。

5. 阴股间寒 阴器与大腿内侧之间寒冷不温。

6. 瘇 通肿。

7. 以手按其腹，随手而起，如裹水之状 形容用手按压腹部，如同按压装水的囊袋一样有波动感。

8. 鼕鼕（kōng）然 形容腹部胀气，外形膨隆，叩击呈鼓音。

9. 腹大，身尽肿 腹部胀大，全身肿胀。

10. 皮厚 肤胀的皮肤与水胀薄而光泽的皮肤相对而言为厚，非谓其本身变厚。

11. 按其腹，窅（yǎo）而不起 用手按压腹部，腹壁凹陷，手离开腹壁后仍不能恢复原状。窅，深陷也。

12. 鼓胀 病名。因腹胀如鼓而名。

13. 腹筋起 谓腹壁有脉络显露、突起。

【释义】

本段论述水胀、肤胀、鼓胀的主要症状及三者的鉴别要点。水胀的主要症状有目裹上微肿，颈脉动甚，咳嗽，足胫肿，腹肿大如裹水之状等。肤胀的主要症状有腹部胀大，全身肿胀，但鼕鼕然不坚，皮厚，以手按其腹窅而不起。鼓胀的主要症状有腹胀身皆大，色苍黄，腹筋起，且食则不能暮食。

水胀与肤胀都有腹大身肿，但水胀的特点是以手按其腹，随手而起，如裹水之状，有波动感，腹腔有水；肤胀的特点是腹部按之无波动感，叩之如鼓，腹色不变，腹腔无水而有气。因此，后世医家便有按之随手而起属水，按之窅而不起属气之说。但是，证之临床，也未必尽然。总之，临床上鉴别水胀与肤胀时，应全面收集临床表现，进行综合分析判断，然后作出正确诊断。水胀的病机是由阳气不达，气不行水，水停于内，泛溢于外所致，病理重心在水停，故其治重在利水；肤胀的病机是由寒客皮肤，阻碍气机，气停腹中，聚于肌肤所致，病理重心在气滞，故其治重在行气。

水胀与鼓胀皆有腹大身肿，但水胀之皮肤薄而光泽，鼓胀之皮肤色苍而黄，并有腹壁脉络突起显露，因此二者迥然有别。水胀与鼓胀的病机虽然都有脾肾阳气失调，水液停聚，但鼓胀的重点是肝血瘀阻，瘀碍水行。因此，水胀的治疗重在调理阳气，利水消肿，而鼓胀的治疗重在活血逐瘀，通脉行水。

肤胀与鼓胀虽然均有腹大身肿，但肤胀其病在气，以腹色不变为特点，而鼓胀其病在血，以腹色苍黄，腹脉突显为特点。因此，肤胀的治疗重在行气，鼓胀的治疗重在活血。

【名家辑要、名家临证指要】

十一

【原文】

肠覃[1]何如？寒气客于肠外，与卫气相搏，气不得荣，因有所系，癖而内著[2]，恶气乃起，息肉乃生。其始生也，大如鸡卵，稍以益大，至其成，如怀子之状，久者离岁[3]，按之则坚，推之则移，月事以时下，此其候也。

石瘕[4]何如？石瘕生于胞中，寒气客于子门，子门闭塞，气不得通，恶血当写不写，衃[5]以留止，日以益大，状如怀子，月事不以时下。皆生于女子，可导而下[6]。

黄帝曰：肤胀、鼓胀，可刺邪？岐伯曰：先写其胀之血络，后调其经[7]，刺去其血络也。（《灵枢·水胀》）

【注释】

1. 肠覃（xùn） 病名。生于肠部，形如地菌。覃，通"蕈"，地菌。

2. 癖而内著（zhuó） 意谓寒邪聚积、停留在体内。癖，积也。著，留也。

3. 离岁 超过一年。

4. 石瘕 病名。系因寒邪内侵，瘀血内留，生于子宫，坚硬如石，状如怀子的病证。

5. 衃（pēi） 凝聚的死血。

6. 可导而下 指用破血逐瘀的方法治疗。导，通导、疏导的意思。

7. 先写其胀之血络，后调其经 先刺腹壁突起之血络以泻其邪，然后根据其经脏虚实分别调理之。

【释义】

本段主要论述肠覃、石瘕的病位、病因病机、症状特点、治疗方法及鉴别要点。肠覃的病变部位在肠外，是寒邪入侵肠外，与卫气相搏，凝滞气血，日久结块而成。早期大如鸡蛋，逐渐长大，及至后期，腹部胀大，状如怀子，按之坚硬，推之可移，月经按时来潮。石瘕的病变部位在子宫，是寒邪入侵子宫，子宫闭塞，气血不通，恶血结块，留滞宫内而成。其病生于子宫，影响月经按时来潮，而且发展较快，病之后期，腹部胀大，状如怀子。

肠覃与石瘕都是以腹内结块为主要特征的积病，均属气滞血瘀之证，其治皆可用破血逐瘀之法导而下之。但肠覃生于肠外，男女皆可发病，其在女子则月经不受影响而能按时来潮；石瘕生于子宫，只发于女子，月经必受其影响而不能按时来潮。因此，月经能否按时来潮便是二者的鉴别要点。

最后指出可用刺络放血的方法治疗肤胀和鼓胀。鼓胀证属瘀血阻滞，治以刺络放血，可谓法证合拍；但肤胀证属气机阻滞，理当行气，何以放血？这是因为气血关系密切，血能载气，血行气亦行，故通过刺络放血可以达到行气之目的。

【名家辑要、名家临证指要】

十二

【原文】

帝曰：其有不从毫毛而生，五脏阳以竭[1]也。津液充郭，其魄独居[2]，孤精于内，气耗于外[3]，形不可与衣相保[4]，此四极急而动中[5]，是气拒于内而形施于外[6]，治之奈何？岐伯曰：平治于权衡[7]，去宛陈莝[8]，微动四极，温衣，缪刺[9]其处，以复其形。开鬼门，洁净府[10]，精以时服[11]，五阳已布，疏涤五脏。故精自生，形自盛，骨肉相保，巨气[12]乃平。（《素问·汤液醪醴论》）

【注释】

1. 其有不从毫毛而生，五脏阳以竭　有的水肿病不是从体表感受邪气所致，而是五脏阳气郁遏所致。毫毛，代指体表，此处意为体表感受邪气。竭，此处有阻遏意，与下文"五阳已布"相对应。

2. 津液充郭，其魄独居　水液充满胸腹、肌肤，患者阳气郁遏，水液独盛体内。郭，同廓。津液，此指水液。魄，属阴，此指属阴的水液，与上句"津液"同义。居，留也，此处有"盛"义。

3. 孤精于内，气耗于外　水液独盛于体内，阳气耗散于体外。精，属阴，此指属阴的水液，与上句"魄"同义。

4. 形不可与衣相保　肿胀的形体与原有的衣服不相称，形容水肿之甚。

5. 四极急而动中　四肢极度浮肿，脏气变动而喘悸。急，肿急，形容极度浮肿。中，内脏，主要指心肺。

6. 气拒于内而形施于外　水气格拒于内而形体变异于外。形容身体水肿之甚。拒，格拒。施，音义同"易"，意为改变。

7. 平治于权衡　意谓治疗水肿要调节阴阳的偏盛偏衰而使之平衡协调。权衡，意为平衡、协调。

8. 去宛陈莝（cuò）　除去郁久的恶血。《素问·针解》曰："菀陈则除之者，出恶血也"。陈莝，即莝陈。此句去、莝同义，即除去。宛，通菀。此句宛、陈同义，指恶血。

9. 缪刺　病在左刺其右、病在右刺其左的刺络脉法。此处意谓根据脏腑经络辨证，分别左右交刺其所属之络脉。

10. 开鬼门，洁净府　即发汗、利小便的治疗方法。鬼门，即汗孔。净府，指膀胱。此外，一说"开鬼门"意为通大便，可参。

11. 服　行也。

12. 巨气　即正气。

【释义】

本段论述因"五脏阳已竭"而致水肿的病机、治法。水肿病的病因病机既有外感，又有内伤，本段所论之水肿则属内伤，故曰"不从毫毛而生，五脏阳以竭也"。阳气具有温煦推动作用，今五脏阳气郁遏，气行不畅，阻碍津行，津停为水，水泛肌肤，形成水肿。总的治疗原则是协调阴阳，恢复阴阳平衡。具体治疗可使用开鬼门、洁净府、去宛陈莝之法，消散水邪的蓄积，去除血液的瘀结，并辅以缪刺络脉，通络行水；温暖形体，资护阳气；活动四肢，助阳行气。这些理论与治法为后世认识水肿的机理和治疗水肿提供了理论依据，对后世水肿病的辨证施治具有重大影响，如张仲景《金匮要略》之"诸有水者，腰以下肿当利小便，腰以上肿当发汗乃愈"的治法即源于此。再如近些年来，不少报道运用活血化瘀法治疗慢性肾炎及尿毒症取得较好疗效，其治疗原理也是受到"去宛陈莝"治法的启迪。

【名家辑要、名家临证指要】

十三

【原文】

帝曰：有病口甘者，病名为何？何以得之？岐伯对曰：此五气之溢[1]也，名曰脾瘅[2]。夫五味入口，藏于胃，脾为之行其精气，津液[3]在脾，故令人口甘也；此肥美[4]之所发也；此人必数食甘美而多肥也，肥者令人内热，甘者令人中满，故其气上溢，转为消渴[5]。治之以兰[6]，除陈气[7]也。（《素问·奇病论》）

【注释】

1. 五气之溢　五谷化生的精气上泛于口。

2. 脾瘅　病名。以口中甜腻为其主要症状。

3. 津液　此指水谷精气，即上句之"精气"。

4. 肥美　肥甘厚腻之食物。

5. 消渴　病名。以食多、饮多、尿多、消瘦为其主要症状。

6. 兰　兰草，如佩兰等具有芳香化湿、醒脾辟秽作用的药物。

7. 陈气　久积脾胃的湿热邪气。

【释义】

本段论述脾瘅的病因病机、主要症状及治法。脾瘅是由于过食肥甘厚味，化湿酿热，湿热困脾，五谷精气上泛所致，故以湿热困脾为其主要病机。由于五谷精气上泛则口甘，过食肥甘则中满，故以口甘、中满为其主要症状。湿热困脾，其治理应清热化湿，而原文指出"治之以兰"，如佩兰之类，这是因为佩兰芳香辛散，长于化湿醒脾，使湿浊得去，脾气健运，则蕴热自去，此乃不治热而热自除之法。《黄帝内经》的这些认识对后世临床具有重要的指导意义,"芳香辛散以逐之则退"。但若证已"转为消渴",湿已化热,热盛伤阴,则芳香之品自当少用或不用。

【名家辑要、名家临证指要】

十四

【原文】

血之与气,并走于上 [1],则为大厥 [2],厥则暴死 [3],气复反 [4] 则生,不反则死。

《素问·调经论》

【注释】

1. 血之与气,并走于上　血与气同时上逆。

2. 大厥　病证名。以突然昏倒、不省人事为主要症状。

3. 暴死　此指突然昏倒的假死状态。

4. 反　通返。

【释义】

本段主要论述了血逆而厥的病机、预后。

"血之与气,并走于上,则为大厥",一般现代临床理解为中风一类疾病,病变部位在头部,主要是由气血逆而不降,阳气上行而乱所致,有起病急、发病快的特点,可迅速出现昏厥。《素问·厥论》亦云:"邪气逆,逆则阳气乱,阳气乱则不知人也。"此类患者,若阳气得返,则预后尚可,否则便危及生命。

【名家辑要、名家临证指要】

第八节　治则治法

扫一扫看课件

一

【原文】

治痿者,独取阳明何也?岐伯曰:阳明者,五脏六腑之海,主闰宗筋 [1],宗筋主束骨而利机关 [2] 也。冲脉者,经脉之海也,主渗灌溪谷 [3],与阳明合于宗筋,阴阳揔宗筋之会 [4],会于气街 [5],而阳明为之长,皆属于带脉,而络于督脉。故阳明虚,则宗筋纵,带脉不引,故足痿不用也。帝曰:治之奈何?岐伯曰:各补其荥而通其俞 [6],调其虚实,和其逆顺,筋脉骨肉,各以其时受月 [7],则病已矣。

(《素问·痿论》)

【注释】

1. 主闰宗筋　闰,《甲乙经》作"润"。润,濡养之意。宗筋,众多之筋汇聚处,泛指全身筋膜。

2.宗筋主束骨而利机关　谓宗筋具有约束骨骼而使关节屈伸灵活的作用。张志聪注："诸筋皆属于节，主束骨而利机关。"机关，此指关节。

3.溪谷　指肌肉相会之处。《素问·气穴论》曰："肉之大会为谷，肉之小会为溪。"

4.阴阳揔宗筋之会　指阴经、阳经汇聚于宗筋。揔，读音释义同"总"。

5.气街　穴名，又名气冲，属足阳明胃经，在腹股沟稍上方，当脐中下5寸，距前正中线2寸。

6.各补其荥而通其俞　即针刺补荥穴而通俞穴。吴崑注："十二经有荥有俞，所溜为荥，所注为俞。补，致其气也；通，行其气也。"

7.各以其时受月　分别在各脏腑所主的时间进行针刺治疗。

【释义】

本段论述痿的基本治则。关于痿病的治疗，本文提出三个原则：

1."治痿独取阳明"　其原理：首先，"阳明者，五脏六腑之海"，阳明胃乃人身气血津液化生之源泉；其次，"阴阳揔宗筋之会，会于气街，而阳明为之长"。会于前阴者虽有九脉，但冲脉和阳明脉占据重要地位，而冲脉之气血本之于阴阳。由此可见，阳明虚是痿病发病的重要机理之一。

2."各补其荥而通其俞，调其虚实，和其逆顺"　强调治痿还必须根据病变部位、疾病的虚实顺逆，针对有关脏腑经络进行辨证论治。

3."各以其时受月"　因时制宜的原则，在提出对痿病辨证论治的同时，还要求考虑季节因素对痿的影响，建议结合脏腑所主时令来立法选穴。

【名家辑要、名家临证指要】

二

【原文】

故曰：病之始起也，可刺而已，其盛，可待衰而已[1]。故因其轻而扬之[2]，因其重而减之[3]，因其衰而彰之[4]。形不足者，温之以气[5]；精不足者，补之以味[6]。其高者，因而越之[7]，其下者，引而竭之[8]；中满者，写之于内[9]；其有邪者，渍形以为汗[10]；其在皮者，汗而发之；其慓悍者，按而收之[11]；其实者，散而写之。审其阴阳，以别柔刚。阳病治阴，阴病治阳，定其血气，各守其乡[12]，血实宜决之，气虚宜掣引之。(《素问·阴阳应象大论》)

【注释】

1.其盛，可待衰而已　疾病发作时邪势太盛，不宜直接攻邪治疗，以防伤正，可待病势稍衰再治。

2.因其轻而扬之　病邪轻清者，多浮于表，宜用宣散解表法。

3.因其重而减之　邪重病深者，多沉于里，宜消减病邪，即用攻邪法。

4.因其衰而彰之　邪去正衰者，用补益之法使气血复原。

5. 形不足者，温之以气　形体虚弱不足者，用气性药温阳。

6. 精不足者，补之以味　阴精不足者，用味厚或血肉有情滋阴之品补养。

7. 其高者，因而越之　病邪味高者，用涌吐之法。

8. 其下者，引而竭之　病邪在下焦者，或利其小便，或通其大便，使病邪尽出而不留。

9. 中满者，写之于内　中焦痞满之证，宜用消法散之。

10. 其有邪者，渍形以为汗　邪伏于肌表，以汤液浸渍取汗以祛其邪。

11. 其慓悍者，按而收之　邪气急猛的病证，宜查清病情，制伏邪气。

12. 定其血气，各守其乡　察明疾病部位在气分还是在血分，谨守病所，正确论治。

【释义】

本段经文以阴阳理论为纲，提出了"因势利导"的治疗原则，为后世汗、吐、下、和、温、补、消、清八法的形成奠定了基础，对后世中医治则治法的发展和临床实践具有重要影响和指导意义。

因势利导是顺应事物发展的自然趋势，而加以疏利引导的意思，是《黄帝内经》重要的治则。其内容主要有三：一是根据邪正斗争之盛衰趋势择时治疗。文中"其盛，可待衰而已"即论此法。二是根据邪气性质及所在部位治疗。根据邪气所在的部位和性质，加以引导，使邪气从最简捷的途径，以最快的速度排出体外。如"故因其轻而扬之，因其重而减之"等。三是扶助正气，使阴阳气血恢复正常状态。如"血实宜决之，气虚宜掣引之""形不足者，温之以气；精不足者，补之以味"。

【名家辑要、名家临证指要】

三

【原文】

毒药攻邪，五谷为养，五果为助，五畜为益，五菜为充[1]，气味合而服之，以补精益气。此五者，有辛酸甘苦咸，各有所利，或散或收，或缓或急[2]，或坚或软，四时五脏，病随五味所宜也[3]。（《素问·脏气法时论》）

【注释】

1. 养、助、益、充　补益充养。

2. 或急　疑是衍文。

3. 四时五脏，病随五味所宜也　指在用药时，要根据四季及其主令脏气的盛衰，选择适宜的五味进行治疗。

【释义】

谷肉果菜、药食同源，可以滋养人体。五味对于人体，既是维持生命的物质基础，又是调治疾病的重要措施。本段提出五脏病证的药食疗养原则有三点：

①药食配合，相得益彰。如"五谷为养，五果为助，五畜为益，五菜为充"。②气味结合，补益精气。如"气味合而服之，以补精益气"。③五味随五脏所宜。如"此五者，有辛酸甘苦咸，各有所利，或散或收，或缓或急，或坚或软，四时五脏，病随五味所宜也"。

【名家辑要、名家临证指要】

四

【原文】

病有久新，方有大小，有毒无毒[1]，固宜常制[2]矣。大毒治病，十去其六；常毒治病，十去其七；小毒治病，十去其八；无毒治病，十去其九。谷肉果菜，食养尽之[3]，无使过之，伤其正也。不尽，行复如法。（《素问·五常政大论》）

【注释】

1. 有毒无毒　有毒，指药性峻烈的药物。无毒，指药性平和的药物。

2. 常制　即服药的一般规则。

3. 谷肉果菜，食养尽之　服药未尽之症，可用谷物、肉食、水果、蔬菜等调养正气以消除之。

【释义】

本段对大毒、常毒、小毒、无毒之药治病的方法做了规范。药虽能治病，但是，若过用对人体正气也会带来一定损害。因此，应根据药性的峻缓和毒性的大小决定治病用药的法度，以及饮食调养的方法。中医药治病的关键是调整机体的生命功能，调动机体祛邪、抗病的能力，故用药不要求除邪务尽，而是当邪气衰其大半时饮食调理，以促机体正气的自然康复。

【名家辑要、名家临证指要】

五

【原文】

黄帝问曰：妇人重身[1]，毒之何如？岐伯曰：有故无殒[2]，亦无殒也。帝曰：愿闻其故何谓也？岐伯曰：大积大聚，其可犯也，衰其太半而止，过者死。（《素问·六元正纪大论》）

【注释】

1. 妇人重身　孕妇。

2. 殒　损伤。

【释义】

本段经文主要论述鼓胀的治疗原则。妊娠妇女鼓胀，可以适度合理地使用攻法。但要注意应中病即止，切勿过度使用。

【名家辑要、名家临证指要】

六

【原文】

寒者热之，热者寒之，微者逆之，甚者从之[1]，坚者削之，客者除之，劳者温之，结者散之，留者攻之，燥者濡之，急者缓之，散者收之，损者温之，逸者行之，惊者平之，上之下之，摩之浴之，薄之劫之，开之发之[2]，适事为故。

帝曰：何谓逆从？岐伯曰：逆者正治，从者反治，从少从多，观其事也。帝曰：反治何谓？岐伯曰：热因寒用，寒因热用[3]，塞因塞用，通因通用。必伏其所主，而先其所因[4]。其始则同，其终则异。可使破积，可使溃坚，可使气和，可使必已。

帝曰：善。气调而得者何如？岐伯曰：逆之从之，逆而从之，从而逆之，疏气令调，则其道也。

帝曰：善。病之中外何如？岐伯曰：从内之外者调其内；从外之内者治其外；从内之外而盛于外者，先调其内而后治其外；从外之内而盛于内者，先治其外而后调其内；中外不相及则治主病。

帝曰：论言治寒以热，治热以寒，而方士不能废绳墨而更其道也。有病热者，寒之而热，有病寒者，热之而寒，二者皆在，新病复起，奈何治？岐伯曰：诸寒之而热者取之阴，热之而寒者取之阳，所谓求其属也。（《素问·至真要大论》）

【注释】

1. 微者逆之，甚者从之　逆即上文之正治也，从即下文之反治也。

2. 上之下之，摩之浴之，薄之劫之，开之发之　上之，指病邪在上者，用涌吐法使之上越。下之，指病邪在下者，用攻下法使之下夺。摩之，指按摩法。浴之，指药物浸洗和水浴法。薄之，指侵蚀法。劫之，指强行制止的劫夺法。开之，指开泄法。发之，指发散法。

3. 热因寒用，寒因热用　根据下文"塞因塞用，通因通用"句改为"热因热用，寒因寒用"。属反治法之一。

4. 必伏其所主，而先其所因　张介宾注："必伏其所主者，制病之本也。先其所因者，求病之由也。"

【释义】

本段经文主要论述了正治法与反治法。

正治法，又称逆治法，是指逆疾病征象而治的方法，所用药物的药性与病性相反。适用于病邪轻浅、表里证候一致、病情单纯无假象的疾病，所谓"微者逆之"。如文中寒者热之、热者寒之、微者逆之、甚者从之、坚者削之、客者除之、劳者温之、结者散之、留者攻之、燥者濡之、急者缓之、散者收之、损者温之、逸者行之、惊者平之等均属正治法。运用时应把握"适事为故"、中病即止的原则。

反治法，又称从治法，是顺从疾病假象而治，所用药物的药性与疾病假象相一致。适用于病邪较重、病情复杂并出现假象的疾病，所谓"甚者从之"。如文中的塞因塞用、通因通用等均属于反治法。反治法所用的药物的药性与疾病的病机本质是相反的，但仍然是针对疾病本质的治法。运用时应把握疾病本质及药量多少。

阴阳虚衰的治则。对于阳气不足、阴气偏盛的虚寒证，以及阴气亏损、阳气偏亢的虚热证，应当采取补阳以抑阴及滋阴以制阳的方法治疗。

【名家辑要、名家临证指要】

七

【原文】

谨察阴阳所在而调之，以平为期[1]。(《素问·至真要大论》)

【注释】

1. 期　目的。

【释义】

本段经文主要指出辨别疾病在阴在阳而进行调理是治疗疾病的根本。

【名家辑要、名家临证指要】

八

【原文】

肝欲散，急食辛以散之，用辛补之，酸写[1]之。心欲耍，急食咸以耍之，用咸补之，甘写之。脾欲缓，急食甘以缓之，用苦写之，甘补之。肺欲收，急食酸以收之，用酸补之，辛写之。肾欲坚，急食苦以坚之，用苦补之，咸写之。(《素问·脏气法时论》)

【注释】

1. 写　泻。

【释义】

本段主要论述了五脏所欲、所苦及其用药特点。即根据五脏的性能、病变特点，顺其性为补，逆其性为泻。运用药性五味的特异作用对五脏施以补泻是临床用药的重要依据。

【名家辑要、名家临证指要】

第二章 《伤寒论》

第一节 病因病机

扫一扫看课件

【原文】

病有发热恶寒者，发于阳也；无热恶寒者，发于阴也。发于阳，七日愈；发于阴，六日愈。以阳数七，阴数六故也。（《伤寒论》第 7 条）

【释义】

本条为外感病初期辨别阴阳的要点。

六经病可分为三阳病和三阴病两大类型，发热恶寒发于阳，无热恶寒发于阴，意在根据发病之初有无发热以分辨病属阳经还是阴经。《素问·阴阳应象大论》说："夫善诊者，察色按脉，先别阴阳。"六经辨证，有表里、寒热、虚实等，颇为繁杂，然先辨阴阳，便起到了提纲挈领、执简驭繁的作用。"发热恶寒"与"无热恶寒"对举，其关键是发热的有无。发热表示正气不衰，能起而与邪气抗争，故多为阳经病表现，如太阳病发热恶寒，少阳病往来寒热，阳明病但热不寒。无热恶寒表示正气不足，抗邪无力，故多属阴经病表现，如太阴病脾虚寒湿，无热恶寒，脉弱；少阴病心肾阳虚，无热恶寒，脉微细；厥阴病正虚邪实，正邪做最后的较量，厥热胜复是为特点，当阳气虚衰时，也是无热恶寒而厥。

值得提出的是，以疾病初起发热之有无来辨外感病的阴阳类型，适用于一般情况，此仅言其常，还须知其变。如太阳伤寒证早期有"或未发热"的阶段，少阴病阴盛格阳，也有外见假热者，临证还须具体分析，方能真正理解本条的真谛。

发于阳七日愈、发于阴六日愈，是对疾病预期的一种预测，阳数七阴数六之说是依据伏羲氏的河图生成数推演而来。病为阳证，当在阳数之期愈；病为阴证，当在阴数之期愈。这种预测方法的实际意义尚待进一步研究。

六经辨证以辨阴阳属性为最要，而寒、热则是辨识阴阳的首要依据。《金匮玉函经》将该条置于全书之首，将其作为《伤寒论》辨证论治的总纲，可见本条在全书的重要地位。

【名家辑要、名家临证指要】

二

【原文】

病人身大热，反欲得衣者，热在皮肤[1]，寒在骨髓[2]也；身大寒，反不欲近衣者，寒在皮肤，热在骨髓也。（《伤寒论》第 11 条）

【注释】

1. 皮肤　指浅表部位，即在外。

2. 骨髓　指深层部位，即在里。

【释义】

本条为辨别寒热真假的要点。

本条从病人的喜恶辨别寒热真假。发热、恶寒是外感病的常见表现，对于辨别病证的表里、寒热和寒热的真假，具有一定的意义。当病情出现真假疑似之惑时，必须透过现象，探求病证的本质。条文中皮肤是指外在的、表浅的，骨髓是指内在的、深层的。皮肤与骨髓分别代表表象与实质。病人身大热，而反怕冷，想要穿衣者，是阴寒之邪凝聚于内，虚阳浮越于外所致。其身大热为热在皮肤，外有假热；欲近衣者为寒在骨髓，内有真寒。若身大寒，而反不怕冷，不欲衣被者，是邪热壅遏于内，阳气不能透达于外所致。其身大寒是寒在皮肤，外有假寒；不欲近衣是热在骨髓，内有真热。前者为真寒假热证，后者为真热假寒证。医者切不可见发热即断为热证，见恶寒即断为寒证，而要善于透过现象看本质，方不致被表面假象所迷惑。临证除抓住寒热浅深的要点外，还须综合全部脉症，细心审辨，方不致误。

本条以皮肤、骨髓代表表里病位，并举寒热真假之例，以强调诊察疾病，一定透过现象看本质，而不要为表面现象所迷惑。而临证时全面诊察，分析病情资料，是真正把握疾病本质、正确辨证施治的前提与基础。

【名家辑要、名家临证指要】

三

【原文】

病常自汗出者，此为荣气和[1]，荣气和者，外不谐[2]，以卫气不共荣气谐和故

尔。以荣行脉中，卫行脉外。复发其汗，荣卫和则愈，宜桂枝汤。(《伤寒论》第53条)

【注释】

1. 荣气和　荣气，即营气。和，平和，即正常。荣气和，指营气未受邪。

2. 外不谐　指外在有常自汗出的病理表现。

【释义】

本条阐述桂枝汤在杂病营卫不和中的应用。

本条冠以"病"字，既包括外感也包括杂病。患者只有自汗出，而无恶寒、头痛、发热等症，则知非为外感，而是杂病之自汗。究其病机，当为营卫不和所致。这从文中"营气和""外不谐""以卫气不共荣气谐和故尔"等可知。本证乃因卫气失其外固之职，致营不内守，流泄于外，而发自汗之证。对这种营卫不和的自汗，治用桂枝汤可"复发其汗，荣卫和则愈"。所谓"复发其汗"，指病本有汗出，又用桂枝汤发汗之法。从"病常自汗"到"复发其汗"，提示自汗与发汗有根本的区别。诚如徐灵胎《伤寒论类方·桂枝汤类》云："自汗乃营卫相离，发汗使营卫相合，自汗伤正，发汗驱邪。"

本条提示桂枝汤不仅用于外感热病，还可用于内伤杂病，可见桂枝不仅可以解肌祛风，更重要的是能够调和营卫，故其临床应用并不拘泥于太阳中风表虚证，而可用于多种营卫不调引起的病证。本方巧妙地将发汗疗法用于病理性自汗之中，通过调和营卫，以实现矫过扶正的目的。

【名家辑要、名家临证指要】

四

【原文】

血弱气尽，腠理开，邪气因入，与正气相搏，结于胁下。正邪纷争，往来寒热，休作有时，嘿嘿不欲饮食。脏腑相连，其痛必下，邪高痛下，故使呕也，小柴胡汤主之。服柴胡汤已，渴者，属阳明，以法治之。(《伤寒论》第97条)

【释义】

本条论少阳病的病因病机及转属阳明的证治。

自"血弱气尽"至"小柴胡汤主之"为第一段，主要阐述邪犯少阳的病因病机及证候表现。"血弱气尽，腠理开，邪气因入，与正气相搏，结于胁下"，说明气血虚弱之人营卫失和，卫气不固，腠理疏松，邪气易乘虚侵入，与正气相搏结于胁下。胁下为少阳经脉循行部位，故"结于胁下"，即结于少阳。此提示气血不足，复被邪侵，是少阳发病的病因；邪结胁下，经气不利，故见胸胁苦满；由于正邪纷争于少阳半表半里之位，故见往来寒热，休作有时；胆热内郁，疏泄失常，克犯脾胃，故见神情默默，不欲饮食。"脏腑相连"，是指肝胆相连，脾胃相关。少阳受邪，病变能影响脾胃。邪滞经脉则胁下痛；邪气乘脾则腹痛；胆热犯胃，胃气上逆则呕逆。以部位言，邪在少阳，胆与两胁部位较高，故云"邪高"，腹痛部位偏下，故称"痛下"。综上所述，无论是往来寒热，胸胁苦满，嘿嘿不欲饮食，还是呕逆，胁腹疼痛，总以邪结少阳为根本病机，故治当和解，方用小柴胡汤。

自"服柴胡汤已"至"以法治之"为第二段，阐述少阳转属阳明的证治。少阳病，若服小柴胡汤后反见渴甚者，说明邪气深入，化燥伤津，邪入阳明。病至阳明，自当以治阳明之法，或清或下，随证治之。需要说明的是，小柴胡汤证之或然症亦有口渴，但其口渴不重，且与寒热往来、胸胁苦满等少阳病症状同见。今口渴，而"属阳明"，其渴当多饮，且必见阳明病之证候。

本条是张仲景辨证论治思维的典型代表。"血弱气尽，腠理开"提示本证的病理基础，"邪气因入"揭示病因，"与正气相搏"明确了邪气外侵后正邪相争的过程，反映了中医学注重正气、强调内因的观念，"结于胁下"则点出病位所在。以"血弱气尽"为前提的正邪纷争发生后，"脏腑相连"是病机演变过程中脏腑生克的相互影响，与《金匮要略》的"见肝之病，知肝传脾"暗合，是中医学整体观的写照。然后选择小柴胡汤作为的对之方，并以"服柴胡汤已，渴者，属阳明，以法治之"进一步完善服药后有可能发生的转归。可见，第97条详尽阐释了第96条所述病证的病因病机，完整体现了辨证析机、因机定证、法随证立、方从法出的辨证论治思维路径，再结合小柴胡汤针对或然症的灵活加减，仲景的临证辨治思维展露无遗。

【名家辑要、名家临证指要】

五

【原文】

阳明之为病，胃家实是也。（《伤寒论》第180条）

【释义】

本条为阳明病提纲。

《灵枢·本输》曰："大肠、小肠皆属于胃。"是以"胃家"实赅胃与大肠而言。《素问·通评虚实论》曰："邪气盛则实。"是知"实"即邪气盛实。"胃家实"是对阳明病热证、实证病理机制的高度概括，后世医家将其称之为阳明病的提纲。

阳明为多气多血之腑，阳气昌盛，是以邪入阳明，多从燥化。胃肠燥热亢盛，其病变以热实为特征，但分而言之，又有热证、实证之别。热证者，是燥热之邪尚未与肠中之糟粕相结，只是无形之邪热弥漫全身，以身热、汗自出、不恶寒反恶热、脉滑为主症；实证者，是燥热之邪与肠中糟粕相结，形成燥屎而阻于肠道，以不大便、潮热、谵语、濈然汗出、脉沉实有力为主症。然无论是热证还是实证，均属燥热实证，故以"胃家实"统括之。

本条既明确了阳明病的病位在胃肠，又突出了阳明病的病变性质在于"实"，此乃阳明病辨证的焦点，又是阳明病论治的关键，故作为阳明病的辨证提纲。阳明病虽以燥热实证为主，但脏腑功能有太过，亦有不及；阳明感邪虽有燥热，亦有寒湿。阳明胃肠之病，亦有胃中虚冷及阳明中寒者，不能认为阳明病仅有此条所述情况，亦不能因《伤寒论》其他原文中提及阳明病虚寒证而否定本条的辨证意义。

【名家辑要、名家临证指要】

六

【原文】

本太阳，初得病时，发其汗，汗先出不彻，因转属阳明也。伤寒发热，无汗，呕不能食，而反汗出濈濈然[1]者，是转属阳明也。（《伤寒论》第 185 条）

【注释】

1. 汗出濈濈（jī）然　濈，水外流。形容汗出连绵不断。

【释义】

本条论太阳病转属阳明病的原因。

其转属原因有二：一是太阳病初起，虽用汗法治疗，但发汗不当，病邪不除，致邪气入里化热而转属阳明。二是伤寒发热无汗，本为太阳表证，如患者胃阳素盛或素蕴内热，则易使表邪化热入里而转属阳明，若见呕不能食，则提示邪已入里化热，为胃热气逆之证；如证由无汗而转为汗出连绵不断，则提示表寒全部入里化热，是病已转属阳明的明证。

【名家辑要、名家临证指要】

七

【原文】

凡厥者，阴阳气不相顺接，便为厥。厥者，手足逆冷者是也。（《伤寒论》第 337 条）

【释义】

本条论述厥逆的病机与证候特点。

厥逆不是单独的疾病，而是可以出现于多种疾病过程中的一种症状。人体在正常情况下，阴阳相贯，如环无端。阴阳之气相辅相成，相互维系，气血和顺，则厥逆不生。导致厥逆的病因很多，如寒、热、痰、水等，但其病机皆在于"阴阳气不相顺接"。不论病因属寒、属热、属痰、属水、属虫积，厥逆发生的最终机理都是导致了阴阳经脉之气失调，阴阳气不能顺接于手足。因此，就厥逆的病机而言，是"阴阳气不相顺接"，导致阳气不能正常布达温煦，四肢失温则厥；就其证候特征而言，为"手足逆冷"。

《黄帝内经》言厥有两类，肢厥与昏厥。其中肢厥在《素问·厥论》则分为"阳气衰……阴气独在，手足为之寒"的寒厥和"阴气虚，阳气独在，手足为之热"的热厥。《伤寒论》肢厥限定为四肢厥冷，自此以后，肢厥特指四肢逆冷，而不再称手足热为厥。

【名家辑要、名家临证指要】

第二节　证　候

扫一扫看课件

一

【原文】

太阳之为病，脉浮，头项强痛[1]而恶寒[2]。(《伤寒论》第1条)

【注释】

1. 头项强（jiāng）痛　强，不柔和，有拘紧感。头项强痛即指头痛项强。
2. 恶（wù）寒　即怕冷，畏寒。

【释义】

本条为太阳病的脉症提纲。

太阳为六经藩篱，统摄营卫，主一身之表，故外邪侵袭人体，太阳首当其冲。邪袭太阳，正气奋起抗邪，正邪交争于表，即为太阳病。脉浮，为外邪侵袭，卫气浮盛于表，向外抗邪在脉象上的反映。由于太阳经脉上额交巅，还出别下项，太阳受邪，经气运行受阻，故见头项强痛。外邪束表，卫气被遏，不能正常发挥"温分肉"功能，故见恶寒。恶寒为贯穿太阳病始终的一个主症，前人有"有一分恶寒，即有一分表证"之说，虽非绝对，但道出了恶寒在太阳病中的重要地位。

脉浮，头项强痛而恶寒，反映了邪袭太阳，经气不利，营卫失和，正气奋起抗邪，正邪交争于表的太阳病本质，为太阳病的主要脉症，也是表证共有的症状，故为太阳病的提纲。

外感病初起，发热常与恶寒并见，但在某些情况下，发病之初，卫阳被遏，尚未伸展，可见暂时不发热而只有恶寒，故《伤寒论》未将发热列为太阳病提纲，这种现象多见于太阳伤寒证。然而，当卫气奋起抗邪，正邪相争则可见发热。发热与恶寒并见，是太阳病的证候特征之一，也是与其他经病的主要鉴别点。

本条开宗明义地描述了太阳病的基本脉症特征，后世称之为"太阳提纲证"，后文中凡言太阳病者，一般均具有提纲证所列的脉症。

【名家辑要、名家临证指要】

二

【原文】

太阳病，发热，汗出，恶风[1]，脉缓[2]者，名为中风[3]。（《伤寒论》第 2 条）

【注释】

1. 恶风 畏惧风袭，为恶寒之轻者。

2. 脉缓 指脉象柔缓而不紧急，非怠慢迟缓之意。

3. 中（zhòng）风 中医证名，指外感风邪所引起的一种表证，与内伤杂病的中风病不同。

【释义】

本条为太阳中风证的主要脉症。

中风是太阳病的主要类型之一。本证由风寒之邪袭表，营卫失调所致。由于风寒之邪袭表而风邪偏盛，卫阳浮盛与邪相争故发热；风性疏泄，且伤卫阳，使卫外不固，营不内守，营阴外泄，故见汗出；卫外不固，且汗出肌腠疏松，不胜风邪，故见恶风；又因汗出，营阴外泄，故脉搏松弛宽缓而呈缓象；太阳病脉浮，中风证脉缓，故其脉当见浮缓。凡见此脉症者，即为太阳中风证，故此条为太阳中风证的提纲。在太阳中风证的主要脉症中，当以汗出、脉缓为特征，因为它既能揭示太阳中风证营卫不和、卫强营弱的病机，同时又能区别于无汗、脉紧的太阳伤寒证。

由于太阳中风证以汗出、脉缓为特征，故后世称为中风表虚证。但必须注意，证名"表虚"，却非虚证，因为这只是与无汗而脉浮紧的伤寒表实证对举而言。此外，太阳中风证在本条只提恶风，实则仍为恶风寒，因为恶风与恶寒只是程度的轻重不同，前人虽有中风恶风、伤寒恶寒之说，但临证时不可把恶风与恶寒作为区分中风与伤寒的依据。

【名家辑要、名家临证指要】

三

【原文】

太阳病，或已发热，或未发热，必恶寒，体痛，呕逆，脉阴阳俱紧[1]者，名为伤寒[2]。（《伤寒论》第 3 条）

【注释】

1. 阴阳俱紧 阴阳指部位，即寸、尺部脉。指寸关尺三部脉均见紧象。

2. 伤寒 证名，属狭义伤寒范畴。

【释义】

本条为太阳伤寒证的主要脉症。

太阳伤寒证是太阳病的又一重要类型。风寒之邪袭表，卫阳被遏，卫气失去

"温分肉"之功，故恶寒。"必恶寒"不仅强调在太阳伤寒中恶寒必定出现，而且指出与发热相比，其出现较早。若风寒甚，卫阳郁闭较重，未能及时达表抗邪，则暂不发热；当郁闭到一定程度，卫气必定伸而抗邪，正邪交争，即见发热。由于发热有早晚，故云"或已发热，或未发热"。但是，发热也当属太阳伤寒证的主症之一。本条用"或已""或未"不定之词，说明太阳伤寒证发热有早迟之不同，与感邪轻重、体质强弱、卫阳郁闭情况有关。寒性凝滞，风寒束表，不仅卫阳被遏，而且营阴郁滞，太阳经气运行不畅，故太阳伤寒除头痛外，尚多身痛。风寒束表，表气郁闭，里气不和，胃失和降而呕逆。"脉阴阳俱紧"，即寸、关、尺三部脉均见浮紧之象，浮乃正邪相搏于表，紧乃卫阳闭遏，营阴郁滞之象。

本条虽未明确提及汗出与否，但据太阳伤寒证卫阳遏闭、营阴郁滞的病理特点及第35条"无汗"之论述，太阳伤寒证当为无汗。正因为其无汗脉紧，与寒性凝滞的特性相类，故名为太阳伤寒证，又被称为太阳表实证。

太阳中风与太阳伤寒，因、机、证、治不同，故要鉴别清楚。从邪气性质来看，风邪属阳，寒邪属阴。中风为风伤阳，卫外失司，营阴外泄，故以发热、汗出、恶风、脉浮缓为主症，缘于有汗出一症，故称之为中风表虚证；伤寒为寒邪直透营卫，卫闭营郁而见恶寒、发热、无汗、体痛、呕逆或喘、脉浮紧等症，缘于其无汗一症，故称之为伤寒表实证。从患者的体质内因来看，弱者易患中风表虚证，强者易患伤寒表实证。从临床上看，两者虽存在各种不同，但最关键的症状还是有汗与无汗之别。

【名家辑要、名家临证指要】

四

【原文】

太阳病，发热而渴，不恶寒者为温病[1]。若发汗已，身灼热[2]者，名风温[3]。风温为病，脉阴阳俱浮[4]，自汗出，身重，多眠睡，鼻息必鼾，语言难出。若被下者，小便不利，直视失溲[5]。若被火[6]者，微发黄色，剧则如惊痫，时瘛疭[7]，若火熏之[8]。一逆[9]尚引日，再逆促命期。（《伤寒论》第6条）

【注释】

1. 温病　外感病的一种，由温热病邪所致，属广义伤寒的范畴。

2. 身灼热　扪之灼手。形容发热很高。

3. 风温　指温病误用辛温发汗后的一种变证，与后世温病学中的"风温"不同。

4. 脉阴阳俱浮　寸关尺三部俱浮盛有力，提示热邪内盛。

5. 失溲　指二便失禁。

6. 被火　火，指灸、熏、熨、温针等治法。被火，指误用火法治疗。

7. 时瘛疭（chì zòng）　瘛，指收缩；疭，松弛之意。时瘛疭，指阵发性手足抽搐。

8.若火熏之 像烟火熏过一样，用来描述患者肤色晦暗。

9.逆 误治。

【释义】

本条为太阳温病的主要脉症及误治后的变证。

温病为广义伤寒之一种，是由感受温热病邪所引起的一种外感病，属太阳病的范畴。本病与中风、伤寒相比，其突出的特点是发热而渴，不恶寒或恶寒轻微，这反映了温邪犯表，化热伤津，营卫失和的病理特点，故作为温病的提纲。

温为阳邪，侵及人体，扰乱营卫，易耗伤阴津，故发病之初，在发热的同时便有口渴。至于恶寒之有无，原文中明确提出"不恶寒"，此当全面理解。根据太阳病提纲证，恶寒为必具证，不恶寒，不得称为太阳病。从后世温病学的卫分证来看，恶寒也是必见症状，乃风热伤卫，卫失固外所致，只不过其恶寒程度远较伤寒为轻、时间短暂而已。故此处"不恶寒"是与伤寒、中风相对而言。温病初起，治用辛凉解表，切忌使用辛温药物发汗，否则就会变证蜂起。本条显未直接点明，但以举例方式历述误治之变，其意甚为明了。

温病若用辛温药物发汗，必致热盛津伤，形成变证，此谓之"风温"。此时邪热鸱张，发热不但不降，反而升高为"身灼热"。热邪充斥内外，鼓动气血，则三部脉均浮盛有力，亦即洪大之脉。阳热迫津外泄则汗出，热伤津气加之热壅而经气不利故身重，热盛扰及神明，则病人表现为困顿嗜睡状态。邪热壅肺，呼吸不利而出现鼾声，语言不利则多由热盛神昏所为。

以上证候，虽有热盛津伤，但里无有形之实，只宜辛寒清解。下法亦不可用，若误用之，则反夺其津液，水源枯竭，则小便不利；阴竭无以制其亢热，热盛动风，则两目直视；热极神昏，二关失控，则大小便自遗。此系误下而津愈伤，热愈盛。温为阳热，火法当属禁忌，若误用之，轻则两阳相熏，皮肤发黄，甚则热极动风，发如惊痫，从而出现阵发性四肢抽搐，同时火灼肝胆更为严重，使发黄之色如火熏之黄而晦暗。本条以举例方式，申误治之变，并引为戒律，一误尚可迁延时日，再误则危及生命，故曰："一逆尚引日，再逆促命期。"

从本条所述可以看出，仲景对狭义伤寒与温病在病因、证候特点、病理机制、治疗方法等多方面的重要区别已有充分认识。本条所论对后世温病学说的形成有着重要的启迪与影响。

仲景在太阳病提纲下，分别列出中风、伤寒、温病三证。三者虽均属广义伤寒的范畴，但在病因上温病为感受温热病邪而起，中风和伤寒多因风寒而来。在脉症表现上，温病以发热、口渴、不恶寒（轻微短暂）、脉浮数为主；中风以发热、汗出、恶风、脉浮缓为主；伤寒以恶寒、无汗、身痛、脉浮紧为主。三者以此为辨。

本条意义有三：其一，明温病之大体属性；其二，知温病与狭义伤寒泾渭分明，不可混同；其三，了解仲景虽未详论温病之治法方药，但对其病因病机、证候特点及治疗大法已寓本条之中，从而为后世温病学的发展奠定了基础。

【名家辑要、名家临证指要】

五

【原文】

伤寒五六日，中风，往来寒热[1]，胸胁苦满[2]，嘿嘿[3]不欲饮食，心烦喜呕[4]，或胸中烦而不呕，或渴，或腹中痛，或胁下痞硬，或心下悸、小便不利，或不渴、身有微热，或咳者，小柴胡汤主之。（《伤寒论》第96条）

【注释】

1. 往来寒热　即恶寒与发热交替出现。

2. 胸胁苦满　苦，作动词用。胸胁苦满，即病人苦于胸胁满闷不适。

3. 嘿嘿（mò）　嘿嘿，同默默，即表情沉默，不欲言语。

4. 喜呕　喜，爱好，此处引申为意欲。喜呕，即欲作呕吐。

【释义】

本条为少阳病的证治。

本条主要论述少阳病的主症、治疗方药。太阳病，伤寒或中风，经过了五六日之后，出现往来寒热、胸胁苦满、嘿嘿不欲饮食、心烦喜呕等症，说明太阳表证已罢，邪入少阳。少阳位于太阳、阳明之间，太阳为表，阳明为里，故称少阳为半表半里。少阳受邪，枢机不利，正邪纷争于半表半里之间，若正胜则热势外达，故发热；邪胜则热郁不发，故恶寒。正邪交争，消长变化，互有胜负，因而表现为寒去热来，寒热交替，休作有时，故称为往来寒热。往来寒热是少阳病主要热型，也是少阳病的主症之一，它既不同于太阳病发热恶寒同时并见；也不同于阳明病发热，不恶寒，反恶热；更与疟疾发作时寒热交替，发有定时有别，此种热型为少阳病所独有。足少阳之脉，下胸中，贯膈，络肝属胆，循胁里。邪犯少阳，经气不利，故见胸胁苦满。肝胆气郁，疏泄失职，故神情默默而寡言少语。胆热内郁，影响脾胃，脾失健运则不欲饮食。胆火内郁，上扰心神则心烦。胆热犯胃，胃失和降则喜呕。以上诸症，再加之口苦、咽干、目眩，称为小柴胡汤证的"八大主症"，充分反映少阳病胆热内郁，枢机不利，脾胃失和的病理特点，治当和解少阳，畅达气机，使邪去病解，方用小柴胡汤。

【名家辑要、名家临证指要】

六

【原文】

问曰：病有结胸，有脏结[1]，其状何如？答曰：按之痛，寸脉浮，关脉沉，名曰结胸也。（《伤寒论》第128条）

【注释】

1.脏结 病证名，是因脏气虚衰，阴寒凝结而致的一种病证。其主症与结胸证有相似之处，但病变性质不同。

【释义】

本条论结胸的证候特点及与脏结证的鉴别。

结胸与脏结虽然在病位与症状上有相似之处，都以胸胁脘腹部疼痛拒按为临床主症，但二者病机却完全不同。脏结证是因脏气虚衰，阴寒凝结，其证属虚。结胸证是无形之热与有形的痰水相结，病邪内盛，其证为实。寸以候上，寸脉浮，说明阳热之邪在上；关以候中，关脉沉，是痰水素有凝结的表现。寸脉浮、关脉沉，既反映了结胸证的脉象特点，也揭示了邪热与痰水相结的病变本质。

【名家辑要、名家临证指要】

七

【原文】

伤寒六七日，结胸热实，脉沉而紧，心下痛，按之石硬者，大陷胸汤主之。（《伤寒论》第135条）

【释义】

本条论典型的大结胸证临证要点。

"脉沉而紧，心下痛，按之石硬"被称为"结胸三证"，对辨识大结胸证有特别的意义。伤寒六七日，是太阳病行其经尽之期，此处提示此时太阳表邪未经误下而发生传变。内传之邪与体内痰水相结于胸膈，导致"结胸热实"。结胸是言病位，热实即言病性，概括了本病的病因病机。"脉沉而紧"是热实结胸的典型脉象，脉沉主候里，又主水；脉紧主邪实，又主痛，说明本证为水饮内结而有疼痛之证。结胸证邪结部位偏高，其疼痛以胸膈心下部位为主，水热之邪互结于心下，气血阻结不通，心下疼痛，按之坚硬如石。称为"石硬"，即腹痛拒按，腹肌高度紧张，甚则坚硬如石，反映了有形之水与热邪相结之深，病情呈危急之势，治疗当泄热逐水，方用大陷胸汤。

【名家辑要、名家临证指要】

八

【原文】

小结胸病，正在心下，按之则痛，脉浮滑者，小陷胸汤主之。（《伤寒论》第138条）

【释义】

本条论小结胸证的证治。

小结胸证成因多为伤寒表邪入里，或表证误下，邪热内陷与痰互结而成。其病变部位局限，正在心下，提示痞硬胀满仅在心下胃脘部。按之则痛，指疼痛发生在触按之后，即触按则痛，不按则不痛，或不按无显著疼痛，绝不会出现石硬拒按、手不可近的状况。脉浮主热，也示病位较浅；脉滑主痰，也主热。脉浮滑既是小结胸病的主脉，又提示其主要病机是痰热相结。本证病变范围局限，病情轻浅，病势较缓，故称为"小结胸病"。

小结胸证与大结胸证皆为热实结胸，但二者邪结程度有深浅之别，病变部位有广狭之异，症状有轻重之不同，病势有缓急之区分，治疗有峻下与缓消之别。大结胸证为水热互结，病位以心下为主，可以旁及两胁，下至少腹，上涉胸肺颈项；其临床表现可见心下硬满疼痛，不可触近，其脉沉紧；证重势急，所以治当泄热逐水，用大陷胸汤。小结胸证为痰热互结，病位较局限，正在心下，按之则痛，不按不痛，其脉浮滑；证轻势缓，所以治之当清热化痰开结，用小陷胸汤。此亦说明邪有微甚，则药有缓峻；证有轻重，则方有大小。

【名家辑要、名家临证指要】

九

【原文】

问曰：阳明病外证云何？答曰：身热，汗自出，不恶寒，反恶热也。（《伤寒论》第 182 条）

【释义】

本条论阳明病的外证。

阳明病多属里热实证，其反映于外的证候，叫作"外证"。阳明病因里热亢盛，蒸腾于外，故见身热，可表现为身大热，发热，或见蒸蒸发热，或见日晡所发潮热等。热盛迫津外泄，故汗自出，可表现为大汗出，或是身濈然汗出，或是手足黎絷汗出，或是手足濈然汗出等。因邪热炽盛，充斥内外，故不恶寒反恶热。

本条论及的阳明病外证，为阳明热证与实证所共有，也是阳明病所特有的辨证要点。

【名家辑要、名家临证指要】

十

【原文】

趺阳脉[1]浮而涩，浮则胃气强，涩则小便数，浮涩相搏，大便则硬，其脾为约，麻子仁丸主之。（《伤寒论》第 247 条）

【注释】

1. 趺阳脉　为足背动脉，在冲阳穴处，属足阳明胃经。

【释义】

本条论脾约证的证治。

跌阳脉位于足阳明胃经的冲阳穴处，扪之可候脾胃之气的盛衰。跌阳脉浮，主胃有热，胃热则逼迫津液偏渗，故小便数，小便数多则脾阴伤，故跌阳脉见涩象。浮涩并见，反映了胃热盛脾阴虚的状态，即胃强脾弱。脾输布津液的功能为胃热所约束，津液不能还入肠道，而偏渗于膀胱，故大便硬。脾约之证与承气汤证不同，其临床特点是大便干结，甚则干如羊屎，但不更衣十余日无所苦，同时无潮热、谵语、腹满痛等症，当以麻子仁丸泄热润肠，缓通大便。

【名家辑要、名家临证指要】

十一

【原文】

少阳之为病，口苦，咽干，目眩也。（《伤寒论》第 263 条）

【释义】

本条论少阳病辨证提纲。

少阳胆腑，内藏胆汁，主枢机而寓相火。太阳表邪化热内传少阳，枢机不利，气郁化火，胆火上炎，胆汁上逆，故口苦。口苦是胆病的重要特征，仅此一症，便揭示了少阳病病位在胆、性质属热的特点，故仲景将其置于提纲证三症之首。胆火上炎，灼伤津液则咽干。咽干一症，与太阳表证之口不渴，阳明里热的口渴相比较，说明少阳病邪已化热，但有热势不甚、津伤不重的特点。肝开窍于目，肝胆互为表里，内有经络相连，足少阳之脉起于目锐眦，胆火循经，上扰目窍，必头目昏眩。因口苦、咽干、目眩三症反映了少阳病胆火上炎，灼伤津液，火气为病的特点，故可以作为少阳病的辨证提纲。临证之时，凡见此三症，即可确认为病在少阳。

太阳主表，以脉症为提纲；阳明主里，以病机为提纲；少阳主半表半里，以自觉症状为提纲。三者综合联系，又各有侧重，提示读者应互相联系，反正互明，以明了病机、脉症与自觉症之间的辩证关系。

少阳病除胆火上炎，损伤津液的病机之外，尚有枢机不利，疏泄失职，木邪犯土，脾胃受害的一面，故本条又应与第 96 条所述之往来寒热、胸胁苦满、嘿嘿不欲饮食、心烦喜呕等相参，临床辨证方臻全面。

【名家辑要、名家临证指要】

十二

【原文】

太阴之为病，腹满而吐，食不下，自利益甚，时腹自痛。若下之，必胸下结硬[1]。（《伤寒论》第 273 条）

【注释】

1.胸下结硬 胸下即胃脘部，指胃脘部痞结胀硬。

【释义】

本条论太阴病提纲证及误下变证。

太阴病以脾阳虚弱，运化失职，寒湿内盛，升降失常为基本病机。脾阳虚弱则失于温煦运化，寒湿内阻，气机壅滞，故见腹部胀满。脾胃为人体气机升降之枢纽，今太阴脾阳虚弱，清阳不升，寒湿下趋则自发泄利；胃气不降，浊阴上逆则呕吐。脾虚不运，纳化失司，则食不下。自利是指自发性下利，非误治所致。"益甚"是指上述脾虚寒湿证，若失于治疗，脾虚不复，中阳虚弱日益加重，其泄利亦必日甚一日，故云"自利益甚"。时腹自痛是太阴虚寒腹痛的特点，乃因中焦阳虚、寒凝气滞、腹失温养所致，常表现为腹痛时作时止，喜温喜按。治疗当温中散寒，健脾燥湿，方用理中汤或丸。若将腹满、腹痛、呕吐、不饮食误认为阳明里实证而误用下法，使中阳更伤，脾胃更弱，运化停滞，水停食阻，寒凝气滞更甚，可导致胸下结硬。

腹满而吐，食不下，自利益甚，时腹自痛，反映了中阳不足，脾胃虚弱，寒湿内盛，升降失常的太阴病本质，为太阴病主症，凡具备此证即可诊断为太阴病，故立为太阴病提纲。

本条提纲证除列举太阴病的主要见症外，直接点明太阴病的治疗禁忌，以此告诫医者凡太阴病当温运中阳，健脾燥湿，而禁用下法。

阳明与太阴互为表里，皆见腹满疼痛，但两者性质截然不同。阳明主阖，其腹满疼痛，在于大便之不通；太阴主开，其腹满疼痛，则在于大便之下利。此外，太阴虚寒者，满、痛、吐、利可同时发生而且时痛时减，然复如故，吐下后满痛不减反增，余症亦随之加剧；阳明实热者，满痛不减，减不足言，下之则大便得通，满痛即减，余症也随之减轻或解除。

【名家辑要、名家临证指要】

<h2 style="text-align:center">十三</h2>

【原文】

少阴之为病，脉微细，但欲寐[1]也。（《伤寒论》第 281 条）

【注释】

1. 但欲寐　精神萎靡，呈似睡非睡状态。

【释义】

本条论少阴病辨证提纲。

少阴包括心肾两脏，心主血，主神明，属火；肾藏精，内寓真阴真阳，主水。病至少阴，心肾虚衰，阴阳气血俱不足。阳气衰微，鼓动无力，故脉微；阴血不足，脉道不充，则脉细。"阳气者，精则养神，柔则养筋"，阳虚不能养神故精神萎靡，肾虚精气不足则体力疲惫，因此患者呈似睡非睡、闭目倦卧的衰弱状态。脉微细反映阴阳俱虚，但欲寐反映心肾虚衰，以此脉症说明少阴病是以全身性虚衰为病理特征的疾病，具有代表意义，所以作为少阴病的提纲证。

《伤寒论》六经病提纲证中，唯太阳、少阴两经，脉象症状均有论述，暗含二者须对比研习。陈慎吾曰："少阴病者，全身机能衰退之人感受风寒之证也。凡邪之中人，其人素壮实者则发为太阳，素虚弱者则发为少阴。"本条"脉微细，但欲寐"所提示的恰是一种体质虚弱与正气不足的状态，与太阳病的发病恰恰属于虚实之分。此外，少阴病提纲中虽未言下利、恶寒、手足厥冷等具体症状，但却进一步突出了体质在少阴病发病上的重要意义。

但欲寐是正气衰竭、病情危重的标志，类似于现代医学中的嗜睡、意识淡漠等精神衰竭之象，其相似证候为嗜卧、多眠睡，当须鉴别。如第 37 条之嗜卧乃邪气已去，正气未充，必安然静卧，脉静身和而无所苦；第 231 条阳明中风之嗜卧乃三阳合病，热盛神昏，必伴有脉弦浮大，短气，腹满而喘，胁下及心痛，鼻干不得汗，一身及目悉黄等邪热弥漫之症；第 6 条风温之多眠睡乃温热之邪充斥内外，神明被扰之昏睡，必伴有脉阴阳俱浮，自汗出，身重，鼻息必鼾，语言难出等热邪炽盛之症。而本病则是阴阳俱虚，神明失养，多伴以脉微细及正气衰竭之虚候，仔细辨识，不难分别。

【名家辑要、名家临证指要】

十四

【原文】

少阴病，欲吐不吐[1]，心烦，但欲寐，五六日自利而渴者，属少阴也。虚故引水自救。若小便色白[2]者，少阴病形悉具。小便白者，以下焦虚，有寒，不能制水，故令色白也。（《伤寒论》第 282 条）

【注释】

1. 欲吐不吐　想吐而又无物吐出。

2. 小便色白　小便色清不黄。

【释义】

本条论少阴寒化证的病机及辨证要点。

少阴寒化证，为心肾阳气虚衰所致。肾阳为一身之元阳，肾阳虚衰常致脾胃阳虚。升降失常，胃气不降，浊阴上逆则欲吐，复因胃腑空虚，故又无物吐出；阴盛于下，虚阳上扰则心烦；阳虚不能养神而致但欲寐。至此，少阴阳虚之证已初见端倪，此时当早与温阳之剂救治。若失治迁延，至五六日，邪入更深，肾阳虚更甚，不能温化脾土。脾气不升，寒湿下注，则自利，阳虚不能蒸化津液，津不布达而口渴。根据以上症状初步可判定"属少阴"。"虚故引水自救"是对口渴机理的补充说明，但口渴一症，有寒热之别，因而提出"小便色白"作为少阴阳虚寒盛之辨证依据。小便色白是由下焦肾阳虚衰，不能温化水液所致。至此，欲吐不吐，心烦，但欲寐、自利而渴、小便色白，少阴阳衰阴盛之外症迭见，故仲景云"少阴病形悉具"。

虚寒性下利大多没有"口渴"一症，本条提出"自利而渴"，属少阴，其意在于揭示少阴下利的特殊性。少阴为病，阴本不足，故其下利多伴口渴。而太阴为病，大多"自利不渴"，即提示医者，这也正是少阴下利与太阴下利的鉴别要点之一。小便的辨证在《伤寒论》中具有特殊的辨证价值。本条"小便色白"与小便清长是有区别的。小便清长，包括小便颜色清亮，也包括量的多少及排出的顺畅与否。而原文的"小便色白"似乎只包括颜色，而不涉及量及排出情况。原文"虚故饮水自救"明显强调，少阴病下利会造成津液的损伤，津液不足导致小便排出量的减少，应该明确区分。"诸病水液，澄澈清冷，皆属于寒"（《素问·至真要大论》），而本条所论"小便白者"专指虚寒，即"以下焦虚，有寒"，"不能制水"也不宜理解为小便量多或小便清长。本条原文所指应是下利较重，导致小便量少而色清。

本条对少阴虚寒证的辨证具有重要价值。既以欲吐不吐，心烦但欲寐，自利而渴，小便色白点出少阴寒化证的辨证要点；又以下焦虚有寒阐明少阴寒化证之病机；更以欲吐不吐与腹满而吐，自利而渴与自利不渴相互对比，辨少阴虚寒下利与太阴虚寒下利；以心烦但欲寐与心烦不得卧相比较，而辨少阴寒化与少阴热化；以自利而渴小便白与自利而渴小便赤，辨少阴寒利与厥阴热利。因此，本条不仅对临床辨证具有重要的指导意义，而且也为后人树立了辨证论治的典范。

【名家辑要、名家临证指要】

十五

【原文】

厥阴之为病，消渴，气上撞心[1]，心中疼热[2]，饥而不欲食，食则吐蛔，下之利不止。（《伤寒论》第 326 条）

【注释】

1.气上撞心　心，泛指心胸及胃脘部。气上撞心，即病人自觉有气上冲心胸部位。

2.心中疼热　自觉胃脘部疼痛，伴有灼热感。

【释义】

本条论厥阴病辨证提纲。

厥阴肝为风木之脏，主疏泄而内寄相火，邪入厥阴，疏泄失常，一方面气郁化火，上炎犯胃而为上热，另一方面肝气横逆，克伐脾土而为下寒，遂成上热下寒之证。肝郁化火，灼伤津液，故见消渴；足厥阴之脉夹胃上贯于膈，肝火循经上扰则见气上撞心，心中疼热；肝火犯胃，胃热消谷则嘈杂似饥；肝木乘脾，脾气虚寒，运化失职，故不欲饮食；脾虚肠寒，上热与下寒相阻格，故食入则吐；若患者素有肠道蛔虫寄生，则可能由于蛔虫上窜于胃而随食物吐出。此上热下寒之证，治宜土木同调，清上温下之法，可选用乌梅丸治之。若医见上热误用苦寒攻下，则致脾阳更伤，下寒更甚，而见下利不止的变证。

此为厥阴病开篇第 1 条原文，概括反映了厥阴有阴尽阳生之机，发病每易阴中有阳、寒热错杂的特点，故为厥阴病提纲。

厥阴病提纲证与太阴病提纲证述证方式相类，是以临床见症与误治后的结果点出本经病的性质。太阴误下，因脾胃俱损，升降之职失常，故气机痞塞心下而见胸下结硬；厥阴误下，因上热不为寒药而伤，而下寒则因误下更甚，脾气不升，故见下利不止。此亦进一步揭示了厥阴病上热下寒之性质。六经病提纲证各有侧重，其中，太阳、少阴以脉症相和而论，太阴、厥阴以症状与误治的结果而论，少阳以自觉症状而论，阳明以病机而论。六经提纲之所以如此行文，实有深意。其意就在于互为补充，一隅三反，主要示人分经审证时，既要脉症合参，又要知脉症从舍；既要依据医生诊查所得，也要了解病人的自觉症状；既要知审证的关键依据，又要从误治的反应中体味本经病的特点。但是归根到底，审经辨病的目的，还是要明其病位，知其病性，定其病机，如此方能作出正确的诊断，进而确定正确的治则，选用适合的方药。

本条之消渴应与太阳蓄水证之消渴相鉴别。本条消渴乃厥阴肝火燔炽，灼伤津液，为上热证，当伴有舌红苔黄、心中疼热等症状，治宜乌梅丸清上温下。太阳蓄水证之消渴，为太阳之腑膀胱气化失职，水停气阻，津不上承，属下焦蓄水证，故伴有小便不利，少腹里急，或脉浮、发热等症状，治宜五苓散温阳化气利水。

【名家辑要、名家临证指要】

十六

【原文】

伤寒脉微而厥，至七八日肤冷，其人躁无暂安时者，此为脏厥[1]，非蛔厥也。蛔厥[2]者，其人当吐蛔。今病者静，而复时烦者，此为脏寒[3]，蛔上入其膈，故烦，须臾复止，得食而呕，又烦者，蛔闻食臭出，其人常自吐蛔。蛔厥者，乌梅丸主之。又主久利。(《伤寒论》第 338 条)

【注释】

1. 脏厥 肾脏真阳极虚而致的四肢厥冷。
2. 蛔厥 蛔虫内扰，气机逆乱而致的四肢厥冷。
3. 脏寒 此指脾脏虚寒，实为肠中虚寒。

【释义】

本条为辨脏厥与蛔厥，以及蛔厥的证治。

本条可分为三段理解。第一段从"伤寒脉微而厥"至"非蛔厥也"，论脏厥的脉症，并提出应与蛔厥相鉴别。脏厥与蛔厥均可见脉微而四肢厥冷。但脏厥的厥冷程度严重，不仅四肢厥逆，而且周身肌肤皆冷，加之病人躁扰无片刻安宁之时，乃真阳衰败，脏气垂绝的表现，其病凶险，预后不良。此证与蛔厥的病机证治有别，故云"非蛔厥也"。脏厥证的治疗当以扶阳抑阴为主，可选用四逆汤类方。

第二段从"蛔厥者"至"乌梅丸主之"，论蛔厥的证治。蛔厥因蛔虫内扰所致，多有吐出蛔虫的病史，故曰"其人当吐蛔"。由于肠寒胃热，蛔虫避寒就温，不安于肠而上窜于胃，蛔虫上扰，故见心烦，甚则伴有剧烈腹痛和呕吐。若蛔虫内伏不扰，其心烦、腹痛、呕吐等症即可随之缓解或消失，故曰"须臾复止"。若病人进食，蛔虫因闻到食物气味，动而上窜，不仅心烦、腹痛、呕吐等症又作，且可因胃气上逆，蛔虫随之吐出。说明蛔厥证心烦、呕吐、腹痛等症状的发作或加重与进食有关。蛔虫内扰，气机逆乱，阴阳气不相顺接，故见四肢厥冷。可见蛔厥证具有时静时烦，时作时止，诸症发作或加重与进食有关，痛剧时虽手足厥冷，但周身肌肤不冷，且有吐蛔史等特征，与"肤冷，其人躁无暂安时"的脏厥自然有别。蛔厥证为上热下寒、蛔虫内扰所成，治当清上温下、安蛔止痛，方用乌梅丸。

第三段为文末"又主久利"，补述乌梅丸不仅能治疗蛔厥，又可治疗寒热错杂、虚实互见的久利不止之证。

本条文表面虽是论治蛔厥，但蛔厥发生的原因实为肠寒胃热，即上热下寒，寒热错杂。此证本在厥阴肝木而标在脾胃，乌梅丸以当归、乌梅养肝血而令肝气不逆，用黄连、黄柏以清上热，用附子、干姜、蜀椒以温下寒，以桂枝、细辛温通上下，更以人参、米饭、蜂蜜扶脾和胃而助正。本方为有制之师，正契合厥阴寒热错杂之证治，实为厥阴病之主方。另，此方之法，亦暗合《金匮要略·脏腑经络先后病脉证第一》第1条"夫肝之病，补用酸，助用焦苦，益用甘味之药调之"之大法。

蛔厥证与少阴寒厥证均有四肢厥逆、呕吐、腹痛等症，二者的区别在于：蛔厥证的厥逆见于剧痛之时，痛减或痛止时消失，腹痛拒按，时作时止，时静时烦，进食后随即发生呕吐与腹痛，证属上热下寒，治宜乌梅丸清上温下。少阴寒厥证手足厥逆，持续不减，腹痛喜温喜按，呕吐常与下利清谷、恶寒蜷卧、脉沉微等相伴见，证属阳衰阴盛，治宜四逆汤回阳救逆。

【名家辑要、名家临证指要】

第三节　诊　法

扫一扫看课件

—

【原文】

太阳中风，阳浮而阴弱[1]，阳浮者，热自发，阴弱者，汗自出，啬啬[2]恶寒，

淅淅³恶风，翕翕发热⁴，鼻鸣干呕者，桂枝汤主之。（《伤寒论》第 12 条）

【注释】

1.阳浮而阴弱 一指病机，卫气浮盛，故称阳浮；营阴不足，故称阴弱。一指脉象，轻按则浮，故称阳浮；重按见弱，故称营弱。

2.啬啬（sè） 形容畏缩怕冷之状。

3.淅淅（xī） 冷水洒身不禁其寒之状。

4.翕翕（xì）发热 形容发热如羽毛覆盖，轻而温和。

【释义】

本条论述了桂枝汤证的诊断及治疗。"阳浮而阴弱"，既指脉象，又言病机。风寒侵袭肌表，卫阳浮盛于外而抗邪，故脉轻取现浮；卫阳浮盛，失于固护而见汗出，因汗出而营阴损伤，故沉取现弱。阳浮阴弱作为病机而言反映了外邪侵袭，卫阳浮盛，营阴外泄之营卫不和之特点，作为脉象而言即脉浮缓之互称，是太阳中风证的典型脉象，这也充分体现了脉象与病机的对应关系。风寒侵袭肌表，卫气奋起抗邪，与邪相争，则见发热，故曰"阳浮者，热自发"；卫气受邪，失于固密，营阴不能内守，泄漏于外，则见汗出，汗出则营阴更伤，故曰"阴弱者，汗自出"。"阳浮者，热自发，阴弱者，汗自出"，虽为对举之文，但前者阳浮为热自发的原因，而后者阴弱则为汗自出的结果。卫气为风寒所袭，失其"温分肉"之职，加之汗出肌腠，故见恶风、恶寒。太阳中风为表证，其热不似阳明里热发自于内，加之有汗出，其热势不高，故曰"翕翕发热"。人体是一个有机整体，表里之间常常互相影响，表气不和，里气不调，肺气不利，则见鼻鸣；胃气上逆，则见干呕。

本证反映的病机为风寒袭表，卫强营弱，治以桂枝汤解肌祛风，调和营卫。桂枝辛温，功擅解肌祛风，温卫助阳；白芍酸苦微寒，敛阴和营。生姜助桂枝调卫散邪，并能和胃止呕；大枣助芍药以和营，并能健脾生津；姜、枣合用，亦有调和营卫之功。炙甘草调和诸药，与桂枝、生姜相伍，辛甘化阳，可增强温阳散邪之力；与芍药、大枣相配，酸甘化阴，能增强益阴扶正之功。诸药相伍，外调营卫，内和脾胃，滋阴和阳。

【名家辑要、名家临证指要】

二

【原文】

太阳病，项背强几几¹，无汗恶风，葛根汤主之。（《伤寒论》第 31 条）

【注释】

1.项背强几几（jǐnjǐn） 南阳地区方言，有拘紧、固缩之意。亦有读作殊（shū）者。项背强几几，形容项背拘紧不适、转动俯仰不利之状。

【释义】

本条论太阳伤寒兼经输不利的证治。太阳病，无汗恶风，属风寒束表，卫闭营郁的太阳伤寒表实证,又兼见项背拘急不舒,此系风寒客于太阳经腧,经气不舒,阻滞津液敷布,太阳经脉失于濡养所致。治用葛根汤,发汗解表,升津舒经。葛根汤由桂枝汤减轻桂枝、芍药用量,加葛根、麻黄而成。方以葛根为主药,升津液、舒经脉而治项背拘急;桂枝、麻黄发汗解表;芍药、生姜、大枣、甘草,益阴养营,和中益气。故本方既能发汗升津,又无麻黄汤过汗之虞。

【名家辑要、名家临证指要】

三

【原文】

太阳病,桂枝证,医反下之,利遂不止,脉促¹者,表未解也,喘而汗出者,葛根黄芩黄连汤主之。(《伤寒论》第34条)

【注释】

1.脉促　指脉搏急促有力。

【释义】

本条论太阳病误下致里热挟表邪下利的证治。太阳病桂枝汤证,本应使用汗法治之,但医生却用了攻下的方法,所以说"反下之"。误下后表邪化热内陷,下注迫肠,故见下利不止;脉象急促,表明胃肠虽伤,但正气仍能抗邪,表邪未能全部下陷,故曰"表未解";肺与大肠相表里,肠热壅盛,上蒸于肺,肺失清肃,上逆而喘;里热壅盛,迫津外泄而为汗出。证属肠热下利,表邪未解,治以葛根芩连汤解表清里,表里同治。本方由葛根、黄芩、黄连、炙甘草四味药组成。葛根辛凉解肌,透肌表之邪,轻清升发,升阳而止利;黄芩、黄连苦寒清热,厚肠胃而止利;甘草甘缓和中,调和诸药。四药相伍,外解表邪,内清里热,故为表里双解之剂。

【名家辑要、名家临证指要】

四

【原文】

太阳病,头痛发热,身疼腰痛,骨节疼痛,恶风,无汗而喘者,麻黄汤主之。(《伤寒论》第35条)

【释义】

本条论太阳伤寒的证治。太阳感受外邪,风寒外束肌表,太阳经气运行受阻,卫阳不得伸展,营阴郁滞不畅而出现头痛,身疼腰痛,骨节疼痛。卫阳被遏,正邪交争,可见恶风、发热。寒邪闭郁,营阴郁滞而现无汗。肺主气,外合皮毛,皮毛闭塞,肺气不宣而喘。

本证与太阳中风证均以发热、头痛、恶风寒、脉浮为基本证候,为风寒袭表,营卫失调所致。但是中风证的特征为汗出,脉浮缓,其基本病机为卫阳不固，营阴失守。伤寒证以无汗、脉浮紧为特征，其基本病机特点为风寒束表，卫阳被遏，营阴郁滞，肺气失宣。治以辛温发汗，宣肺平喘，方用麻黄汤。麻黄汤由麻黄、桂枝、杏仁、甘草组成。方中麻黄为君，辛苦温，发汗解表，宣肺平喘；桂枝为臣，辛甘温，解肌祛风，助麻黄发汗；杏仁为佐，宣降肺气，助麻黄平喘；甘草调和诸药为使。全方为辛温发汗之峻剂，故服药时不需啜粥。

【名家辑要、名家临证指要】

五

【原文】

太阳中风，脉浮紧，发热恶寒，身疼痛，不汗出而烦躁者，大青龙汤主之。若脉微弱，汗出恶风者，不可服之，服之则厥逆，筋惕肉瞤[1]，此为逆也。（《伤寒论》第 38 条）

【注释】

1. 筋惕肉瞤（rún） 筋肉跳动。

【释义】

本条论太阳伤寒兼里热烦躁的证治。本条之"太阳中风"是指病因而言，即风寒之邪侵袭太阳。发热恶寒，身疼痛，脉浮紧是典型的伤寒表实证，然"烦躁"一症提示与单纯的风寒表实证不同，其主要原因为寒邪闭郁肌表，阳郁不得宣泄，郁而生热，热邪上扰，"不汗出"既为症状，又为"烦躁"之原因。本证为表寒里热之证。治以外散风寒，内清郁热，方用大青龙汤。大青龙汤由麻黄汤重用麻黄，加石膏、生姜、大枣而成。原方中麻黄用量六两，较麻黄汤多一倍，为发汗峻剂，意在外散风寒，开闭郁之表；加石膏清里热，生姜、大枣和中以资汗源。麻黄与石膏相配，既相反相成，相互制约，又各行其道，为寒温并用，表里双解之剂。

"脉微弱，汗出恶风者"为表里阳虚之少阴证，不可妄用大青龙汤。否则亡阳损阴，筋肉失养而见筋肉跳动。

【名家辑要、名家临证指要】

六

【原文】

伤寒表不解，心下有水气[1]，干呕，发热而咳，或渴，或利，或噎[2]，或小便不利、少腹[3]满，或喘者，小青龙汤主之。（《伤寒论》第 40 条）

【注释】

1. 心下有水气 心下，即胃脘部位。水气，即水饮之邪。

2. 噎（yē） 此处指咽喉有气逆阻塞感。

3. 少腹 此处泛指下腹。

【释义】

本条论太阳伤寒兼水饮内停的证治。本条条文首言病机，"伤寒表不解"，说明太阳表邪不解，除发热之外，尚可见恶寒、头项强痛、无汗、脉浮紧等表证特征；"心下有水气"，说明内有水饮为患，咳嗽喘息与干呕为本证之主要特征，多见痰多清稀色白。外寒内饮，相互搏击，壅塞于肺，肺气上逆，为本证咳喘的主要原因。水停以下，干犯胃腑，胃失和降，故令干呕。然水饮为患，随气机升降而变动不居，随所伤部位不同而有不同表现。饮证一般不口渴，若水饮内停，阻滞气机，气不化津，津不上承，亦有口渴之象，然毕竟属于寒饮，故常为渴喜热饮，且饮量不多。如水饮下趋大肠则下利；阻碍胸部气机，则咽喉噎塞；蓄于膀胱，气化失职，则小便不利，下腹胀满。其证属外寒内饮，治以小青龙汤辛温解表，温化水饮。

小青龙汤由麻黄汤、桂枝汤合方去杏仁、生姜，加干姜、细辛、半夏、五味子而成。方中麻黄、桂枝、芍药相配发汗解表，调和营卫；干姜、细辛、半夏相配温阳散寒化饮；五味子敛肺止咳，炙甘草调和诸药。诸药共奏解表蠲饮之功。

【名家辑要、名家临证指要】

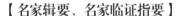

七

【原文】

下之后，复发汗，昼日烦躁不得眠，夜而安静，不呕，不渴，无表证，脉沉微，身无大热者，干姜附子汤主之。(《伤寒论》第 61 条)

【释义】

本条论述肾阳虚烦躁的证治。烦躁的病机各异，必须辨别清楚。本证烦躁在时间上的特点，为昼日烦躁，夜间安静，这是因为白天阳气旺，乍虚之阳乘阳旺之时与阴邪抗邪，所以昼日烦躁不得眠；夜间阴气盛，已衰的阳气无力与阴邪相争，反而相安无事，故夜而安静。"不呕，不渴，无表证"，这是一种排除法，对于鉴别诊断有帮助。呕为少阳主症，渴为阳明主症，恶寒发热头痛身疼为太阳表证，这些证候都已不见，故可确定这时的烦躁不是三阳证。但是阳盛阴虚证也有烦躁，仍然不能断定为阳虚阴盛证，脉象沉微则为辨证的关键，阴虚热盛的脉象绝不会沉微，所以又提出了脉沉微作为辨证的依据，充分表明脉症合参的意义。病机既然已经确定，那么，无大热的性质也就不难判断，既不是表邪未尽，也不是热潜于里，而应属于虚阳外浮。但是另一方面则表明阳气虽虚还未尽脱，尚有治疗余地。从整个情况来看，因误治而阳气大虚，证情突变，证势急迫，治应迅速复其阳气，所以用干姜附子汤药少量轻的单捷小剂，以急救阳气。本方由干姜、生附子组成，即四逆汤去炙甘草。干姜、附子大辛大热，急救回阳。因为阳气暴亡，病势较急，将脱之阳宜当速救，故去甘缓之甘草。本方药少量轻，急煎顿服，取其单刀直入、药精效专之意，故回阳取效也捷。

【名家辑要、名家临证指要】

八

【原文】

发汗后，不可更行[1]桂枝汤，汗出而喘，无大热者，可与麻黄杏仁甘草石膏汤。（《伤寒论》第 63 条）

【注释】

1. 更行 更，再一次；行，使用。更行即再一次用。

【释义】

本条论邪热壅肺作喘的证治。从"不可更行桂枝汤"推断，在发汗或攻下之前，本证当为太阳表证由于汗不得法，或误用攻下，出现汗出而喘，表无大热的症状。此乃表邪化热内陷，邪热壅肺之证。里热壅盛，迫津外泄，故汗出；邪热壅肺，肺失宣肃，故见喘逆；此处之"无大热"，是指表无大热，而非没有里热，证之临床，热势或高或低，宜当活看，不可拘泥。

"不可更行桂枝汤"一句，提示本证的汗出而喘当与桂枝加厚朴杏子汤证之汗出而喘相鉴别。本证为汗下后外邪入里化热，热壅于肺而喘，故有发热、汗出、口渴、不恶寒、舌红苔黄、脉数等里热证，治宜清热宣肺，降气平喘，方用麻杏甘石汤方。方中麻黄宣肺止咳平喘，石膏辛凉宣透肺热，麻黄与石膏相伍，寒热互制，宣肺平喘而不温燥，清泄内热而不凉滞，使内壅之热能外透肌表。杏仁宣肺降气，助麻黄宣肺之力。甘草甘缓和中，调和诸药。共奏清宣肺热之效。

【名家辑要、名家临证指要】

九

【原文】

伤寒，若吐、若下后，心下逆满[1]，气上冲胸，起则头眩，脉沉紧，发汗则动经[2]，身为振振摇[3]者，茯苓桂枝白术甘草汤主之。（《伤寒论》第 67 条）

【注释】

1. 心下逆满 指胃脘部因气上逆而感觉胀闷不舒。

2. 动经 伤动经脉。

3. 振振摇 动摇不定。

【释义】

本条论述脾虚水停的证治及治疗禁忌。条文中"茯苓桂枝白术甘草汤主之"当接在"脉沉紧"之后，属倒装文法。

本条的若吐、若下，就是或经过吐，或经过下，并不是吐而又下。吐法、下法都能损伤脾阳，太阳伤寒，本当发汗，但误用吐下之法，损伤脾胃，中阳不足，运化无力，水饮内停，逆而上冲，故见心下逆满，气上冲胸。水饮既阻，清阳不得上升，所以起则头眩。推想其平卧之时，亦必眩晕，不过当站立时体位变换，眩晕更加厉害而已。表证全罢而饮邪阻滞于里，所以脉象沉紧。病本为中阳不运，水饮内停，故治当温化水饮，健运中焦，方用茯苓桂枝白术甘草汤。如果再用发汗，则外伤经脉，经脉虚而饮邪向外侵凌，则经脉眲动而肢体振振动摇，此非苓桂术甘汤所能治也，当治以温肾利水的真武汤。

方中茯苓健脾益气，淡渗利水；桂枝温阳化气，降逆平冲，与茯苓相配，通阳化气以行水；白术、甘草补脾益中，培土强源。且茯苓、白术相配，又能增加健脾利水之力，桂枝、甘草相伍，更可发挥温通阳气之功。全方充分体现了仲景"病痰饮者，当以温药和之"的思想。

【名家辑要、名家临证指要】

十

【原文】

太阳病，发汗后，大汗出，胃中干[1]，烦躁不得眠，欲得饮水者，少少与饮之，令胃气和则愈。若脉浮，小便不利，微热，消渴[2]者，五苓散主之。（《伤寒论》第71条）

【注释】

1. 胃中干　胃中津液不足。

2. 消渴　指口渴而饮水不解的症状，不是病名。

【释义】

本条论述胃津不足证与蓄水证的证治。可分为两段，从"太阳病"至"令胃气和则愈"为第一段，论述了发汗太过以致胃阴不足证候表现及调护方法。太阳病当以辛温发汗之法治之，但若汗不得法，汗出过多，可致津液耗伤。胃阴不足，虚火上扰则烦躁不得眠，阴津不足则欲饮水而自救。此时，只需频频地给予少量汤水以滋胃阴，待阴津恢复，胃气调和，病可自愈。"少少与饮之"指出了胃阴不足的调护方法是多次少量地饮用汤水，而不可大量饮用。因为此时胃气尚弱，恣意饮用则易形成水停中焦证。仲景将此证与太阳蓄水证并列提出，意在指出同为汗后口渴、心烦，却有津亏与水蓄的不同病机，应鉴别区分。

"若脉浮"至"五苓散主之"为第二段，论太阳病发汗后也可形成蓄水证。蓄水证乃太阳病汗不得法，表邪循经入腑，膀胱气化不利所成。因表邪未解，故见脉浮或浮数、微微发热；膀胱气化不行，水道不调，则见小便不利；水停气滞，气不化津，津液不能敷布上承，故见口渴。但此口渴非阴津不足所致，故饮不解渴，饮入之水似乎已经自行消耗，故仲景名之为"消渴"。

既有太阳表证，又有蓄水里证，但以膀胱气化不利之蓄水里证为主，故治宜通阳化气利水为主，兼以解表。方用五苓散。本方以苓为主，药共五味，共为散剂，故名五苓散。方中茯苓、猪苓、泽泻渗湿利水，白术健脾利湿，桂枝通阳化气，兼以解表，共奏化气行水、通里达表之功。

【名家辑要、名家临证指要】

<h2 style="text-align:center">十一</h2>

【原文】

发汗后，水药不得入口为逆，若更发汗，必吐下不止。发汗、吐下后，虚烦[1]不得眠，若剧者，必反覆颠倒，心中懊憹[2]，栀子豉汤主之；若少气[3]者，栀子甘草豉汤主之；若呕者，栀子生姜豉汤主之。（《伤寒论》第76条）

【注释】

1. 虚烦　虚，是与有形之邪为"实"相对而言。虚烦，指无形热邪所致的心烦。

2. 心中懊憹　懊憹，音懊恼，指心中烦闷至极，莫可名状。

3. 少气　即气少不足以息。

【释义】

本条论述热扰胸膈证及其兼证的证治，可分为两段理解。从"发汗后"至"必吐下不止"为第一段，论述汗后胃虚吐逆的证候。表证当发汗，然汗不得法，损伤阳气，中寒阳微，胃虚不纳，故水药不得入口，这是误治的变证。此时若认为是表证之呕逆而再发其汗，必致中阳衰败，升降失常，清者降而成利，浊者逆而为呕，出现吐利不止。

从"发汗、吐下后"至结尾为第二段，主要辨汗吐下后热扰胸膈的证治。邪在表宜汗，在上宜吐，在腹宜下，本条既用汗、吐、下法，可能是合病。但汗、吐、下用之不当，有形之邪虽去，无形邪热却乘机郁于胸膈。郁热扰乱心神，轻者出现心烦不得眠，重者烦闷难耐，莫可名状，甚至辗转反侧，坐卧不宁。治当清宣胸膈郁热，方用栀子豉汤。

因体质差异，误治之后所见症状则有一定的差异。若兼有气少不足以息，为吐下伤及中气，可加炙甘草以益气补中，此即栀子甘草豉汤；若兼见呕吐，为郁热扰胃，气逆于上，可加生姜以和胃降逆，此即栀子生姜豉汤。仲景于此告诉我们，用药当随证而变，充分体现了《伤寒论》辨证论治的灵活性。

栀子豉汤由栀子、淡豆豉组成。其中栀子味苦入心，性寒清热，导热下行，可清热除烦。豆豉味辛性寒，既能清解，又能宣散胸膈之郁热。二药相伍，清中有宣，宣中有降，为治虚烦懊憹之良方。

【名家辑要、名家临证指要】

<h2 style="text-align:center">十二</h2>

【原文】

太阳病发汗，汗出不解，其人仍发热，心下悸，头眩，身瞤动，振振欲擗地

者，真武汤主之。(《伤寒论》第82条)

【释义】

本条是因过汗损伤肾阳而致的阳虚水气内动证。太阳病本来应当用发汗的方法以解表邪，但是如果汗不如法，或发汗太过，也可发生其他变证。肾阳虚不能制水，于是水气动而泛溢，上逆凌心则心下悸，上犯清阳则头眩，外侵经脉则筋肉跳动，周身震颤不能自持而欲仆倒于地。关于其人仍发热，有解释是阳亡于外虚阳浮越的发热，然而果真是亡阳发热，照理应属于阴盛格阳证，急需用通脉四逆等姜附剂，恐非真武所能胜任。就整个病情来看，太阳表证，因发汗太过损伤正气而表仍未解的例子比比皆是。因此，本条阳虚水动变证的同时表仍未解，并不违背临床实际。那么，遵照表里证同具，里虚者先治其里的治则，治以真武汤是完全正确的。

本证的振振欲擗地，与67条的"发汗则动经，身为振振摇"的机转基本一致，都是阳虚水气所致，不过程度轻重不同而已，轻微的治以运脾化饮的苓桂术甘汤；严重的必须用温肾散水的真武汤。

【名家辑要、名家临证指要】

十三

【原文】

伤寒，阳脉[1]涩，阴脉[2]弦，法当腹中急痛，先与小建中汤，不差者，小柴胡汤主之。(《伤寒论》第100条)

【注释】

1. 阳脉　指脉浮取。

2. 阴脉　指脉沉取。

【释义】

本条论少阳兼里虚寒证，治宜先补后和之法。本条平脉辨证，从脉象推测病机与病情。阳脉涩，即脉浮取之则涩而不流利，是脾胃虚弱，气血不足；阴脉弦，是脉沉取之又弦而不和缓，弦为少阳病主脉，又主痛证。脾气虚弱，气血俱亏，加之邪郁少阳，木邪乘土，筋脉失养，应见腹中拘急疼痛。似乎是据脉断证，实际也是脉症合参的诊断方法，所谓"法当"，就寓有推理、预测的精神，通过问诊，自不难得到印证。脾胃虚弱、气血不足之人，若先投小柴胡汤，则更伤中气，而引邪深入，故宜先补本虚，投以小建中汤，调和气血，健运中州，扶正祛邪，是补土御木之法；且方中重用芍药，亦能制木舒挛缓急止痛，土建木平，而腹痛可止，若服汤后，脉弦不解，痛犹未止者，知少阳之邪未除，可投以小柴胡汤，和解少阳，运转枢机，使邪去痛止，为泄木和中之法。

文中提出"先与"，就意味着还有续与，是分为两步走的治疗方案，第一个方法能够解决最好，假使解决不了，再用第二个方法。也可理解为先解决其里虚，再治疗其实邪；先补太阴，再和少阳。其处理原则和太阳证与少阴证同见，先用四逆汤温里，再用桂枝汤和表的精神是一致的。

【名家辑要、名家临证指要】

十四

【原文】

伤寒中风，有柴胡证，但见一证便是，不必悉具。凡柴胡汤病证而下之，若柴胡证不罢者，复与柴胡汤，必蒸蒸而振[1]，却复发热汗出而解。(《伤寒论》第101条)

【注释】

1. 蒸蒸而振　蒸蒸，内热貌，气从内达，邪从外出，而周身战栗颤抖，即寒战高热。

【释义】

此条可分两段理解。自"伤寒中风"至"不必悉具"为第一段，阐述小柴胡汤的运用原则。"伤寒中风"，即不论伤寒还是中风。"有柴胡证"，是指口苦、咽干、目眩、往来寒热、胸胁苦满、默默不欲饮食、心烦喜呕诸症。如果这些证候完全具备，自不难诊断，然而临床的证候表现非常复杂，典型的证候极为少见，贵在见微知著，审察病机，本条提出"但见一证便是，不必悉具"，正是示人以执简驭繁的辨证方法，不仅适用于辨柴胡证，也适用于辨其他汤证。临床凡见到柴胡证的一部分主症，只要能反映少阳病枢机不利、胆火上炎的病机特点，确认为少阳病，即可应用和解之法，投以小柴胡汤，而不必待其主症全部具备再行其方。本条明确指出了灵活运用小柴胡汤的原则与方法。论中有"呕而发热者"，"胸满胁痛者"，"胸胁满不去者"，"续得寒热发作有时者"，均与小柴胡汤治疗，便是典型例证。

自"凡柴胡汤病证而下之"至"却复发热汗出而解"为第二段，论误下后复服柴胡汤的机转。凡柴胡证，当用和解之法，不可攻下。若用之，当属误治，每易使邪气内陷，产生变证。但亦有误下之后柴胡证仍在者，则知其正气未伤，邪气未陷，仍可再用柴胡汤。但误下之后正气毕竟受挫，服汤后正气得药力之助与邪抗争，正邪交争较为剧烈，必见蒸蒸发热，周身振抖，及至正胜邪却之时，遂发热汗出而解。此种病解的机转过程，后世称为战汗，大多见于病程较长，正气较虚，邪在表里之间。若病势浅表，正气不虚，汗解时是不会发生战栗的。

【名家辑要、名家临证指要】

十五

【原文】

太阳病，过经[1]十余日，反二三下之，后四五日，柴胡证仍在者，先与小柴

胡。呕不止，心下急[2]，郁郁微烦者，为未解也，与大柴胡汤，下之则愈。(《伤寒论》第 103 条)

【注释】

1.过经　邪离本经，传入他经，谓之过经。

2.心下急　指胃脘部拘急不舒或疼痛的感觉。

【释义】

本条论少阳病兼阳明里实的证治。太阳病已罢，邪传他经，谓之过经。从"柴胡证仍在"来看，知邪气传入少阳。少阳病应治以和解之法，若二三下之，是谓误治，所幸患者正气尚旺，未因误下而造成变证。后四五日，柴胡证仍在，说明正气未伤，邪未内陷，邪仍在少阳。证不变则治亦不变，故先以小柴胡汤以运转枢机，和解少阳，病即可愈。倘若服小柴胡汤后病证不解，而反加重，由喜呕变为"呕不止"，乃少阳胆热犯胃，加之热壅阳明，胃气上逆所致；由胸胁苦满变为"心下急"，是邪入阳明，胃热结聚，气机阻滞；"郁郁微烦"是少阳气郁，热扰心神。此少阳热聚成实，兼入阳明之证，当见腹满痛、不大便等阳明里实之证。少阳病不解，则不可下，而阳明里实，又不得不下，遂用大柴胡汤和解与通下并行，两解少阳、阳明之邪。

【名家辑要、名家临证指要】

十六

【原文】

太阳病六七日，表证仍在，脉微而沉，反不结胸[1]，其人发狂者，以热在下焦，少腹当硬满，小便自利者，下血乃愈。所以然者，以太阳随经，瘀热在里[2]故也，抵当汤主之。(《伤寒论》第 124 条)

【注释】

1.结胸　为有形痰水结于胸膈脘腹，以胸膈脘腹疼痛为主要临床表现的病证。

2.太阳随经，瘀热在里　太阳表邪随经脉入里化热，与瘀血互结而蓄于下焦。

【释义】

本条论述蓄血重证的病因病机与证治。"抵当汤主之"应接在"下血乃愈"之后，文义始属。太阳病六七日不解，表邪可循经入里化热与瘀血搏结于下焦而成蓄血证。

太阳病六七日，表证仍在，照理应是脉浮，可是反见脉微而沉，乃表邪内陷，气血郁阻而沉滞不起之状，不是少阴阳虚的脉沉微，决不可混同。邪陷于里，最易发生结胸，现在反没有心下硬满疼痛，这就排除了热与水结的结胸证。根据病人狂乱不清的特点，可能是下焦蓄血证，应当兼有小腹硬满，提示必须结合问诊和腹诊。然而小腹硬满，并非蓄血独有的腹证，因此，又提出了小便自利，作为不是蓄水的证据，从而确诊为下焦蓄血证。既然是热与血结蓄于下焦，只有振血下行，才能痊愈。这里的下血乃愈包含两层意义：一指自愈机转，如血结较轻，有血自下而愈的可能；二指治法，如血结较甚，当用逐瘀之剂。

所谓太阳随经，瘀热在里，是对上述证候病理机制的补充说明，瘀热蓄于下焦，少腹自当硬满。热邪上扰心神，轻者如狂，重则发狂。病在血分，不在膀胱气分，故见小便自利。由于瘀结甚而病势重，即使太阳表证未解，亦当用攻逐瘀血的抵当汤先治其里。

抵当汤由水蛭、虻虫、大黄、桃仁组成。水蛭，南阳民间俗称"抵当"，故本方仲景名之为抵当汤。方中水蛭、虻虫为虫类药相伍为用，药力峻猛，直入血络而破血逐瘀，桃仁活血化瘀，大黄泄热导瘀。四药相合，可谓集活血化瘀药之大成，为破血逐瘀峻剂。

【名家辑要、名家临证指要】

十七

【原文】

伤寒六七日，发热，微恶寒，支节烦疼[1]，微呕，心下支结[2]，外证未去者，柴胡桂枝汤主之。(《伤寒论》第 146 条)

【注释】

1. 支节烦疼 支，通肢。即因四肢关节疼痛而烦扰不宁。

2. 心下支结 即患者自觉心下有物支撑结聚。

【释义】

本条论少阳兼太阳表证的证治。伤寒六七日，多为太阳病邪解除之期，若不解，则有传变之机。今见发热微恶寒，支节烦疼，知太阳病未罢，即外证未去之意；微呕，心下支结，为少阳枢机不利，胆热犯胃之征。此乃太阳病邪未解，而又并入少阳，形成太阳少阳并病。然恶寒为微，仅四肢关节疼痛，而无头身疼痛，说明太阳病较轻；微呕、心下支结，较之心烦喜呕、胸胁苦满而言，足证少阳病亦不重。此太阳少阳并病而证候俱轻，治以太少两解之法，以小柴胡汤、桂枝汤各取半量，合为柴胡桂枝汤。用桂枝汤解肌祛风，以散太阳之邪，取小柴胡汤和解枢机，以解少阳之邪，为两解太少之轻剂。

【名家辑要、名家临证指要】

十八

【原文】

伤寒五六日，已发汗而复下之，胸胁满微结，小便不利，渴而不呕，但头汗出，往来寒热，心烦者，此为未解也，柴胡桂枝干姜汤主之。(《伤寒论》第 147 条)

【释义】

本条论少阳病兼水饮内结的证治。伤寒五六日，已用发汗及下法，病不解而出现胸胁满、往来寒热、心烦等症，知邪已传入少阳。少阳包括手足少阳两经及胆与三焦两腑，邪犯少阳，正邪相争，互有胜负，故往来寒热；胆火内郁，上扰于心，故心烦；三焦决渎失职，水道不调，则小便不利；枢机不利，经气郁滞，加之水饮内停，故胸胁满微结；三焦气化失司，津不上承，加之胆火灼津，则口渴；邪在胸胁而胃气尚和，故不呕；少阳郁热为水饮所遏，不能外达而上蒸，故但头汗出。值得注意的是，胸胁满微结，寓有水饮内结之意，与胸胁苦满不尽相同。本证为少阳胆及三焦俱病，以柴胡桂枝干姜汤于和解少阳、疏达三焦中兼以温化水饮。柴胡桂枝干姜汤即小柴胡汤去半夏、人参、生姜、大枣，加桂枝、干姜、瓜蒌根、牡蛎而成。柴胡、黄芩合用，清解少阳郁热；因渴而不呕，故去半夏、生姜之温燥；因水饮内结，故去人参、大枣之壅滞；加瓜蒌根、牡蛎逐饮开结；加桂枝、干姜通阳散寒，温化水饮；甘草调和诸药。本方寒温并用，攻补兼施，既可和解枢机，又可温化水饮。初服邪正相争，故微烦。复服气机宣通，表里皆和，则周身汗出而愈。

【名家辑要、名家临证指要】

十九

【原文】

伤寒五六日，呕而发热者，柴胡汤证具，而以他药下之，柴胡证仍在者，复与柴胡汤。此虽已下之，不为逆，必蒸蒸而振[1]，却发热汗出而解。若心下满而硬痛者，此为结胸也，大陷胸汤主之。但满而不痛者，此为痞，柴胡不中与之，宜半夏泻心汤。（《伤寒论》第149条）

【注释】

1.蒸蒸而振　蒸蒸，兴盛貌，此指自觉有热自内向外蒸腾；振，周身震颤，即寒战。

【释义】

本条论述柴胡汤证误下后的三种转归和治法。伤寒表证，五六日之后，邪有内传之势。若见"呕而发热者"，说明邪入少阳，即"柴胡汤证具"。病在少阳，治宜柴胡汤和解，"而以他药下之"，是治不得法。误下之后，可以发生三种转归：其一，柴胡证仍在。虽经误下，但因其人正气较盛，正气受挫但未大伤，邪未内陷而生他变，故曰"此虽已下之，不为逆"。证不变则治亦不变，故复与柴胡汤。服药之后，受挫之正气得药力之助，奋起抗邪外出，可出现"蒸蒸而振，却发热汗出而解"的战汗。其二，形成结胸证。若其人素有水饮内停，误下之后，少阳邪热内陷，与水饮结于心下胸膈，则成心下满而硬痛的结胸证，治以大陷胸汤泄热逐水破结。其三，变为痞证。若患者平素内无水饮，误下之后脾阳受损，寒从中生，少阳邪热内陷心下，脾虚有寒而热壅于胃，寒热错杂，气机壅滞，则成心下但满而不痛的痞证。本证之满在心下，不在胸胁，是中焦气机痞塞，而非少阳经气郁滞，故不能再用柴胡汤，可予半夏泻心汤和中降逆消痞。半夏泻心汤由半夏、干姜、黄连、黄芩、人参、大枣、炙甘草7味药组成。方中半夏、干姜辛开而温，散脾气之寒，以开其结；黄连、黄芩苦泄而寒，降胃气之热，以泄其满；人参、大枣、甘草甘温调补，补中气，调脾胃，复升降，以补其虚。全方寒温并用，辛开苦降，攻补同施，阴阳并调，是为和解之方。

【名家辑要、名家临证指要】

二十

【原文】

心下痞，按之濡[1]，其脉关上浮者，大黄黄连泻心汤主之。(《伤寒论》第154条)

【注释】

1.濡 同软。

【释义】

本条论述热痞的证治。"心下痞，按之濡"，再次指明了痞证的主症。因为痞证是无形之气壅滞心下所致，内无有形之邪结聚，故病人只觉胃脘部位有堵闷痞塞之感，并且触按时柔软而没有坚硬疼痛的感觉。"其脉关上浮者"，是以脉象阐释病机。关脉候中焦，浮脉既主表证，又主里热。关脉见浮，说明本证之痞乃无形邪热壅聚心下，气机痞塞所成。痞因热致，称为热痞，故本证应伴见发热、心烦、口渴、小便短赤、舌红苔黄等里热证的表现。以大黄黄连泻心汤方清热消痞。

方中大黄泄热和胃开结，黄连清泄心胃之火，黄芩直折中焦实热。诸药合用，邪热得清，气机得畅，痞满自消。本方药味少、用量轻，药性纯正专一，为单捷小剂，且不用煎服而用开水浸泡少顷，取其气之轻扬，薄其味之重浊，使之利于清上部无形邪热，而避其下走肠道泻下里实之力。

【名家辑要、名家临证指要】

二十一

【原文】

伤寒发汗，若吐若下，解后心下痞硬，噫气[1]不除者，旋覆代赭汤主之。(《伤寒论》第161条)

【注释】

1.噫气 嗳气。

【释义】

太阳表证，本应发汗。若发汗不当，或误用吐法、下法，表邪虽然解除，但脾胃受伤。脾运化失职，胃腐熟失权，水湿内聚而生痰饮。痰饮为有形之邪，最易阻滞气机，脾胃为气机升降之枢纽，痰阻中焦，气机升降失常，故见胃脘心下痞硬；胃以通降为顺，胃虚痰阻，胃气不得通降，其气上逆，故嗳气频频。本证重在痰饮内生而胃气上逆，故嗳气明显，常可伴见纳差，恶心呕吐，苔白腻或白滑，脉沉弦或弦缓等。治宜健脾和胃，化痰下气，方用旋覆代赭汤。

本证与生姜泻心汤证同中有异。二者均为伤寒误治，脾胃受损，而见心下痞硬、嗳气之症。本证乃脾胃受伤而痰阻气逆，以嗳气不止而无食臭，伴见心下痞硬，亦无肠鸣下利为其临床特征；生姜泻心汤证乃寒热错杂，水食停滞，以心下痞硬伴见干噫食臭、腹中雷鸣下利为其临床特征。两证寒热病性不尽相同，主症偏重亦有差异。

【名家辑要、名家临证指要】

二十二

【原文】

太阳病，外证未除，而数下之，遂协热而利[1]，利下不止，心下痞硬，表里不解者，桂枝人参汤主之。（《伤寒论》第 163 条）

【注释】

1.协热而利　热，此处指表证发热。协热而利，指里寒协同表热下利。

【释义】

太阳病，外证未除，本当依法汗解，医者不察，而多次使用攻下之法，不但表证未罢，而且发热恶寒等症犹在。因屡次攻下损伤中焦脾阳，脾失健运，寒湿内生。气机阻滞，浊阴不降，壅塞胃脘，则心下痞硬；清气不升，而见下利不止。从而形成里虚寒兼表不解的表里同病，以里虚寒为主，故以桂枝人参汤温中解表，表里同治。本条重在说明表证不可攻下，否则会发生许多变证；其次示人表里同病时，若里证不急或里虚不甚，可以采用表里双解之法。《伤寒论》中下利兼有表证见于多个方证，但因病机不同，轻重缓急之异，故治法各异，如葛根汤证、葛根芩连汤证、少阴下利兼表证、桂枝人参汤证等，当细细体会。

【名家辑要、名家临证指要】

二十三

【原文】

伤寒若吐若下后，七八日不解，热结在里，表里俱热，时时恶风，大渴，舌上干燥而烦，欲饮水数升者，白虎加人参汤主之。（《伤寒论》第 168 条）

【释义】

伤寒当从汗解，若误用吐法、下法，则表邪入里，且津液耗伤，酝酿数日，邪从燥化，而成阳明热盛津伤之证，并非里热兼表而病不解。邪热弥漫周身，充斥内外，故呈表里俱热之象。所谓表热者，是指里热蒸腾，迫津外泄，而有身热汗出，不恶寒反恶热等阳明外证；里热者，是指阳明热盛，津气受灼，而有大渴、舌上干燥、欲饮水数升等，同时又反映了其热盛渴饮津伤之甚。其"烦"字指心烦，既有热扰心神之故，又有津伤渴甚之因。热盛汗出过多，津气两伤，且汗出肌疏，不胜风袭，故见时时恶风。本证属阳明胃热炽盛，津气两伤，故治以白虎加人参汤清热益气生津。

【名家辑要、名家临证指要】

二十四

【原文】

伤寒胸中有热，胃中有邪气[1]，腹中痛，欲呕吐者，黄连汤主之。（《伤寒论》第 173 条）

【注释】

1. 邪气　此指寒邪。

【释义】

本条乃表邪入里而致上热下寒证。"胸中"与"胃中"，指部位之高下。邪热偏于上，包括胃脘，上至胸膈，故称"胸中有热"。"胃中有邪气"，指腹中有寒邪，部位偏于下。胸胃有热，热壅胃气上逆则欲呕吐；腹中寒凝气滞，脾络不和则腹中痛。因热与寒分居上下，而未痞结于中，故无心下痞满。本证寒热分踞，阴阳上下，格拒不交，治以黄连汤清上温下，和胃降逆。

【名家辑要、名家临证指要】

二十五

【原文】

伤寒脉浮滑，此以表有热，里有寒[1]，白虎汤主之。（《伤寒论》第 176 条）

【注释】

1. 表有热，里有寒　据宋朝林亿等按语，此处当作表里俱热解。

【释义】

本条举脉略症。伤寒脉浮滑，浮主热盛于外，即"表有热"。此表热为阳明里热外见证候，其证当有身热，汗自出，不恶寒，反恶热。滑主热炽于内，为里有热，可见舌苔黄燥、烦渴等症。本证里热炽盛，充斥内外，故治以白虎汤辛寒清热。"表有热，里有寒"句，是论中争议问题之一，综合诸家观点，并参合第 168 条、350 条，当作"表里俱热"为是。

【名家辑要、名家临证指要】

二十六

【原文】

伤寒脉结代[1]，心动悸，炙甘草汤主之。（《伤寒论》第177条）

【注释】

1.脉结代　是结脉和代脉并称。两种脉均是"脉来动而中止"，其中止无定数，无规律的为结脉；止有定数，有规律的为代脉。

【释义】

本条冠以"伤寒"，当见恶寒、发热、脉浮等症。今不见发热恶寒，脉不浮反结代，并见心动悸，说明病始外感而渐深入于心，外邪已罢，里虚明显，病由太阳传入少阴。太阳与少阴相表里，若心主素虚，复感外邪，则病邪深入少阴，使心脏受邪。心主血脉，赖阳气之温煦，阴血之滋养。心之阴阳气血不足，心失所养，则见心动悸；心阳虚鼓动无力，心阴虚脉道不充，则见结代之脉。治以炙甘草汤滋阴养血，通阳复脉。

【名家辑要、名家临证指要】

二十七

【原文】

阳明病，其人多汗，以津液外出，胃中燥，大便必硬，硬则谵语，小承气汤主之。若一服谵语止者，更莫复服。（《伤寒论》第213条）

【释义】

阳明病里热炽盛，迫津外泄则多汗，汗多则津液耗伤，胃肠干燥，化燥成实，而见大便硬结。大便不通，腑气壅滞，浊热上扰心神故发谵语。此谵语由大便硬所致，治当通下，方用小承气汤泄热行气通便，腑气一通，燥热得泄，则谵语自止。因未见潮热、腹痛等症，知其燥结程度不甚，故不用峻下之大承气汤。若服后，大便通利，谵语得止，说明燥实已去，不可再攻，当中病即止，不可尽剂，以免过服伤正。

【名家辑要、名家临证指要】

二十八

【原文】

二阳并病，太阳证罢，但发潮热，手足絷絷汗出，大便难而谵语者，下之则愈，宜大承气汤。（《伤寒论》第220条）

【释义】

二阳并病，是太阳与阳明并病。若未经任何治疗，太阳表邪已罢，见到潮热、谵语、手足絷絷汗出、大便难，知病证已经转属阳明。阳明热盛，燥实内阻，故发潮热。阳明主四肢，若热盛而津液尚充足者，多为全身汗出；若热结而津液已少者，因热势蒸腾，迫津外泄，不能全身作汗，而仅见手足濈濈汗出。胃热上扰心神，则见谵语。燥热结实，腑气不通，则大便硬结而难解。本条反映阳明燥热内聚胃肠，燥屎阻结，故治以大承气汤通下腑实，荡涤燥结。

【名家辑要、名家临证指要】

二十九

【原文】

若脉浮发热，渴欲饮水，小便不利者，猪苓汤主之。（《伤寒论》第 223 条）

【释义】

本条承接第 221 条、222 条而来。阳明热证误下，可能产生不同的转归和变化，如热扰胸膈的栀子豉汤证、热盛而气津两伤的白虎加人参汤证，以及本条热盛阴伤兼水气的猪苓汤证等，此皆仲景设法御变，意在示人"观其脉证，知犯何逆，随证治之"的辨证论治思想。本条乃阳明热证误下，邪热未除，且津液损伤，热与水结，蓄于下焦，而成津伤水热互结证。阳明热盛于外，则脉浮发热；热结水停，气不化津，加之津液受伤，则见渴欲饮水。水热互结于下焦，水气不利，则小便不利，此为猪苓汤证主症。故治用猪苓汤清热养阴，通利小便。

【名家辑要、名家临证指要】

三十

【原文】

阳明病，发热汗出者，此为热越[1]，不能发黄也。但头汗出，身无汗，剂颈而还，小便不利，渴饮水浆[2]者，此为瘀热[3]在里，身必发黄，茵陈蒿汤主之。（《伤寒论》第 236 条）

【注释】

1. 热越　热邪向外发散。
2. 水浆　泛指多种饮品，如水、果汁等。
3. 瘀热　湿热郁滞在里。

【释义】

阳明病发热汗出，是内热蒸腾，津液外泄，热邪随之向外发散，故不能发黄。若发热仅伴头汗出，而颈部以下周身无汗，又见小便不利，则热为湿郁不能宣泄外达而蕴结在里。湿热熏蒸于上，则见头汗出。湿热郁滞在里，导致三焦气化失司，使得无汗或汗出不彻、小便不利等症更为加重，二者互为因果，最终导致发黄。湿热交阻，气化不利，津液不能上承，且热盛伤津，则渴引水浆。据方后注"一宿腹减"及第 260 条，还可推断本证当有湿热郁结阳明，阻滞胃肠，腑气不通之腹胀、大便不畅或秘结等症。此湿热郁滞于中焦而发黄，故治用茵陈蒿汤清热除湿，利胆退黄。

【名家辑要、名家临证指要】

三十一

【原文】

病人小便不利，大便乍难乍易，时有微热，喘冒[1]不能卧者，有燥屎也，宜大承气汤。(《伤寒论》第 242 条）

【注释】

1.喘冒　气喘且头目昏眩。

【释义】

阳明腑实，一般是小便利、大便硬，如第 105 条"若小便利者，大便当硬"，第 251 条"须小便利，屎定硬，乃可攻之"；也有腑热结实，损伤津液，二便皆不通利者。燥实已成，大便本应燥结难下，但本条表现为"大便乍难乍易"，缘自燥屎内结，腑气不通，故大便难解，又因热结旁流，则大便时下，表现为乍难乍易的特点。时有微热，表现为微有潮热，此并非病轻邪减，而是因热邪深伏，不能透发于外。肺与大肠相表里，燥屎内阻，腑气不通，导致肺气不降而上逆，故可见喘。浊热上攻清窍，则眩冒。喘、冒皆重，以致患者不能卧寐。既有燥屎，则腹满痛、烦躁等症亦可存在，故可用大承气汤以泄热去实。

【名家辑要、名家临证指要】

三十二

【原文】

食谷欲呕，属阳明也，吴茱萸汤主之。得汤反剧者，属上焦也。(《伤寒论》第 243 条）

【释义】

论中阳明病以热证、实证为主流，但仍有"阳明中寒""胃中虚冷"诸条。食谷欲呕，病位有中焦、上焦之分，证有寒热之别。若中阳亏虚，寒饮内停，或中焦阳虚，浊阴上逆，均可出现食谷欲呕之症，此皆可用吴茱萸汤温中和胃，降逆止呕。如上焦有热，胃气上逆所致食谷欲呕，误用吴茱萸汤治疗，是以热疗热，必拒而不受，反使呕逆加重。此条提示医者，当审证求因，细心分析辨证。

【名家辑要、名家临证指要】

三十三

【原文】

太阳病三日，发汗不解，蒸蒸发热[1]者，属胃也，调胃承气汤主之。(《伤寒论》第 248 条）

【注释】

1.蒸蒸发热　形容发热如热气蒸腾，从内达外。

【释义】

太阳病发汗不解，并非表证不解，而是外邪入里化燥，转属阳明。阳明里热炽盛充斥于外，故见蒸蒸发热，而阳明外证濈然汗出、不恶寒、反恶热，自当可见。此为调胃承气汤证发热特点，反映燥热虽结于内，但并未完全内聚于胃肠，尚能蒸达于外，因热而燥，腑实初结，未至大实大满程度。旁参调胃承气汤证诸条，如腹胀满、不大便、心烦谵语等症，亦可见之。故治以调胃承气汤泄热和胃通便。

【名家辑要、名家临证指要】

三十四

【原文】

伤寒六七日，目中不了了[1]，睛不和[2]，无表里证[3]，大便难，身微热者，此为实也，急下之，宜大承气汤。（《伤寒论》第 252 条）

【注释】

1.目中不了了　即视物不清楚。

2.睛不和　眼珠转动不灵活。

3.无表里证　外无发热恶寒等表证，内无潮热谵语等里证。

【释义】

伤寒六七日，病程日久，无发热恶寒等症，而见大便难、身微热，则病不在太阳，表证已罢，邪已入阳明。阳明燥热结实，则见大便难、身微热。虽无潮热谵语，病情似不甚急，实则阳热燔灼，阴液消亡显露，出现目中不了了、睛不和等危急重证。《灵枢·大惑论》云："五脏六腑之精气，皆上注于目，而为之精，精之窠为眼，骨之精为瞳子……"又如叶天士《外感温热篇》谓："热邪不燥胃津，必耗肾液。"病至于此，腑热炽盛，胃肾阴液俱竭，精气不能上注于目，目睛失养，故视物不清，眼珠转动不灵活。故治以大承气汤釜底抽薪，急下存阴，以救残存之阴津，否则热势燎原莫制，预后不良。

【名家辑要、名家临证指要】

三十五

【原文】

阳明病，发热汗多者，急下之，宜大承气汤。（《伤寒论》第 253 条）

【释义】

阳明病，发热汗出，是在阳明腑实的基础上见到此证候。一般而言，腑实之证，多为潮热或身微热，手足濈然汗出。今言阳明发热，汗出过多，是里热蒸腾、迫津外泄的表现，阴津消耗迅速，有热极津涸之虞，而不大便、腹满疼痛拒按等，自不待言。此时，若不当机立断，取急下之法，必陷真阴耗竭之危境。故治宜大承气汤，急下存阴，抑其亢阳，救其真阴，以免燥热燔燎，而危及生命。

此外，发热汗出是阳明病热证、实证所共有，为里热炽盛、迫津外泄所致。本条特揭发热汗多作为急下的审证关键，须知除了发热汗出以外，当伴有腹胀满、疼痛拒按、不大便或谵语等症。若无内实，纯为阳明热证所致发热汗出，断然不可攻下。

【名家辑要、名家临证指要】

三十六

【原文】

发汗不解，腹满痛者，急下之，宜大承气汤。（《伤寒论》第 254 条）

【释义】

发汗不解，或谓太阳表病，发汗太过，津液大伤，邪从燥化，而转属阳明内实；或阳明病误汗，津伤热炽更甚，邪热与肠中糟粕相合形成燥屎，而成阳明腑实证。阳明腑实，燥屎阻结，腑气不通，故腹部胀满疼痛，不大便亦自在其中。汗出之后，出现如此重的阳明腑实证，其津伤燥结程度不可谓不快，须迅速救治，用大承气汤急下燥结，保全阴津，否则目中不了了、睛不和等阴津大伤之症便会接踵而来，预后堪忧。

【名家辑要、名家临证指要】

三十七

【原文】

伤寒七八日，身黄如橘子色，小便不利，腹微满者，茵陈蒿汤主之。（《伤寒论》第 260 条）

【释义】

本条宜与第 236 条合参。第 236 条侧重叙述湿热发黄的病因，本条则详述其症状。茵陈蒿汤证发黄的特点是黄色鲜明，如橘子色，属阳黄，可见身黄、目黄、小便黄等。湿热郁结于中，气机阻滞，腑气壅滞，则腹满；湿热不得下泄，则小便不利。治用茵陈蒿汤，清利湿热退黄。

【名家辑要、名家临证指要】

三十八

【原文】

自利不渴者，属太阴，以其脏有寒[1]故也，当温之，宜服四逆辈[2]。（《伤寒论》第 277 条）

【注释】

1. 脏有寒　指脾脏虚寒。

2. 四逆辈　辈，作"类"字解。四逆辈，指四逆汤、理中汤一类方剂。

【释义】

自利是太阴病主症之一，乃因脾阳虚弱，运化失职，寒湿内盛，水湿下渗所致。因太阴病本寒湿为病，病在中焦，未及下焦，气化功能尚正常，故口不渴。自利不渴，可与少阴病"自利而渴"、里热下利口渴相鉴别，是太阴寒湿下利的审证要点。此条与太阴病提纲证互参，则太阴脾虚寒湿证的临床辨证要点更为完善。太阴病总的病机是脾脏虚寒，故称"脏有寒"。治疗上当遵循仲景所言"当温之"的大法，即温中散寒，健脾燥湿。文中未明言具体方药，提出"宜服四逆辈"，即四逆汤、理中汤等一类方剂，示人以灵活之意。临床应视病情轻重，若单纯脾胃虚寒者，宜理中汤（丸），若由脾及肾，脾肾阳虚者，宜四逆汤等。

【名家辑要、名家临证指要】

三十九

【原文】

本太阳病，医反下之，因尔腹满时痛[1]者，属太阴也，桂枝加芍药汤主之；大实痛[2]者，桂枝加大黄汤主之。(《伤寒论》第279条)

【注释】

1. 腹满时痛　指腹满疼痛，时轻时重，时作时止。

2. 大实痛　指腹满疼痛较甚，拒按，难以缓解，大便不通。

【释义】

太阳病当用汗法，禁用攻下，今不当下而误下，故曰"反"。误下伤脾，脾伤则太阴经脉气血不和，气机壅滞则腹满；血脉拘急，经脉不通则腹痛。因病位在脾，故曰"属太阴也"。本证气滞络瘀程度较轻，故腹痛时轻时重，时作时止，且腹部柔软，喜温喜按。此虽属太阴，但与太阴虚寒证不同，彼为脾阳不足，寒湿内盛所致，故除见腹满、时腹自痛外，还可见食不下、呕吐、下利等，当用理中汤或四逆汤一类方剂治疗；而本证仅见腹满时痛，余症不显，为脾伤气滞络瘀所致，故治以通阳益脾，活络止痛，方用桂枝加芍药汤。"大实痛"，较"腹满时痛"为重，乃脾络瘀滞较甚，不通则痛所致，故在上方基础上加大黄二两，增强化瘀通络导滞之功，名为桂枝加大黄汤。

【名家辑要、名家临证指要】

四十

【原文】

少阴病，始得之，反发热，脉沉者，麻黄细辛附子汤主之。(《伤寒论》第301条)

【释义】

少阴病，属于里虚寒证，应以无热恶寒为主，本不应发热，今始得病即出现发热，故谓"反发热"，乃少阴阳虚复感外邪所致。因兼太阳之表，故除发热外，当有无汗恶寒、头痛等症。既为太阳病发热，其脉当浮，今脉不浮反沉，知非单纯太阳表证，因沉脉主里，为少阴虚寒之征象。此乃少阴阳虚，正气抗邪无力，无力鼓动血脉，故脉应之为沉，谓之"太少两感"。表里同病，当视表里轻重缓急之不同而确定表里先后治则。本证少阴阳虚里寒，然未见呕吐、下利清谷、四肢厥逆等症，示人阳虚不甚者，宜温阳解表，表里双解，用麻黄细辛附子汤。

【名家辑要、名家临证指要】

四十一

【原文】

少阴病，得之二三日以上，心中烦，不得卧，黄连阿胶汤主之。(《伤寒论》第 303 条)

【释义】

本条论少阴病，阴虚阳亢的证治。

邪犯少阴，往往可因体质因素而发生寒化与热化两种不同的证候，如素体阳虚，病邪从阴化寒而成寒化证，提纲中所举脉微细、但欲寐，是其典型脉症。本条得之二三日以上，心中烦，不得卧，为少阴病的热化证，因病邪从阳化热，阴虚阳亢所致。寒邪化热伤阴，仅是少阴热化证的一个方面，也可由阳明之热灼伤真阴而成，程扶生说"而心烦不得卧者，是阳明之热内扰少阴，故不得寐也"；还可因感受温热之邪，内灼真阴而致。事实上，无论是由寒邪化热，或阳明之热灼阴，或温热之邪，只要具有真阴伤而邪热炽的脉症，就可确诊为少阴热化证。少阴病，得之二三日以上，便呈现心中烦不得卧，说明肾水素亏，邪从热化，肾水不足，心火亢旺，心肾不交，水火不济则心烦不得卧，是证当有咽干口燥，舌红苔黄，脉沉细数等证。是证既有阴虚一面，又有邪热一面，故治疗以黄连阿胶汤育阴清热而交通心肾。

本证心烦不得卧，与栀子豉汤证的虚烦不得眠不同。栀子豉汤证，为热扰胸膈，而肾水不虚，其舌苔多见黄白，并见有反覆颠倒、心中懊憹、胸中窒、心中结痛等证；黄连阿胶汤证，为阴虚阳亢而有热，其舌质必是红绛，干燥乏津，并无热扰胸膈的见症。所以一则宜宣郁清热，一则宜滋阴降火。

【名家辑要、名家临证指要】

四十二

【原文】

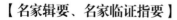

少阴病，身体痛，手足寒，骨节痛[1]，脉沉[2]者，附子汤主之[3]。(《伤寒论》

第 305 条）

【注释】

1. 骨节痛 《圣惠方》无。

2. 脉沉 《玉函经》"脉沉"下旁注有"一作微"三小字。

3. 附子汤主之 宋本、成本、《玉函经》同。《圣惠方》作"宜四逆汤"。

【释义】

本条为少阴阳虚寒湿身痛证的脉症。

本条乃承续第 304 条，并详细举症，使人明辨附子汤证。第 304 条文已详论附子汤证之病理，然不管是以何路径伤及足少阴，肾主骨也，故肾寒骨亦寒，所以一身之骨皆寒，必骨节疼而一身尽痛也。

脉沉，乃因邪气入里，入少阴也，故现里证之沉脉。手足寒，是为肾气循骨节出指端，而此时寒气肾气同出指端，故手足寒也。然元阳不足，寒气直入骨节，亦有可能得此附子汤证。

身体痛者，乃表里俱有之证，《伤寒论》中多处论及，如麻黄汤证、桂枝新加汤证，以及本条附子汤证等，临证时必须详加鉴别。麻黄汤证：太阳病，脉浮，发热，恶寒，身痛，骨节痛。表寒也，邪在经表，寒凝营卫不得行，筋骨不得滋润而痛，当发表以散其寒，汗出邪去则身痛自除。桂枝新加汤证：太阳病发汗后，身痛，脉沉迟。中风表虚，气营不足也。表邪未尽阻滞经气，复与气营不足，机体失养，当补益气阴，疏通营卫，气营复顺则身痛可止。附子汤证：少阴病，脉沉，无热，恶寒，身痛，手足寒，骨节痛。里寒也，此非脏腑之里，乃指足少阴经而言，肾主骨，肾中有寒，所以身痛，而骨节疼也。故温经以散寒除湿，阳气复而寒湿去，则身痛即愈。

【名家辑要、名家临证指要】

四十三

【原文】

少阴病，下利[1]便脓血[2]者，桃花汤主之。（《伤寒论》第 306 条）

【注释】

1. 下利 症状名。是痢疾与泄泻的统称，简称"利"。亦指腹泻的症状。

2. 便脓血 症状名。指大便杂下赤白脓血。

【释义】

本条为虚寒下利便脓血，滑脱不禁的证治。

下利便脓血，一般多属热证。本条的下利便脓血，乃为脾肾阳虚的下焦虚寒证。肾阳虚衰，火不暖土则下利，下利日久，肾气愈伤，关门不固，则滑脱不禁。虚寒下利，由阳及阴，气血不摄，而致下利脓血，治以桃花汤温涩固脱。

本证既为脾肾阳衰，统摄无权，大肠滑脱。其证候特点当是：下利脓血，其色必晦暗不泽，其气腥冷不臭，亦无里急后重和肛门灼热感，而腹痛绵绵、喜温喜按、口淡不渴等可资佐证。热性下利的证候特点当是：大便脓血，脓血鲜亮，气味臭秽，伴有里急后重，肛门灼热感，腹痛如绞，口渴喜冷，舌红苔黄等。

【名家辑要、名家临证指要】

四十四

【原文】

少阴病，吐利，手足逆冷[1]，烦躁欲死者，吴茱萸汤主之。(《伤寒论》第309条)

【注释】

1.吐利，手足逆冷　利下，《玉函经》有"而"字，"逆"，成本作"厥"，诸本同，唯志聪、《金鉴》作逆。

【释义】

本条为少阴阳虚阴盛，浊阴犯胃的证治。

吐利，阴证之本证也，为少阴寒邪上逆中焦，中焦逆乱所致。烦躁欲死，为邪正剧烈相争，升降逆乱，病人难以忍受，因此在剧烈呕吐的时候，伴有烦躁不安的临床表现。手足逆冷，为升降紊乱，阴阳气一时不相顺接的表现，每在剧烈呕吐的同时出现，呕吐暂停后，厥冷的表现也暂时缓解。

本病以少阴病冠首，吐利，四逆，酷似四逆证，何以不用四逆汤而用吴茱萸汤？原因在于彼为正虚为主，阴盛阳衰，阳不胜阴；此为邪胜为主，阴寒上逆，邪正剧争。"欲死"是病人的自觉症，本条之烦躁欲死，是形容病人烦躁的程度较重，乃以心烦为主，为邪正剧争所致；彼为烦躁，乃以手足躁动不宁为主，是正不胜邪，阴盛亡阳之候。另外此证手足逆冷，仅仅在剧烈呕吐的时候发生，呕吐止则厥冷止；彼证是四肢逆冷持续存在，上可冷过肘，下可冷过膝，二者之间亦有明显区分。故彼为阴盛阳亡之候，此为寒盛伤阳，邪正剧争，升降逆乱之可治之证。

【名家辑要、名家临证指要】

四十五

【原文】

少阴病，下利，白通汤主之。(《伤寒论》第314条)

【释义】

本条论述少阴阴盛戴阳的证治。

本条叙证简略，当与下条合参，并需以方测证。本条云："少阴病，下利，白通汤主之"，下条说："少阴病，下利，脉微者，与白通汤"，两条合参，可知其主症当有下利，脉沉微。其下利，乃脾肾阳衰，阴寒内盛，水谷不化所致。脉沉微由肾阳虚衰，不能鼓动气血而成。阳衰如此，则但欲寐、四肢厥冷等症，自必有之。以方测证，则本条当有"面赤"见症。第317条方后云："面色赤者，加葱九茎。"而白通汤中有葱白，可知白通汤证必有面赤，此为阴盛于下，格阳于上的主要标志。

本证又可称为戴阳证。所谓"戴阳"是指阴盛于下，逼迫虚阳浮越于上，其表现为，于阴寒之中见有面赤。通脉四逆汤证为阴盛格阳证，是阴寒盛于内，逼迫虚阳浮越于外，其表现为，于阴寒之中身热反不恶寒。二者同中有异，宜加鉴别。

本条仅提到"下利"，以方测证可知，此下利是肾阳虚衰，虚阳下陷，关门不固所致，具有滑脱不禁的特点，兼见恶寒蜷卧、手足厥逆、脉微细或沉微等。治宜在回阳救逆的基础上，通阳举陷以止利。

【名家辑要、名家临证指要】

四十六

【原文】

少阴病，二三日不已，至四五日，腹痛，小便不利，四肢沉重疼痛，自下利者，此为有水气。其人或咳，或小便利，或下利，或呕者，真武汤主之。（《伤寒论》第316条）

【释义】

少阴病二三日不已，至四五日，邪气递深，肾阳日衰，阳虚寒盛，制水无权，可致水气不化，泛溢为患。水泛上焦，寒水犯肺，肺气上逆，则见咳嗽；水泛中焦，胃气上逆则呕吐；水饮内渍于肠，则腹痛下利；水停下焦，阳虚气化不行，则见小便不利；水泛肌表，浸淫肢体，则见四肢沉重、疼痛。水饮内停，变动不居，内而脏腑，外而四肢，上中下三焦，无处不到，见症更多，但总属肾阳虚衰兼水气为患，故用真武汤主治。

本条应与太阳病篇第82条相互参照，前者是太阳病过汗损伤少阴之阳而成，本条是少阴病邪气渐深，肾阳日衰所致，病史虽异，然病机皆属阳虚水泛，故均主以真武汤。

【名家辑要、名家临证指要】

四十七

【原文】

少阴病，下利清谷，里寒外热，手足厥逆，脉微欲绝，身反不恶寒，其人面色赤，或腹痛，或干呕，或咽痛，或利止脉不出者，通脉四逆汤主之。（《伤寒论》第317条）

【释义】

本条所论之下利清谷，手足厥逆，脉微，为少阴寒化证典型脉症，在此基础上，若见脉微欲绝，则提示此证非一般少阴寒化证，而是真阳衰竭之危候。

阳气极虚，阴寒内盛，病生格拒之变，阴盛阳格，虚阳外浮，则身反不恶寒。虚阳上浮则面色赤，特点为嫩红色，且游移不定，与属热属实的阳明病"面合色赤"及二阳并病的"面色缘缘正赤"而不游移截然不同。本证为阴盛阳格证，论中所云"里寒外热"实指内真寒外假热。

由于阴阳格拒证势危重，复杂多变，故除主症外，又多有或然症：阴寒凝结，脾络不通则腹痛；阴寒犯胃，胃失和降，胃气上逆则干呕；虚阳上浮，扰及咽部则咽痛；阳气欲绝，下利至甚，无物可下，阴液将耗竭则利止不出。

此证较四逆汤证危重，如进一步发展则会阴阳离决，已非四逆汤所能胜任，需大力回阳，急驱内寒，故用通脉四逆汤破阴回阳，通达内外。

【名家辑要、名家临证指要】

四十八

【原文】

少阴病，四逆，其人或咳，或悸，或小便不利，或腹中痛，或泄利下重[1]者，四逆散主之。（《伤寒论》第318条）

【注释】

1.泄利下重　指泄泻或痢疾兼有后重。

【释义】

本条论阳郁致厥的证治。

少阴病出现四肢厥逆，以阳虚阴盛居多，应伴有恶寒蜷卧、下利清谷、脉微欲绝等全身虚寒的证候，用回阳救逆的四逆汤治疗。然本条所述并无上述虚寒症状，其四肢逆冷程度较轻，为少阴心肾阳气郁遏，不能外达于四肢所致。阳气郁遏，治当以开达疏散为法。然而少阴为阴经之里，肾气以闭藏为功，若用开达疏散少阴之法，恐厥逆不回，反耗散少阴精气。仲景借以厥阴肝气疏泄条达，来治少阴心肾阳气郁遏之病。因厥阴似"枢"，有"阴尽阳生"之长；肝属木，主疏泄条达，掌气机之出入。厥阴肝上接心火，成子母相应；下连肾水，为乙癸同源。因此厥阴肝气一开，气机出入畅通，则少阴郁阳开解而自然达于四肢，厥逆自除。

"其人或咳，或悸，或小便不利，或腹中痛，或泄利下重"，皆为或然症，其出现原因，主要是阳气郁遏、气机不畅所致。若肺寒气逆，则为咳；若兼心阳不足，则为悸；兼气化失职，则小便不利；兼阳虚中寒，则腹中痛；兼中寒气滞，则泄利下重。方用四逆散，柴胡疏肝理气，透达郁阳；芍药苦泄通络；甘草和中缓急。四味相合，可使气机调畅，郁阳得伸，而四逆得除。

【名家辑要、名家临证指要】

四十九

【原文】

少阴病，下利六七日，咳而呕渴，心烦不得眠者，猪苓汤主之。(《伤寒论》第 319 条)

【释义】

本条为少阴病阴虚水热互结的证治。

阴病下利，多伴静而但欲寐。本条少阴病下利六七日，而伴心烦不得眠，则为阴虚内热，火扰心神。肾主水气，邪扰而水气不化，偏渗大肠则下利，上犯于肺则咳，上逆于胃则呕，津不上承则渴。本证当有小便不利。此证属于少阴阴虚，虚热与水邪互结于下焦的水气证。阴不足为正虚，水内停为邪实，故治以猪苓汤，清热育阴利水。

本证与阳明病第 223 条同是阴虚水结证，但本条为素体阴虚，气化失常，自发为病。第 223 条乃是阳明误下，热陷下焦，水热互结。成因虽异，但病机同，治亦相同。

本证与真武汤证同是少阴水气证，但病有寒热之别。水属阴邪，非阳不化，少阴水气证多见于阳虚寒化证，如真武汤证。但少阴真阴虚衰，虚热与水热相结，亦会导致水气证，只是此类型较少见而已。

【名家辑要、名家临证指要】

五十

【原文】

少阴病，脉沉者，急温之，宜四逆汤。(《伤寒论》第 323 条)

【释义】

本条论四逆汤证的脉象与急温之法。此条如从字面理解，仅据脉沉即确定急温，看似不符合脉症合参之旨，而有轻率孟浪之嫌，实则寓有深意。此条以"少阴病"冠首，则当结合提纲证综合分析。因此，此脉沉当是沉而微细，并当有但欲寐。但欲寐而脉沉微细，标志少阴阳气大虚，阴寒极盛，应及早救治，治当急温，以四逆汤急救回阳。因此，本条据脉定治，不但无轻率孟浪之嫌，反有见微知著，防微杜渐，防患未然之积极意义。

【名家辑要、名家临证指要】

五十一

【原文】

手足厥寒，脉细欲绝者，当归四逆汤主之。(《伤寒论》第 351 条)

【释义】

本条为血虚寒凝致厥的证治。

本证以手足厥寒、脉细欲绝为辨证要点。肝血不足，血虚则脉道不充而见细脉，加之阴寒凝滞，脉道运行不畅，故脉细欲绝。血虚而寒凝经脉，气血运行不利，四肢失于温养而见手足厥寒。

本条论述证候比较简略，临床上血虚寒凝可致多种不同见症。常见四肢不温，脉微细欲绝，面色清冷，畏寒等症；若寒凝经络，可有四肢关节疼痛，或身疼腰痛等；若寒阻胞宫，可见月经延期、痛经、量少色黯而有血块等症。本证治以当归四逆汤养血散寒，温经通脉。

当归四逆汤即桂枝汤去生姜，倍用大枣，加当归、细辛、通草而成。方中当归补养肝血，又能行血，故为本方君药；配芍药以养血和营；配桂枝温经通阳、细辛温经散陈寒痼冷；甘草、大枣补益中气和营血；通草通利血脉。诸药合用，养血脉，通阳气，散寒邪，为治疗血虚寒凝首选方剂。

【名家辑要、名家临证指要】

五十二

【原文】

热利下重[1]者，白头翁汤主之。（《伤寒论》第 371 条）

【注释】

1.下重　即里急后重。

【释义】

本条为厥阴热利的证治。

本条虽叙证简略，但"热利""下重"将白头翁汤证下利的病性和特点做了明确的概括，为本证的辨证要点。"热利"当有下利脓血、红多白少、肛门灼热、大便臭秽、发热、口渴、尿赤、舌红、苔黄、脉数等症。"下重"即里急后重，可见腹痛急迫欲下，肛门重坠，欲便而不爽。因厥阴肝经湿热，气滞壅塞，下迫大肠，湿热邪毒郁滞肠道，伤及肠道络脉所致。治宜清热燥湿，凉肝止利，方用白头翁汤。

本证与桃花汤证都可见下利、便脓血，但病机有寒热之别，病性有虚实之分。桃花汤证为脾肾阳虚之寒证，症见脓血杂下，白多红少，或纯下白冻，气腥而不臭，伴腹痛绵绵，喜温喜按，里急后重不甚，口不渴，舌淡苔白，脉迟无力等，治以温中驱寒，涩肠止利。而本证为厥阴肝经湿热，气滞壅塞之实证，治以清热燥湿，凉肝止利。

【名家辑要、名家临证指要】

五十三

【原文】

干呕，吐涎沫[1]，头痛者，吴茱萸汤主之。(《伤寒论》第 378 条)

【注释】

1. 吐涎沫　呕吐涎水清沫。多由水饮内阻所致。

【释义】

本条论肝寒犯胃，浊阴上逆的证治。

足厥阴肝经，夹胃属肝，上贯膈，布胁肋，上入颃颡，连目系，上出额，与督脉会于颠顶。寒滞厥阴，水饮浊阴之气上逆，胃失和降，则干呕。胃受其寒，阳气不布，失于蒸化，津聚成涎，每随浊阴之气上逆而出，则吐涎沫。阴寒循经上扰则见头痛，且以颠顶部为甚。此属厥阴肝寒犯胃，浊阴上逆所致，治宜暖肝散寒，温胃降浊，方用吴茱萸汤主之。

《伤寒论》吴茱萸汤证共有三条分载于三篇：一为阳明病篇"食谷欲呕"(第243 条)，论阳明中寒之"欲呕"；一为少阴病篇"吐利，手足逆冷，烦躁欲死"(第 309 条)，提出少阴寒化证的鉴别诊断，为少阴病之类似证；一为厥阴病篇本条"干呕，吐涎沫，头痛"，寒浊之邪循足厥阴经上扰，故还见颠顶痛。此三条虽然见症有别，但病机同为肝寒犯胃，浊阴不得温化而上逆，故三者均有呕吐，皆可用吴茱萸汤异病同治，暖肝、温胃、降浊。

【名家辑要、名家临证指要】

五十四

【原文】

伤寒解后，虚羸[1]少气，气逆欲吐，竹叶石膏汤主之。(《伤寒论》第 397 条)

【注释】

1. 虚羸　羸(léi)，瘦弱。虚羸，虚弱消瘦。

【释义】

本条论热病后期，气阴两伤，余热未清，胃虚气逆的证治。

伤寒热病后期，此时大邪虽去，病势已减，但尚有余热未除，加之正气耗损，而呈气阴两伤，余热内扰的征象。"虚羸"言其形，因阴液精血损伤，形骸失养，故虚弱而消瘦；"少气"言其气，即气少不足以息，而声低息微，短气懒言，乏困无力。"气逆欲吐"，是正虚而余热内扰，胃失和降所致，患者常有食欲不振，温温欲吐，或噫气、哕逆频频等。结合临床，此证尚可见发热或低热不退，汗出，心烦口渴，少寐不眠，小便短赤，舌红少苔，脉虚细数等气阴两伤，余热未尽之候。故治用竹叶石膏汤清热和胃，益气生津。

竹叶石膏汤由竹叶、石膏、麦冬、半夏、人参、粳米、炙甘草七味组成。竹叶甘淡性寒，清热除烦，生津止渴；石膏辛甘大寒，清热泻火，除烦止渴，共为君药。人参大补元气，补脾益肺，养阴生津；麦冬甘寒质润，养阴润燥，兼清肺胃之热，共为臣药，补气益阴。半夏为佐，和胃降逆止呕哕；半夏性虽温燥，但与麦冬相配，则有润燥相济之妙。粳米、炙甘草养胃益气生津，又司调和之职，而为佐使。诸药相合，既清余热，又益气阴，更有和胃降逆之功，为治热病后期余热未清，气虚阴伤，胃虚气逆之良方。

【名家辑要、名家临证指要】

第四节　治则治法

扫一扫看课件

一

【原文】

太阳病三日，已发汗，若吐、若下、若温针[1]，仍不解者，此为坏病[2]，桂枝[3]不中[4]与之也。静观其脉，知犯何逆，随证治之。桂枝本为解肌[5]，若其人脉浮紧，发热汗不出者，不可与之也。常须识[6]此，勿令误也。（《伤寒论》第16条）

【注释】

1.温针　是指针刺与艾灸合用的一种方法。操作时，针刺一定穴位，将艾绒缠于针柄上点燃，以使热气透入穴位。

2.坏病　即变证。此指因误治而致病情发生变化，且不按六经规律传变，产生复杂病情的病证。

3.桂枝　此处指桂枝汤。

4.不中　不可，不宜。

5.解肌　解除肌表之邪。

6.识　音志，记住之意。

【释义】

本条论述了坏病的概念、治则，同时点明了太阳伤寒证禁用桂枝汤。

太阳病，治法自应汗解。若汗不如法，或发汗太过，则疾病未解，转而或妄用吐下，或误与火法，致病情发生变化，不按六经规律传变，产生复杂证情，名之曰"坏病"。此时病由表入里，或损及脏腑，桂枝汤证已不复存在，不可再用桂枝汤解表，而应该根据疾病的现实征象，采取适当的治法。治疗时要四诊合参，脉症并举，全面完整地搜集病情资料，仔细进行观察分析，并在此基础上进行分析判断，找出疾病的症结之所在，明确具体病因、病机，作出可靠诊断，同时根据诊断，运用理法方药的知识，针对疾病的病因病机，确定治法方药。

桂枝汤本是解肌祛风、调和营卫之方。若病人发热、无汗、脉浮紧，为太阳伤寒表实证，治当用麻黄开泄腠理，逐邪外出。而桂枝汤中无开泄腠理之药，加之有芍药之酸敛，易致邪气郁闭而发生坏病。

【名家辑要、名家临证指要】

二

【原文】

伤寒，医下之，续得下利，清谷[1]不止，身疼痛者，急当救里；后身疼痛，清便自调[2]者，急当救表。救里宜四逆汤，救表宜桂枝汤。（《伤寒论》第 91 条）

【注释】

1. 清谷　清，同圊，指厕所，此活用作动词。清谷即泻下未消化的食物。

2. 清便自调　指大便已恢复正常。

【释义】

伤寒表证，误下之后，不仅脾阳衰惫，运化无权，且累及下焦肾中真阳，火不生土，已成阳衰阴盛之危证，则有"续得下利，清谷不止"。此时虽有身疼痛的表证，亦无暇顾及，因脾肾阳衰，若再强行解表，必致虚脱之变证也。故必须急救其里，用四逆汤回阳救逆，服汤后如大便恢复正常，是里阳已复，阳回利止，而身疼痛仍在，为表证未罢，则又当急与桂枝汤，调和营卫，以和其表，此乃先里后表的实例。

【名家辑要、名家临证指要】

三

【原文】

太阳病不解，热结膀胱[1]，其人如狂[2]，血自下，下者愈。其外不解者，尚未可攻，当先解其外；外解已，但少腹急结[3]者，乃可攻之，宜桃核承气汤。（《伤寒论》第 106 条）

【注释】

1. 热结膀胱　膀胱在此代指下焦部位，热结膀胱指邪热与瘀血结于下焦部位。

2. 如狂　指神志失常，似狂非狂。

3. 少腹急结　指下腹部拘急硬痛。

【释义】

本条可分两段理解。第一段自"太阳病不解"至"下者愈"，指出蓄血证的病因，又明言其病机。所谓太阳病不解，指发热恶寒头痛等表证尚未解除。热结膀胱者，指邪气不能从外化解而化热入里，与热结于下焦。热在血分，扰乱心神，而见躁动不安，如狂非狂。由于血热初结，血结不坚不深，病证尚浅，所以有瘀血自下，邪热随瘀而去，病证自愈的转机出现。

第二段自"其外不解者"至"宜桃核承气汤"，指出蓄血证不能自愈的症状及其治疗方法。太阳蓄血证，由表邪内传形成，而且表里同病。桃仁承气汤血结轻浅，治疗当遵循先表后里的原则。表证未解者，先行解表，待表证解而蓄血证不除，再予治里。"少腹急结"，指小腹疼痛，胀满，拘急不舒，甚至硬痛拒按，此为瘀热互结下焦，气血凝滞不通所致，可用桃核承气汤治疗。本条桃核承气汤的症状，只提到如狂和少腹急结，意在强调热在血分，气血不通，瘀结下焦，上扰心神的病机特点。

【名家辑要、名家临证指要】

四

【原文】

病人脉已解[1]，而日暮微烦，以病新差，人强与谷，脾胃气尚弱，不能消谷，故令微烦，损谷[2]则愈。(《伤寒论》第398条）

【注释】

1. 脉已解　病脉已解，即脉象平和之意。

2. 损谷　减少饮食。

【释义】

大病新瘥，出现日暮时心烦之象，是由于病后脾胃气弱，不慎饮食，或勉强进食导致饮食难化，积滞肠胃的缘故。盖人与天地之气相应，日暮乃傍晚时分，此时体内脾胃之虚阳得不到天阳之气的资助，消化能力因之减弱，食积而生热，上扰神明，故表现为心中微烦。本证非宿食停滞，故不需药物治疗，只要节制饮食，即可自愈。

【名家辑要、名家临证指要】

第五节　经典名方

扫一扫看课件

桂枝汤

【药物组成】

桂枝三两（去皮）　芍药三两　甘草二两（炙）　生姜三两（切）　大枣十二枚（擘）

【方解】

桂枝汤为治疗太阳病中风证的主方。方中桂枝辛温，解肌祛风，温通卫阳，以散卫分之邪。芍药酸苦微寒，敛阴而和营。桂枝配芍药，一散一收，一开一阖，于发汗之中寓有敛汗之意，于和营之中又有调卫之功。生姜辛散止呕，佐桂枝发散风寒以解肌。大枣甘平补中，助芍药益阴而和营。桂芍相配，姜枣相得，顾及表里阴阳，和调卫气营血。炙甘草甘平，不唯调和诸药，且配桂、姜辛甘化阳以助卫气，伍芍、枣酸甘化阴以滋营阴。五药相合，共奏解肌祛风、调和营卫、敛阴和阳之效。本方用药精当，配伍严谨，发汗而不伤正，止汗而不留邪，故为治疗太阳中风证的对之方。

因为桂枝汤配合得宜，功用广泛，故既可用于太阳中风证，又可化裁施治于因误治失治的各种变证及杂病，所以后世尊为"群方之魁"。

【煎服法及方后调护】

原文："上五味，哎咀三味，以水七升，微火煮取三升，去滓，适寒温，服一升。服已须臾，啜热稀粥一升余，以助药力。温覆令一时许，遍身漐漐微似有汗者益佳，不可令如水流漓，病必不除。若一服汗出病差，停后服，不必尽剂。若不汗，更服，依前法。又不汗，后服小促其间。半日许，令三服尽。若病重者，一日一夜服，周时观之。服一剂尽，病证犹在者，更作服。若汗不出，乃服至二三剂。禁生冷、黏滑、肉面、五辛、酒酪、臭恶等物。"

本方后附的煎服法是保证疗效的重要内容，原文据桂枝汤方后注所论，可将服药与护理方法归纳如下：①药后啜粥。服药须臾，啜热稀粥一碗，一则借谷气以充汗源，一则借热力以鼓舞卫气，使汗出表和，祛邪而不伤正。②温覆微汗。服药啜粥之后，覆被保温，取遍身微似有汗为佳，切忌大汗淋漓。因汗多则伤正，邪反不去，病必不除。③见效停药。如一服汗出病愈，即应停服。意即中病则止，以免过剂伤正。④不效继进。如一服无汗，继进后服，又不汗，后服可缩短给药时间，半日内把三服服完。若病重服一剂汗不出者，须昼夜给药，可连服二至三剂。⑤药后禁忌。服药后忌食生冷、黏滑、肉面等不易消化及刺激性食物，以防恋邪伤正。

【名家辑要、名家临证指要】

麻黄汤

【药物组成】

麻黄三两（去节） 桂枝二两（去皮） 甘草一两（炙） 杏仁七十个（去皮尖）

【方解】

麻黄汤方由麻黄、桂枝、杏仁、炙甘草组成。方中麻黄为主药，微苦辛温，发汗解表，宣肺平喘。桂枝辛甘温，解肌祛风，助麻黄发汗。杏仁宣肺降气，助麻黄平喘。炙甘草甘微温，一则调和诸药，二则可缓麻桂之性，防过汗伤正。全方为辛温发汗之峻剂。

【煎服法及方后调护】

原文："上四味，以水九升，先煮麻黄，减二升，去上沫，内诸药，煮取二升半，去滓，温服八合，覆取微似汗，不须啜粥，余如桂枝法将息。"

以上四味药，加入水九升，先把麻黄下去煮至水减少二升，去掉上面的泡沫，然后把其他药放进去，煮到剩余二升半，去掉药渣，温服八合（约全方三分之一），服药后温覆使其微汗出。由于本方发表之力猛，为防过汗伤正，不需啜粥。其余调理遵桂枝汤法。

【名家辑要、名家临证指要】

葛根汤

【药物组成】

葛根四两　麻黄三两（去节）　桂枝二两（去皮）　生姜三两（切）　甘草二两（炙）　芍药二两　大枣十二枚（擘）

【方解】

葛根汤方由桂枝汤减轻桂、芍用量，加葛根、麻黄而成。方中葛根为主药，升津液，舒筋脉；桂枝汤减少桂、芍而加麻黄者，一则解肌发表，调和营卫，再则欲其发汗解表，以治恶风无汗之表实。本方既能发汗升津，又无麻黄汤过汗之虞，且方中芍药、生姜、大枣、炙甘草又可补养阴血，助津液升发之源。

【煎服法及方后调护】

原文："上七味㕮咀，以水一斗，先煮麻黄、葛根，减二升，去白沫，内诸药，煮取三升，去滓，温服一升。覆取微似汗，余如桂枝法将息及禁忌。诸汤皆仿此。"

上七味药咀嚼成小块，用水一斗（十升），先煮麻黄、葛根，待水量减少二升，捞掉上面白色的泡沫，再放入其他的药，煎煮至剩余三升，去掉药渣，每次温服一升。本方服药后不必啜粥，只需温覆取微汗出。余遵桂枝汤调护之法。其他的方剂均按此方法调护。

【名家辑要、名家临证指要】

大青龙汤

【药物组成】

麻黄六两（去节）　桂枝二两（去皮）　甘草二两（炙）　杏仁四十枚（去皮尖）　生姜三两（切）　大枣十枚（擘）　石膏如鸡子大（碎）

【方解】

大青龙汤由麻黄汤倍用麻黄，减杏仁剂量，加石膏、姜、枣而成。方中麻黄六两，较麻黄汤增一倍，故为发汗重剂。重用麻黄，佐桂枝、生姜辛温发汗，外散风寒，以开祛邪之路；加石膏辛寒，以清郁闭之热，使郁热除则烦躁止；炙甘草、大枣，和中以滋汗源。诸药合之，既能发汗解表，又可清热除烦，为表里双解之剂。药后当以汗出表解而效，犹如龙升雨降，郁热顿除之意，故名为大青龙汤。

【煎服法及方后调护】

原文："上七味，以水九升，先煮麻黄，减二升，去上沫，内诸药，煮取三升，去滓，温服一升，取微似汗。汗出多者，温粉粉之。一服汗者，停后服。若复服，汗多亡阳，遂虚，恶风烦躁，不得眠也。"

以上七味药，用水九升，把麻黄先放下去煎煮至水减少二升，去掉上面的泡沫，把其他的药放进去煎煮至剩三升，去掉药渣，温服一升，使其微微汗出为佳，切勿过汗伤阳。因本方发汗力强，不易控制，若汗出太多，则用温粉扑身止汗。若服药一次则汗出邪解，即可停服。若继续服用则汗出太过伤阳，乃至亡阳，出现恶风、烦躁、不得眠等阳虚变证者，应及时救治。

【名家辑要、名家临证指要】

小青龙汤

【药物组成】

麻黄（去节） 芍药 细辛 干姜 甘草（炙） 桂枝各三两（去皮） 五味子半升 半夏半升（洗）

【方解】

小青龙汤由麻黄汤、桂枝汤合方去杏仁、生姜，加干姜、细辛、半夏、五味子而成。方中麻黄发汗、平喘、利水，配桂枝则增强通阳宣散之力；芍药与桂枝配伍，调和营卫；干姜大辛、大热，合细辛性温，散寒温肺，化痰涤饮；五味子味酸性温，敛肺止咳；半夏味辛性温，降逆止呕，燥湿去痰；炙甘草调和诸药。本方为解表蠲饮，表里双解之剂。

【煎服法及方后调护】

原文："上八味，以水一斗，先煮麻黄，减二升，去上沫，内诸药，煮取三升，去滓，温服一升。"

以上八味药，用水一斗（十升），把麻黄先放下去煎煮至水减少二升，去掉上面的泡沫，把其他的药放进去煎煮至剩三升，去掉药渣，温服一升。

【名家辑要、名家临证指要】

栀子豉汤

【药物组成】

栀子十四个（擘） 香豉四合（绵裹）

【方解】

栀子豉汤由栀子、香豉组成。栀子苦寒，清透郁热，解郁除烦；香豉气味轻薄，既能解表宣热，载栀子于上，又能和降胃气于中。二药相伍，清中有宣，宣中有降，为清宣胸中郁热，治虚烦懊恼之良方。若在栀子豉汤证基础上，兼中气不足而短气者，则加炙甘草以益气和中，即为栀子甘草豉汤；若兼热扰于胃而呕吐者，则加生姜以降逆止呕，即为栀子生姜豉汤。

【煎服法及方后调护】

原文："上二味，以水四升，先煮栀子，得二升半，内豉，煮取一升半，去滓，分为二服，温进一服，得吐者，止后服。"

以上二味药，用水四升，把栀子先放下去煎煮至水剩余二升半，再加入香豉煎煮至剩一升半，去掉药渣，分为两份，先微温服用一份，若是服后出现呕吐，则停止服药。方中香豉后下，取其气味轻薄，更能发挥其轻浮宣散之效。关于方后注"得吐者，止后服"一语，后世争议颇大，有认为得吐病解或减轻，也有认为与临床实际不符以之为衍文的，有待进一步研究。

【名家辑要、名家临证指要】

麻杏甘石汤

【药物组成】

麻黄四两（去节）　杏仁五十个（去皮尖）　甘草二两（炙）　石膏半斤（碎，绵裹）

【方解】

麻杏甘石汤为麻黄汤去桂枝加石膏，是变辛温发表之法，而为辛凉宣透之方。方中麻黄辛温宣肺定喘，石膏辛寒直清里热。麻黄配石膏，清宣肺中郁热而定喘逆，而且石膏用量倍重于麻黄，故可借石膏辛凉之性，以制麻黄辛温发散之力，又能外透肌表，使邪无复留。杏仁宣肺降气而治咳喘，协同麻黄更增平喘之效。甘草和中缓急，调和诸药。四药相伍，宣肺清热，降逆平喘。

【煎服法及方后调护】

原文："上四味，以水七升，煮麻黄，减二升，去上沫，内诸药，煮取二升，去滓，温服一升。本云黄耳杯。"

以上四味药，用水七升，把麻黄先放下去煎煮至水减少二升，去掉上面的泡沫，把其他的药放进去煎煮至剩二升，去掉药渣，微温服用一升。一升原文为"黄耳杯"（一种古代饮器，容量为一升。）。

【名家辑要、名家临证指要】

苓桂术甘汤

【药物组成】

茯苓四两　桂枝三两（去皮）　白术　甘草各二两（炙）

【方解】

苓桂术甘汤方中茯苓健脾养心，利水渗湿；桂枝温阳化水，降逆平冲；白术、甘草补脾益中，培土强源；且茯苓、白术相配，又能增加健脾利水之力，桂枝、甘草相伍，更可发挥温通阳气之功。全方充分体现了仲景"病痰饮者，当以温药和之"的思想。

【煎服法及方后调护】

原文："上四味，以水六升，煮取三升，去滓，分温三服。"

以上四味药，加入水六升，煎煮至剩余三升，去掉药渣，微温分为三次服用。

【名家辑要、名家临证指要】

小建中汤

【药物组成】

桂枝三两（去皮） 甘草二两（炙） 大枣十二枚（擘） 芍药六两 生姜三两（切） 胶饴一升

【方解】

小建中汤为桂枝汤倍芍药加饴糖而成。方中重用饴糖，甘温补中；配以甘草、大枣则补益脾胃，培育生化之源；倍芍药以养阴和营，芍、草相配又能酸甘化阴，缓急止痛；桂枝、生姜温中散寒。诸药配伍，共奏建立中气、补益气血、调和阴阳、缓急止痛之功。

【煎服法及方后调护】

原文："上六味，以水七升，煮取三升，去滓，内胶饴，更上微火消解，温服一升，日三服。呕家不可用建中汤，以甜故也。"

以上六味药，用水七升，煎煮至剩三升，去掉药渣，放进胶饴，再用小火加温使饴糖慢慢溶解，微温服用一升，一日服用三次。若素有呕吐之症的病人不宜使用小建中汤，因饴糖味甘，能助湿碍胃，不利胃之降浊。

【名家辑要、名家临证指要】

桂枝人参汤

【药物组成】

桂枝四两（别切） 甘草四两（炙） 白术三两 人参三两 干姜三两

【方解】

桂枝人参汤为理中汤加桂枝而成。方中以理中汤温中焦之虚，而散寒止利；桂枝解肌表之邪，并助理中以散寒，共成表里双解之剂。本方理中汤先煎，意在发挥其温中散寒、补益脾胃的作用；桂枝后下，意在使其气锐而解表。

【煎服法及方后调护】

原文："上五味，以水九升，先煮四味，取五升，内桂，更煮取三升，去滓，温服一升，日再夜一服。"

以上五味药，用水九升，先把炙甘草、白术、人参、干姜四味药放下去煎煮，至水剩余五升，再把桂枝放进去煎煮至剩三升，去掉药渣，每次温服一升，白天服用两次，夜里服用一次，共分三次服完。

【名家辑要、名家临证指要】

真武汤

【药物组成】

茯苓　芍药　生姜各三两（切）　白术二两　附子一枚（炮，去皮，破八片）

【方解】

真武汤中炮附子辛热，温补肾阳，使水有所主；白术甘温，健脾燥湿，使水有所制；生姜辛温，宣发肺气，使水有所散；茯苓淡渗，走膀胱，佐白术健脾，是于制水中有利水之用；芍药活血脉，利小便，是于制水之中有利水之法，且芍药有敛阴和营之用，可制姜附的刚燥之性。全方从三脏二腑着眼，尤以芍药利肌里腠间水气为妙，既能活血以利水，又能开痹以泄络，如此三焦上下脏腑之水，肌腠表里内外之水，皆可一役而去。

【煎服法及方后调护】

原文："上五味，以水八升，煮取三升，去滓，温服七合，日三服。后加减法：若咳者，加五味子半升，细辛、干姜各一两。若小便利者，去茯苓。若下利者，去芍药，加干姜二两。若呕者，去附子，加生姜，足前成半斤。"

以上五味药，用水八升，煎煮至剩余三升，去掉药渣，每次温服七合（0.7升），一日服用三次。若患者兼有咳，加五味子半升，细辛、干姜各一两。若小便通利，去掉茯苓。若小便不利，去掉芍药，加干姜二两。若兼有呕吐，去掉附子，加生姜至半斤。

【名家辑要、名家临证指要】

炙甘草汤

【药物组成】

甘草四两（炙）　生姜三两（切）　人参二两　生地黄一斤　桂枝三两（去皮）　阿胶二两　麦门冬半升（去心）　麻仁半升　大枣十二枚（擘）

【方解】

炙甘草汤由甘草、生姜、人参、生地黄、桂枝、阿胶、麦冬、火麻仁、大枣、清酒组成。方中重用炙甘草补中益气，以充气血生化之源，合人参、大枣补中气，滋化源，气足血生，以复脉之本；生地黄、麦冬、阿胶、火麻仁养心阴，补心血，以充血脉；然阴无阳则无以化，故用桂枝、生姜宣阳化阴，且桂枝、甘草相合辛甘化阳，以温通心阳，加清酒振奋阳气，温通血脉。诸药合用，阳生阴长，阴阳并补，共奏通阳复脉、滋阴养血之功。

【煎服法及方后调护】

原文："上九味，以清酒七升，水八升，先煮八味，取三升，去滓，内胶烊消尽，温服一升，日三服。一名复脉汤。"

以上九味药，用清酒七升、水八升，把阿胶之外的八味药先放下去煎煮至剩余三升，去掉药渣，把阿胶放进去加温至阿胶完全溶解，微温服用一升，一日服用三次。本方又有一名为"复脉汤"。

【名家辑要、名家临证指要】

五苓散

【药物组成】

猪苓十八铢（去皮）　泽泻一两六铢　白术十八铢　茯苓十八铢　桂枝半两（去皮）

【方解】

五苓散由猪苓、泽泻、白术、茯苓、桂枝组成，制成散剂旨在取其发散之义。猪苓、茯苓、泽泻导水下行，通利小便；白术健脾利湿；桂枝辛温，通阳化气以行水，并兼以解表。五味合方，外解表邪，内通水腑，助膀胱气化，使水有出路，对于水湿内停而病证兼表者，可加减使用。五药合用，共奏化气利水、通里达表之功。此外，凡病机属膀胱气化不利之蓄水证，不论有无表证，皆可用本方治疗。

【煎服法及方后调护】

原文："上五味，捣为散，以白饮和，服方寸匕，日三服。多饮暖水，汗出愈。如法将息。"

以上五味药杵捣为散剂，用米汤送服，每次服用一方寸匕（古代的一种容器，容量约5毫升），一日服用三次。本方既可作为散剂服用，也可作为汤剂服用。"以白饮和服"，含有服桂枝汤啜热粥之义；"多饮暖水，汗出愈"，意在助药力且行津液而散表邪。药后像桂枝汤方后那样护理。

【名家辑要、名家临证指要】

桃核承气汤

【药物组成】

桃仁五十个（去皮尖）　大黄四两　桂枝二两（去皮）　甘草二两（炙）　芒硝二两

【方解】

桃核承气汤由桃仁、桂枝、大黄、芒硝、炙甘草五药组成。方中桃仁活血化瘀为主药；桂枝温通经脉，辛散血结，助桃仁活血；大黄苦寒清泄热邪，祛瘀生新；芒硝咸寒，软坚散结；炙甘草调和诸药。诸药合用，为泄热逐瘀轻剂。

【煎服法及方后调护】

原文："上五味，以水七升，煮取二升半，去滓，内芒硝，更上火，微沸下火，先食温服五合，日三服，当微利。"

以上五味药，用水七升，把桃仁、桂枝、大黄、炙甘草放进去煎煮至剩余二升半水量，去掉药渣，放入芒硝，然后再放回火炉，使药微微开沸后移除火炉，在饭前微温服用五合（半升），一日服用三次，服后患者可出现轻微下利。

总结本方的煎服法，共三点需要注意：一是先煎诸药，后下芒硝；二是饭前空腹服用，即所谓"先食温服"，乃因本证病位在下焦，先服药后进食，有利于药达病所；三是每次五合，每日三次，其每次服用量仅为每次煎出量的五分之一，可谓是小量服用。

【名家辑要、名家临证指要】

抵当汤

【药物组成】

水蛭（熬） 虻虫各三十个（去翅足，熬） 桃仁二十个（去皮尖） 大黄三两（酒洗）

【方解】

抵当汤由水蛭、虻虫、大黄、桃仁四药组成。大黄、桃仁为植物药，大黄入血分，泄热逐瘀，推陈致新；桃仁活血化瘀。水蛭、虻虫为虫类药，药性峻猛，善于破瘀积恶血。四药相合为破血逐瘀之峻剂。

【煎服法及方后调护】

原文："上四味，以水五升，煮取三升，去滓，温服一升。不下更服。"

以上四味药，用水五升，煎煮至剩三升，去掉药渣，微温服用一升。若药后

瘀血不下则可继续服用。

【名家辑要、名家临证指要】

大陷胸汤

【药物组成】

大黄六两（去皮） 芒硝一升 甘遂一钱

【方解】

大陷胸汤由大黄、芒硝、甘遂三味药物组成。方中甘遂性峻而泻水逐饮，尤长于泻逐胸腹积水；大黄泄热导下，荡涤实邪；芒硝软坚破结。三药相合，共奏泄热逐水破结之效。

【煎服法及方后调护】

原文："上三味，以水六升，先煮大黄，取二升，去滓，内芒硝，煮一两沸，内甘遂末，温服一升，得快利，止后服。"

以上三味药，用水六升，先把大黄放下去煎煮至剩余二升，去掉药渣，放入芒硝，继续加热使药开沸一两次，最后加入甘遂末，温服一升。服药后出现下利

即可停止服用剩余的药，此乃因本方泻下峻猛，服药后水热从大便而出，应注意中病即止，以免过服伤正。

临床中本方甘遂用量一般以 2 ～ 3 克为宜，因其有效成分难溶于水，只有以末冲服，在胃肠吸收，才能充分发挥药效。

【名家辑要、名家临证指要】

小陷胸汤

【药物组成】

黄连一两　半夏半升（洗）　栝蒌实大者一枚

【方解】

小陷胸汤由黄连、半夏、栝楼实三味药组成。黄连苦寒，清泄心下之热结；半夏辛温，化痰涤饮，消痞散结；栝楼实甘寒清润，既能助黄连清热泻火，又能助半夏化痰开结，同时还有润便导下的作用。三药配合，辛开苦降，痰热各自分消；宽胸散结，以祛结滞之患。

【煎服法及方后调护】

原文："上三味，以水六升，先煮栝蒌，取三升，去滓，内诸药，煮取二升，去滓，分温三服。"

以上三味药，用水一斗（十升），把麻黄先放下去煎煮至水减少二升，去掉上面的泡沫，把其他的药放进去煎煮至剩三升，去掉药渣，微温服用一升。

【名家辑要、名家临证指要】

大黄黄连泻心汤

【药物组成】

大黄二两　黄连一两

【方解】

大黄黄连泻心汤是治疗火热邪气聚结心下致痞的基本方。大黄泄热和胃，黄连泻心胃之火，苦则泻心消痞，寒则清泄邪热，二药合用，邪热得除，则痞闷自消。

《伤寒论》载本方仅大黄、黄连两味药，林亿在方后注中认为"亦有黄芩"。又《千金翼方》注云："此方本有黄芩。"再结合临床实际来看，本方以有黄芩为妥。

【煎服法及方后调护】

原文："上二味，以麻沸汤二升，渍之须臾，绞去滓，分温再服。"

以上两味药，用沸水二升浸泡一会儿，去掉药渣，分为二次服用。

本方运用之妙，在于煎法。不取煎煮而以麻沸汤浸渍少顷，去滓温服，以取其气之轻扬，薄其味之重浊，使之利于清心下热结而消痞，而不在于泻下燥结以荡实。

【名家辑要、名家临证指要】

半夏泻心汤

【药物组成】

半夏半升（洗）　黄芩　干姜　人参　甘草各三两（炙）　黄连一两　大枣十二枚（擘）

【方解】

半夏泻心汤由半夏、干姜、黄连、黄芩、人参、甘草、大枣七味药组成。以半夏为君，化痰和胃，降逆消痞，合干姜之辛温，温中散寒，消痞结；黄连、黄芩苦寒泄降，清热和胃，泄其满；佐以人参、甘草、大枣甘温调补，补脾胃之虚以复其升降之职。诸药相合，辛开苦降，寒温并用，阴阳并调，俾寒热去，脾胃健，中焦气机调畅，痞气自消。

【煎服法及方后调护】

原文："上七味，以水一斗，煮取六升，去滓，再煎取三升，温服一升，日三服。"

以上七味药，用水一斗（十升），煎煮至剩六升，去掉药渣，继续煎煮至剩余三升，每次温服一升，一日服用三次。

本方要求"去滓再煎"，意在使寒热药性和合，作用协调，并行不悖，而利于和解。

【名家辑要、名家临证指要】

旋覆代赭石汤

【药物组成】

旋覆花三两　人参二两　生姜五两　代赭石一两　甘草三两（炙）　半夏半升（洗）　大枣十二枚（擘）

【方解】

旋覆代赭汤中旋覆花苦辛而咸，主下气消痰，降气行水，主治心下痞满，噫气不除；代赭石苦寒，重镇降逆，二者相合，下气消痰，和胃降逆；半夏与较大剂量的生姜为伍，和胃降逆化痰；人参、甘草、大枣补中益气，扶脾胃之虚。诸药配合，除痰下气，使脾胃复常，而消痞止噫。

【煎服法及方后调护】

原文："上七味，以水一斗，煮取六升，去滓，再煎取三升，温服一升，日三服。"

以上七味药，用水一斗（十升）煎煮至剩六升，去掉药渣，再次煎煮至剩余三升，每次温服一升，一日服用三次。

本方也取去滓再煎，意与半夏泻心汤相同。

【名家辑要、名家临证指要】

黄连汤

【药物组成】

黄连三两　甘草三两（炙）　干姜三两　桂枝三两（去皮）　人参二两　半夏半升（洗）　大枣十二枚（擘）

【方解】

本方黄连苦寒，清在上之热，干姜辛热，温在下之寒，二药相伍，辛开苦降为主药；半夏降逆和胃，以止呕吐；桂枝辛温散寒，宣通上下之阳气；炙甘草、人参、大枣甘温益气和中，恢复中焦升降之职。俾脾胃调和，升降协调，呕吐腹痛悉除。

【煎服法及方后调护】

原文："上七味，以水一斗，煮取六升，去滓，温服，昼三夜二。疑非仲景方。"

以上七味药，用水一斗（十升）煎煮至剩六升，去掉药渣，温服一升。

【名家辑要、名家临证指要】

白虎汤

【药物组成】

知母六两　石膏一斤（碎）　甘草二两（炙）　粳米六合

【方解】

白虎汤由石膏、知母、炙甘草、粳米四药组成。方中石膏辛甘大寒，功擅清热；知母苦寒而润，长于泻火滋燥，石膏、知母相伍，以清阳明独盛之热而保胃津。炙甘草、粳米，益气和中，一则气足则津生，再则可免寒凉伤胃之弊。四药相合，共成辛寒清热之重剂。方名白虎，取金气清肃之意。

【煎服法及方后调护】

原文："上四味，以水一斗，煮米熟，汤成，去滓，温服一升，日三服。"

以上四味药，用水一斗（十升），煎煮至粳米熟，去掉药渣，一次温服一升，一日服用三次。

【名家辑要、名家临证指要】

猪苓汤

【药物组成】

猪苓（去皮）　茯苓　泽泻　阿胶　滑石（碎）各一两

【方解】

猪苓汤由猪苓、茯苓、泽泻、阿胶、滑石组成。猪苓、茯苓、泽泻甘淡渗泄以利水；滑石甘寒，清热利窍，既能清热，又能利水；阿胶甘平，滋阴润燥。诸药合用，有清热利水、育阴润燥之功。

【煎服法及方后调护】

原文："上五味，以水四升，先煮四味，取二升，去滓，内阿胶烊消，温服七合，日三服。"

以上五味药，用水四升，先煮猪苓、茯苓、泽泻、滑石四味药，煎煮至剩二升水量，去掉药渣，放入阿胶小火烊化，一次微温服用七合（0.7升），一日服用三次。

【名家辑要、名家临证指要】

大承气汤

【药物组成】

大黄四两（酒洗） 厚朴半斤（炙，去皮） 枳实五枚（炙） 芒硝三合

【方解】

大承气汤由大黄、芒硝、枳实、厚朴四味药组成。方中大黄苦寒，荡涤肠腑，泄热通便；芒硝咸寒泄热，软坚润燥；枳实苦而微寒，理气消痞；厚朴辛苦而温，行气除满。四药相合，共奏攻下实热、荡涤燥结之功。

【煎服法及方后调护】

原文："上四味，以水一斗，先煮二物，取五升，去滓，内大黄，煮取二升，去滓，内芒硝，更上微火一两沸，分温再服，得下余勿服。"

以上四味药，用水一斗（十升），把厚朴、枳实先放下去煎煮至水剩余五升，去掉药渣，放入大黄，煎煮至水剩余二升，去掉药渣，放入芒硝，再放至小火加热使药沸一两次，分两次服用。

方中枳实、厚朴先煎。大黄酒洗后下，气锐先行，斩关夺门，又得芒硝之助，相须为用，攻下之力尤强。大承气汤适用于阳明腑实之重证，为峻下之剂，服药后得大便通即停服，切不可过服而伤正。

【名家辑要、名家临证指要】

麻子仁丸

【药物组成】

麻子仁二升 芍药半斤 枳实半斤（炙） 大黄一斤（去皮） 厚朴一尺（炙，去皮） 杏仁一升（去皮尖，熬）

【方解】

麻子仁丸由小承气汤加麻子仁、芍药、杏仁、蜂蜜组成。方中重用麻子仁，

甘平润肠通便为君；芍药补益脾阴，杏仁降气润肠为臣；小承气汤泻下通便，行气导滞为佐；蜂蜜味甘润肠通便为使。诸药合而为丸，为润肠滋燥、缓通大便之良方。

【煎服法及方后调护】

原文："上六味，蜜和丸如梧桐子大，饮服十丸，日三服，渐加，以知为度。"

以上六味药，用蜜调和成像梧桐子那么大的丸剂，每次用米汤和服十丸，一日服用三次，逐渐加量，以大便通畅为衡量标准。

麻子仁丸虽为通大便之剂，但方中毕竟含小承气汤药物，故虚人不宜久服，孕妇亦当慎用。由于病证有轻重，体质有不同，麻子仁丸的用量应从小量起服，逐渐加量，以大便通畅为准，即"以知为度"之意。

【名家辑要、名家临证指要】

吴茱萸汤

【药物组成】

吴茱萸一升（洗）　人参三两　生姜六两（切）　大枣十二枚（擘）

【方解】

吴茱萸汤由吴茱萸、人参、生姜、大枣组成。方中吴茱萸为主药，温胃暖肝，降逆止呕；用大剂量生姜散寒止呕；人参、大枣补虚和中。全方具有温中补虚、散寒降逆的功效。脾胃虚寒，或肝胃虚寒，浊阴上逆等证，皆可用之。

吴茱萸汤在《伤寒论》中凡三见，分载于三篇。

一为阳明虚寒"食谷欲呕"（243条），以其"得汤反剧者属上焦"。食谷欲呕，病位有中焦、上焦之分，证有寒热之别。中阳亏虚，寒饮内停，或中焦阳虚，浊阴上逆，不仅食不下，而且可有食谷欲呕之家，此皆可用吴茱萸汤温中和胃、降逆止呕。如上焦有热，胃气上逆致食谷欲呕者，此时用吴茱萸之辛温，以热助热，必拒而不纳，反使呕逆加剧。提示医者呕吐一症的原因不同，病位有别，临证当参合四诊，细心分析辨证。

二为"少阴病，吐利，手足逆冷烦躁欲死"（第309条），论胃虚肝逆，吐利四逆的证治。中焦虚寒，阳虚不温四末，故见手足逆冷；胃虚肝逆，浊阴上犯则吐；脾虚不升则利；中焦气机升降失常，吐泻交作，患者烦乱不安，故烦躁欲死。当以吴茱萸汤温中散寒降逆为治。寒浊犯胃，但未至阳衰，阳气尚能与阴邪抗争，而与296条阳气将绝"吐利躁烦，四逆"的死证相鉴别。

三为"干呕吐涎沫，头痛"（378条），论肝胃虚寒，浊阴上逆的证治。厥阴内寒，失于疏泄，肝寒犯胃，胃寒生浊，浊阴上逆，故干呕。胃受肝寒，阳气不足，失于蒸化，津聚成涎，每随浊阴之气上逆而吐出，则吐涎沫。肝脉与督脉会于颠顶，肝寒循经上逆，寒凝肝脉，气血不通，则颠顶作痛。治以温肝暖胃，降浊止痛，方用吴茱萸汤。

三条叙证存在区别，但阴寒内盛，浊阴上逆的病机是一致的，故可异病同治，均用吴茱萸汤温阳散寒降浊。

【煎服法及方后调护】

原文："上四味，以水七升，煮取二升，去滓，温服七合，日三服。"

汉代与现代剂量折算，一斗约为2000毫升，一升约为200毫升，一合约为20毫升。大意是用1400毫升的水煎药，浓缩到400毫升的水时，去药渣，服汤液，每天服用三次。

【名家辑要、名家临证指要】

茵陈蒿汤

【药物组成】

茵陈蒿六两　栀子十四枚（擘）　大黄二两（去皮）

【方解】

茵陈蒿汤为阳明湿热发黄证的代表方。主治湿热郁蒸于里，湿热熏蒸肝胆，腑气壅滞而致的发黄。主症：身黄如橘子色，目黄，小便深黄而不利，身热，无汗或头汗出，齐颈而还，口渴，腹微满，舌红苔黄腻，脉弦数或滑数。方中茵陈蒿为主药，清热利湿，疏利肝胆而退黄；栀子苦寒，清泄三焦而利小便；大黄苦寒，泄热解毒行瘀，通腑利胆退黄。三药合用，二便通利，湿去热泄，诸黄皆退。

【煎服法及方后调护】

原文："上三味，以水一斗二升，先煮茵陈，减六升，内二味，煮取三升，去滓，分三服。小便当利，尿如皂荚汁状，色正赤，一宿腹减，黄从小便去也。"

以上三味药，用2400毫升的水煎药，先下茵陈，水浓缩至1200毫升时，再下大黄、栀子，浓缩到600毫升时，去药渣，服汤液，每天服用三次。服药后小便应当快、利，即小便次数多，这是服药后湿热排出体内的道路。

【名家辑要、名家临证指要】

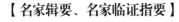

麻黄连轺赤小豆汤

【药物组成】

麻黄二两（去节）　连轺二两（连翘根是）　杏仁四十个（去皮尖）　赤小豆一升　大枣十二枚（擘）　生梓白皮一升（切）　生姜二两（切）　甘草二两（炙）

【方解】

麻黄连轺赤小豆汤为表里双解之剂，治疗湿热内阻，风寒外束所致湿热发黄兼表证。主症：身黄目黄如橘子色，小便不利而色黄，发热恶寒无汗，或见身痒。故用麻黄连轺赤小豆汤清热利湿，解表散邪。

麻黄连轺赤小豆汤由麻黄、连轺、杏仁、赤小豆、大枣、生梓白皮、生姜、甘草八味药组成。方中麻黄、杏仁、生姜辛散表邪，三味相配，开提肺气以利水湿；今多用连翘代替连轺，与赤小豆、生梓白皮，辛凉而苦，清泄湿热以退黄，生梓白皮为紫葳科植物梓的根皮或树皮的韧皮部，药房多不具备，可代以桑白皮；甘草、大枣共调脾胃。如此则表里宣通，湿热外泄，表解里和，其病自愈。

【煎服法及方后调护】

原文："上八味，以潦水一斗，先煮麻黄再沸，去上沫，内诸药，煮取三升，去滓，分温三服，半日服尽。"

以上八味药，用 2000 毫升地面流动的雨水煎药，先下麻黄，将水煮沸，去上沫，再下其他药物，水浓缩至 600 毫升时，去药渣，服汤液，每天服用三次。半日之内将药物服完。潦（lǎo，音老），潦水，即地面流动的雨水，原方用潦水即雨水煎药，取其味薄不助湿之意。成无己谓："取其味薄，不助湿热"，现多用普通水代之。

【名家辑要、名家临证指要】

小柴胡汤

【药物组成】

柴胡半斤　黄芩三两　人参三两　半夏半升（洗）　甘草（炙）　生姜各三两（切）　大枣十二枚（擘）

【方解】

小柴胡汤为和解少阳之主方。治疗邪犯少阳，胆火内郁，枢机不利，正邪纷争，干犯脾胃所致的往来寒热、胸胁苦满、心烦喜呕、默默不欲饮食、口苦、咽干、目眩、脉弦细。方中柴胡气质轻清，味苦微寒，疏解少阳郁滞，使少阳气郁得达；黄芩苦寒，气味较重，清泄少阳邪热，使少阳火郁得清。二者合用，外透内泄，疏解少阳半表半里之邪。按柴胡、黄芩剂量分析，柴胡重于黄芩，其外透之力强于内泄之功。半夏、生姜调和胃气，降逆止呕。人参、炙甘草、大枣益气和中，扶正祛邪，使中土健旺，不受木邪之害。方中既有柴芩苦寒清降，又有姜夏辛开散邪，复有参枣草之甘补调中。药共七味，相辅相成，寒温并用，升降协调，攻补兼施，有疏利三焦、调达上下、宣通内外、和畅气机之作用，故为和解之良方。

【煎服法及方后调护】

原文："上七味，以水一斗二升，煮取六升，去滓，再煎取三升，温服一升，日三服。若胸中烦而不呕者，去半夏、人参，加栝蒌实一枚；若渴，去半夏，加人参合前成四两半、栝蒌根四两；若腹中痛者，去黄芩，加芍药三两；若胁下痞硬，去大枣，加牡蛎四两；若心下悸、小便不利者，去黄芩，加茯苓四两；若不渴、外有微热者，去人参，加桂枝三两，温覆微汗愈；若咳者，去人参、大枣、生姜，加五味子半升、干姜二两。"

　　方用去滓再煎之法，乃因方中药性有寒温之差，味有苦、辛、甘之异，去滓再煎可使诸药气味醇和，有利于透达外邪，而无敛邪之弊，亦显其和解之性，故称为和剂。

　　少阳在半表半里之间，邪犯少阳，胆火内郁，枢机不利，内外失和，故其病变可及表里内外，上下三焦。加之邪正交争，可有胜负，故少阳病变化多端，其病有兼夹者，称之为或然症，当随症加减。故仲景设小柴胡汤加减法，示人临证宜加减化裁，辨证用药。如胸中烦而不呕，是邪热扰心，胃气尚和，去甘壅之人参以免留邪；不呕则去半夏、加栝楼以清心除烦；如口渴是邪热伤津，去温燥之半夏，加重人参用量以益气生津，并加栝楼根（天花粉）以清热生津；如腹中痛是土被木乘，脾络失和，去黄芩之苦寒，加芍药于土中泻木，和络缓急以止痛；如胁下痞硬，是邪气郁遏少阳较甚，去大枣之甘以免增壅满，加牡蛎软坚散结，消滞除痞；如心下悸，小便不利，是三焦决渎失职，水饮内停，以水饮得冷则停，得淡则利，故去苦寒之黄芩，加淡渗之茯苓；如不渴，外有微热，是太阳表邪未除，无里热伤津之象，则去人参壅补，加桂枝以解外；如咳者，属寒饮犯肺，去人参、大枣甘温壅气及生姜辛散之品，加干姜温肺化饮，加五味子敛肺止咳。

　　【名家辑要、名家临证指要】

大柴胡汤

　　【药物组成】

　　柴胡半斤　黄芩三两　芍药三两　半夏半升（洗）　生姜五两（切）　枳实四枚（炙）　大枣十二枚（擘）

　　【方解】

　　大柴胡汤主治少阳枢机不利，阳明腑实结聚所致的少阳兼阳明里实证。主症：寒热往来，胸胁苦满，郁郁微烦，呕不止，心下急或痞硬，大便秘结或下利臭秽不爽，伴见小便色黄，舌红苔黄少津，脉弦数。大柴胡汤为小柴胡汤去人参、炙甘草，加芍药、枳实、大黄而成。因少阳病未解，故用小柴胡汤和解少阳为主；因病兼阳明里实，故去人参、甘草，免其甘壅助邪；加芍药以和营通络，缓急止痛，且可通泄大便；加枳实、大黄破结下气，通下里实。合之共奏和解少阳、通下里实之功，实为少阳兼阳明里实双解之剂。

　　【煎服法及方后调护】

　　原文："上七味，以水一斗二升，煮取六升，去滓，再煎，温服一升，日三服。一方加大黄二两，若不加，恐不为大柴胡汤。"

　　大柴胡汤也用去滓再煎之法，使诸药药性合和。宋版《伤寒论》载本方内无大黄，而方后注云："一方加大黄二两，若不加，恐不为大柴胡汤。"考《金匮要略》《肘后方》《千金要方》《外台秘要》等，所载本方均有大黄，结合第103条

"下之则愈"来看，当以有大黄为是。

【名家辑要、名家临证指要】

柴胡桂枝干姜汤

【药物组成】

柴胡半斤　桂枝三两（去皮）　干姜二两　栝楼根四两　黄芩三两　牡蛎二两（熬）　甘草二两（炙）

【方解】

柴胡桂枝干姜汤即小柴胡汤去半夏、人参、生姜、大枣，加桂枝、干姜、栝楼根、牡蛎而成。治疗少阳枢机不利，三焦失职，水饮内结所致的以往来寒热，心烦，胸胁满微结，小便不利，渴而不呕，但头汗出为主要表现的少阳兼水饮内结证。方中柴胡、黄芩合用，清解少阳郁热；因渴而不呕，故去半夏、生姜之温燥；因水饮内结，故去人参、大枣之壅滞；加栝楼根、牡蛎逐饮开结；加桂枝、干姜通阳散寒，温化水饮；甘草调和诸药。本方寒温并用，攻补兼施，既可和解枢机，又可温化水饮。

【煎服法及方后调护】

原文："上七味，以水一斗二升，煮取六升，去滓，再煎取三升，温服一升，日三服。初服微烦，复服，汗出便愈。"

以上七味药，用2400毫升的水煎，浓缩至1200毫升时，去药渣再煎至药液浓缩到600毫升，每天服用三次，每次温服汤液200毫升。方后云"日三服，初服微烦，后服，汗出便愈"，是言本方为疏利少阳半表半里之方，初服正气得药力，正邪相争，郁阳得伸，但气机一时尚未畅通，故有微烦之感。续服，气机得以宣通，表里阳气畅达，周身汗出，邪从汗解，故病除。此非邪蒸于上之"但头汗出"，而是服本方后病去之汗出，故曰"汗出便愈"。

【名家辑要、名家临证指要】

黄芩汤

【药物组成】

黄芩三两　芍药二两　甘草二两（炙）　大枣十二枚（擘）

【方解】

黄芩汤治疗"太阳与少阳合病"的下利，属少阳邪热内迫大肠，大肠传导失职之下利。主要表现为：下利灼肛，或下利黏腻而不爽，有热臭气，甚则里急后重，腹痛，或见呕吐，伴发热，口苦，小便短赤，脉弦数。治以黄芩汤清泄少阳郁热，坚阴止利。若少阳邪热内迫于胃，胃失和降，则见呕吐，可于黄芩汤中加半夏、生姜以和胃降逆止呕。

黄芩汤药仅四味，方中黄芩苦寒，清泄少阳郁热，治肠澼下利；芍药酸苦微寒，坚阴止利，并于土中伐木而缓急止痛；甘草、大枣益气和中，厚上以御木。本方是治疗热利的祖方，《伤寒论》所论下利，包括后世泄泻和痢疾两种病证。本方可治疗泄泻，尤能治疗痢疾，清代汪昂称本方"为万世治痢之祖"。金代张洁古根据"行血则便脓自愈，调气则后重自除"的理论，以本方去大枣，加木香、槟榔、肉桂、当归、黄连、大黄等，更名芍药汤，成为后世治疗痢疾的常用方。黄芩加半夏生姜汤，是在黄芩汤的基础上加半夏、生姜而成，于清热止利中，增降逆止呕之功。观黄芩加半夏生姜汤药物组成，为黄芩、芍药、半夏、生姜、大枣、甘草，实为小柴胡汤去柴胡、人参加芍药而成，乃小柴胡汤加减变法之一。小柴胡汤用柴胡，其意在解少阳在经之邪；黄芩汤及黄芩加半夏生姜汤去柴胡而留黄芩，其意在泄少阳在腑之热。

【煎服法及方后调护】

原文："上四味，以水一斗，煮取三升，去滓，温服一升，日再夜一服。"

以上四味药，用2000毫升的水煎药，浓缩至600毫升时，去药渣服用药液，每天服用三次，白天两次，晚上一次，每次温服药液200毫升。

【名家辑要、名家临证指要】

四逆汤

【药物组成】

甘草二两（炙）　干姜一两半　附子一枚（生用，去皮，破八片）

【方解】

四逆汤是治疗少阴病寒化证的代表方，主治少阴阳虚阴盛之四肢厥逆，故方名四逆。主要表现是四肢厥逆，身踡恶寒，自利而渴，小便色白，脉微细，但欲寐。方中生附子入肾经，为温肾回阳之主药；干姜温脾散寒，以壮后天之本，炙甘草健脾益气，以资化源。三药合用，共奏回阳救逆、温补脾肾之功效。

【煎服法及方后调护】

原文："上三味，以水三升，煮取一升二合，去滓，分温再服。强人可大附子一枚、干姜三两。"

以上三味药，用600毫升的水煎药，浓缩至240毫升时，去药渣，将药液平均分成两份，每天温服两次。体质强壮的人可以用一枚大生附子（附子小者10克左右，大者20～30克），干姜可以用到三两。

【名家辑要、名家临证指要】

通脉四逆汤

【药物组成】

甘草二两（炙）　附子大者一枚（生用，去皮，破八片）　干姜三两（强人可四两）

【方解】

通脉四逆汤治疗少阴阴盛格阳的真寒假热证，即里寒外热。通脉四逆汤证是少阴病寒化证的危重证候，乃阴寒内盛，格阳于外所致，主要表现为：下利清谷，手足厥逆，脉微欲绝，身反不恶寒，其人面色赤。通脉四逆汤与四逆汤药味相同，但重用附子，倍用干姜，以大辛大热之药急驱内寒，破阴回阳，通达内外。

【煎服法及方后调护】

原文："上三味，以水三升，煮取一升二合，去滓，分温再服，其脉即出者愈。面色赤者，加葱九茎；腹中痛者，去葱，加芍药二两；呕者，加生姜二两；咽痛者，去芍药，加桔梗一两；利止脉不出者，去桔梗，加人参二两。病皆与方相应者，乃服之。"

以上三味药（体质强壮的人干姜可以用到四两），用600毫升的水煎药，浓缩至240毫升时，去药渣，将药液平均分成两份，每天温服两次。服药后病人脉搏马上出现的，可望痊愈。如果出现面部发红的，加葱白九根以宣通上下阳气；腹中疼痛的，去葱白，加芍药二两以缓急和络止痛；干呕的，加生姜二两以温胃降逆止呕；咽痛的，去芍药，加桔梗一两以利咽开结止痛；腹泻过度而无物可泻、脉搏摸不到的，去桔梗，加人参二两以大补气阴，固脱复脉。方后提出"病皆与方相应者，乃服之"，示人处方选药必须符合病机，兼症不同，又当随症加减，才能收到预期效果。

【名家辑要、名家临证指要】

白通汤

【药物组成】

葱白四茎　干姜一两　附子一枚（生，去皮，破八片）

【方解】

白通汤治疗少阴阴盛戴阳证，乃阴寒内盛，格阳于上所致，主要表现为：下利，面赤，恶寒蜷卧，四肢逆冷，脉微细，但欲寐等。白通汤即四逆汤去甘草，减干姜用量，加葱白而成。其中附子直入肾经，温补肾阳而散寒，壮先天之本；干姜入脾胃经温中土之阳，壮后天之本；姜附合用，破阴回阳力量更强。葱白辛温走窜，宣通上下，使格拒之势得解，上浮之阳得回，诸症随之而去。

【煎服法及方后调护】

原文："上三味，以水三升，煮取一升，去滓，分温再服。"

以上三味药，用600毫升的水煎药，浓缩至200毫升时，去药渣，将药液平均分成两份，每天温服两次。

【名家辑要、名家临证指要】

附子汤

【药物组成】

附子二枚（炮，去皮，破八片）　茯苓三两　人参二两　白术四两　芍药三两

【方解】

附子汤治疗肾阳虚衰，寒湿内盛所致的少阴寒湿身痛证，主要表现为：背恶寒，口中和，身体痛，手足寒，骨节痛，脉沉等。附子汤中重用炮附子，温经驱寒镇痛。与人参相伍，温补以壮元阳为主药，辅以白术、茯苓健脾以除寒湿。《神农本草经》载芍药"除血痹……利小便"，佐以芍药和营血而通血痹，既可加强温经利湿止痛的效果，又可养血育阴，以防术、附之燥。诸药相合，共奏温阳化湿、驱寒镇痛的作用。

【煎服法及方后调护】

原文："上五味，以水八升，煮取三升，去滓。温服一升，日三服。"

以上五味药，用1600毫升的水煎药，浓缩至600毫升时，去药渣，将药液平均分成三份，每天三次，每次温服200毫升。

【名家辑要、名家临证指要】

四逆散

【药物组成】

甘草（炙）　枳实（破，水渍，炙干）　柴胡　芍药

【方解】

四逆散治疗少阴枢机不利，阳气郁遏在里，不能透达四末所导致的四肢厥逆，伴见腹痛、泄利下重、咳嗽、心下悸、小便不利。用四逆散以疏畅气机，透达郁阳。四逆散药用四味，柴胡解郁行气，和畅气机，透达郁阳；枳实行气散结；芍药和血养阴，缓急止痛；甘草缓急和中。诸药合用，使气机调畅，郁阳得伸而四逆可除。

【煎服法及方后调护】

原文："上四味，各十分，捣筛，白引和服方寸匕，日三服。咳者，加五味子、干姜各五分，并主下利；悸者，加桂枝五分；小便不利者，加茯苓五分；腹中痛者，加附子一枚，炮令坼；泄利下重者，先以水五升，煮薤白三升，煮取三升，去滓，以散三方寸匕内汤中，煮取一升半，分温再服。"

以上四味药，各用十分，捣细筛末，用白米汤调服一方寸匕，一日服三次。如果咳嗽的，加五味子、干姜各五分以温肺敛气，并主治腹泻；心悸的，加桂枝五分温通心阳；小便不通畅的，加茯苓五分淡渗利水；腹中疼痛的，加炮附子一枚温阳散寒止痛；腹泻或下痢后重的，先用水1000毫升，加入薤白三升通阳行

滞，煎煮浓缩至 600 毫升，去掉药渣，再取四逆散三方寸匕（《中药大辞典·附篇》认为：一方寸匕约等于现代 2.7 毫升。其重量金石药末约为 2 克，草木药末约为 2 克）加入药汁中，煎煮浓缩至 300 毫升，将药液平均分两次温服。

【名家辑要、名家临证指要】

桃花汤

【药物组成】

赤石脂一斤（一半全用，一半筛末） 干姜一两 粳米一升

【方解】

桃花汤治疗少阴虚寒性下利便脓血，滑脱不禁，多为脾肾阳衰，络脉不周而统摄无权，大肠滑脱不禁所致，表现为：下利不止，便脓血，色赤暗，白多红少，腹痛绵绵，小便不利，舌淡苔白，脉沉弱。治宜桃花汤温涩固脱。

桃花汤药用三味，以赤石脂涩肠固脱为主药，辅以干姜温中阳，佐以粳米益脾胃。三药合用，可提高涩肠固脱的功效。赤石脂一半生药入煎，长泡久煮，取其温涩之气，一半为末冲服，留着肠中，取其收敛之形。本方临床所用，非必定有脓血，大凡属于滑脱不禁，皆可应用。但对实邪未尽者，则非所宜。

【煎服法及方后调护】

原文："上三味，以水七升，煮米令熟，去滓，温服七合，内赤石脂末方寸匕，日三服。若一服愈，余勿服。"

赤石脂一斤，取一半入煎，另一半筛末冲服，干姜一两，粳米一升。以上三味药，加水 1400 毫升煎煮，至米熟汤成，去掉药渣，每次服用 140 毫升，加入赤石脂末一方寸匕，温服，一日服三次。

本方煎煮法特点鲜明。赤石脂一半煎汤，一半筛末冲服，既取其温涩之气，又可使药末直接作用于肠道，更好地发挥药物的固涩作用，可见仲景临证手法缜密精巧。

【名家辑要、名家临证指要】

黄连阿胶汤

【药物组成】

黄连四两 黄芩二两 芍药二两 鸡子黄二枚 阿胶三两（一云三挺）

【方解】

黄连阿胶汤是滋阴降火的代表方，治疗少阴病阴虚火旺证。方中重用黄连、黄芩泻心火，正所谓"阳有余，以苦除之"；芍药、阿胶、鸡子黄滋肾阴，亦即"阴不足，以甘补之"。方中鸡子黄为血肉有情之品，擅长养心滋肾，宜生用，当在药液稍凉时加入。诸药合用，共奏清心火、滋肾阴、交通心肾之功效。

【煎服法及方后调护】

原文:"上五味,以水六升,先煮三物,取二升,去滓,内胶烊尽,小冷,内鸡子黄,搅令相得,温服七合,日三服。"

以上五味药,用水 1200 毫升,先加入黄连、黄芩、芍药三味药煎煮至 400 毫升,去掉药渣,再加入阿胶烊化溶尽,稍稍冷却,然后加入鸡蛋黄搅拌均匀即成。每次温服 140 毫升,一天服三次。

【名家辑要、名家临证指要】

麻黄附子细辛汤

【药物组成】

麻黄二两(去节) 细辛二两 附子一枚(炮,去皮,破八片)

【方解】

麻黄附子细辛汤主治少阴阳虚兼表之证,表现为:发热不甚,恶寒无汗,头身痛,神疲乏力,脉沉,用麻黄附子细辛汤温阳解表治疗。本方麻黄发汗解表,附子温经扶阳,细辛辛温雄烈,通达内外,外助麻黄解表,内合附子温阳。三药合用,共奏温阳发汗、表里双解之效。然此方从药物组成分析,实有温阳、升阳、通阳之效。当今临床阳虚、阳陷、阳郁之证颇多,故此方临证范围甚广。

【煎服法及方后调护】

原文:"上三味,以水一斗,先煮麻黄,减二升,去上沫,内诸药,煮取三升,去滓。温服一升,日三服。"

以上三味药,用水 2000 毫升,先加入麻黄煎煮,煮去 400 毫升水分,除去上面的白沫,再加入其他药物,药液煎煮浓缩至 600 毫升,去掉药渣,每次温服 200 毫升,一日服三次。

【名家辑要、名家临证指要】

乌梅丸

【药物组成】

乌梅三百枚 细辛六两 干姜十两 黄连十六两 当归四两 附子六两(炮,去皮) 蜀椒四两(出汗) 桂枝六两(去皮) 人参六两 黄柏六两

【方解】

乌梅丸中重用乌梅,并用醋渍增益其酸性,为安蛔止痛之主药。附子、干姜、细辛、蜀椒、桂枝,取其辛以伏蛔,温以祛寒;黄连、黄柏,取其苦以驱蛔,寒以清热;人参、当归补气养血;米饭、蜂蜜和胃缓急。本方酸苦辛甘并投,寒温攻补兼用,以其酸以安蛔,以其苦以下蛔,以其辛以伏蛔,为清上温下、安蛔止痛之良方。

乌梅丸治疗蛔厥,蛔虫内扰实质是胃热肠寒,即上热下寒,寒热错杂导致

的，此证本在厥阴肝木，而标在脾胃。乌梅丸以当归、乌梅养肝血而令肝气不逆，用黄连、黄柏以清上热，用附子、干姜、蜀椒以温下寒，以桂枝、细辛温通上下，更以人参、米饭、蜂蜜扶脾和胃而助正。

本方为有制之师，正契合厥阴寒热错杂之证治，又因乌梅味酸入肝，兼具益阴柔肝、涩肠止泻的功效，故本方又可治寒热错杂、虚实互见之久利，实为厥阴病之主方，厥阴病寒热错杂证之主方。原方为丸剂，现代多用汤剂，使用方便，加减灵活。另，此方之法，暗合《金匮要略·脏腑经络先后病脉证第一》第1条"夫肝之病，补用酸，助用焦苦，益用甘味之药调之"之大法。

【煎服法及方后调护】

原文："上十味，异捣筛，合治之，以苦酒渍乌梅一宿，去核，蒸之五斗米下，饭熟捣成泥，和药令相得，内臼中，与蜜杵二千下，丸如梧桐子大。先食饮服十丸，日三服。稍加至二十丸。禁生冷滑臭等食。"

以上十味药，除乌梅外，余药分别捣细筛末，然后混合。另把乌梅放入米醋中浸泡一晚上，去掉内核。再将乌梅放在蒸具内，上面覆盖五斗米共蒸，待米蒸熟后捣成泥状，与上药末混合均匀，放入药臼中，加入蜂蜜，用棒槌捣两千下，做丸如梧桐子大，每次饭前吞服十粒，一日服三次。此后，再慢慢加量到每次服二十粒。服药期间，禁食生冷、黏滑、有浓烈气味的食品。

【名家辑要、名家临证指要】

当归四逆汤

【药物组成】

当归三两　桂枝三两（去皮）　芍药三两　细辛三两　甘草二两（炙）　通草二两　大枣二十五枚（擘，一法十二枚）

【方解】

当归四逆汤是临床治疗血虚寒凝证的首选方剂。寒凝肝脉，血虚肝寒，血脉不畅，表现为手足厥寒，脉细欲绝，或见四肢关节疼痛，身痛腰痛，或见月经愆期，量少色暗，痛经等症状。药物组成即桂枝汤去生姜，倍用大枣，加当归、细辛、通草而成。方中当归补肝养血以行血，配以芍药益营养血，桂枝、细辛温经散寒以通阳，通草入血分而通行血脉，炙甘草、大枣补中益气以生血。诸药合用，养血通脉，温经散寒。

【煎服法及方后调护】

原文："上七味，以水八升，煮取三升，去滓，温服一升，日三服。"

以上七味药，用水1600毫升，煎煮成600毫升，去掉药渣，每次温服200毫升，一日服三次。

【名家辑要、名家临证指要】

白头翁汤

【药物组成】

白头翁二两　黄柏三两　黄连三两　秦皮三两

【方解】

白头翁汤治疗厥阴热利证，即热性痢疾。乃肝经湿热内蕴，下迫大肠，肠间阴络受伤所致，主要表现为：下利便脓血，血色鲜艳，里急后重，肛门灼热，伴发热、口渴、舌红、苔黄等热象。下重为湿热利的关键证候，便脓血更是一个特征证候。用白头翁汤清热燥湿，凉肝止利。

白头翁汤药用四味，白头翁味苦性寒，善清肠热，疏肝凉血，是治疗热毒赤痢之要药。秦皮苦寒偏涩，清肝胆及大肠湿热，主热利下重，与白头翁配伍，清热解毒，凉肝止利，为治疗厥阴热利的主药。黄连、黄柏苦寒而味厚重，清热燥湿，坚阴厚肠。四药均是苦寒，寒能胜热，苦能燥湿，相伍为用，共奏清热燥湿、凉血止利之功，为临床治疗热利下重的常用方剂。现代除口服外，还可水煎保留灌肠。

【煎服法及方后调护】

原文："上四味，以水七升，煮取二升，去滓，温服一升。不愈，更服一升。"

以上四味药，用水 1400 毫升，药液煎煮浓缩至 400 毫升，去掉药渣，每次温服 200 毫升，服药后病仍不好的，再服 200 毫升。

【名家辑要、名家临证指要】

第三章 《金匮要略》

第一节 病因病机

扫一扫看课件

一

【原文】

夫人禀五常[1]，因风气而生长，风气[2]虽能生万物，亦能害万物，如水能浮舟，亦能覆舟。若五脏元真通畅[3]，人即安和。客气邪风[4]，中人多死。千般疢难[5]，不越三条：一者，经络受邪，入脏腑，为内所因也；二者，四肢九窍，血脉相传，壅塞不通，为外皮肤所中也；三者，房室、金刃、虫兽所伤。以此详之，病由都尽。（《脏腑经络先后病脉证第一》原文2）

【注释】

1.五常　为五行运化之常道。《礼记》云："合生气之和，道五常之行。"张仲景《伤寒论·自序》云："夫天布五行，以运万类，人禀五常，以有五脏。"

2.风气　不单指风，是四时气候的概括。

3.元真通畅　即生命物质充裕，生理功能正常，抗病能力强盛。

4.客气邪风　指不正常的气候。"邪风"概括六淫而言。

5.疢难（chèn nàn）　疢难即疾病。

【释义】

本条从天人整体观出发论述疾病发病原因及病因分类。

不仅五脏六腑是整体，自然界与人也是整体。人生息于大自然，必然秉承木、火、土、金、水等五常之气。正常气候有利于包括人在内的万事万物的生、长、化、收、藏，反常气候则能伤害万事万物。就像五常之一的水，既能使船漂浮，也能使船翻覆一样。人与自然的相关性以及自然界气候的两面性由此可见一斑。

尽管反常气候能伤害人体，但若五脏乃至六腑的元真通畅，人也就安和无病。一旦元真不通畅，反常气候即所谓客气邪风乘虚而入，导致不良后果，其表现多因人而异。客气邪风导致的成百上千种病证，其原因和途径概而言之不外三条：一是经络受邪，因脏腑之气偏虚，故很快内传，且临床表现只在脏腑，表证已不复存在，为内所因；二是病邪入中人体后，因脏腑之气尚强，难以传内，故仅在四肢九窍的血脉中传注，导致四肢九窍的部分甚或全部壅塞不通，为外皮肤所中；三是房事过度，金刃虫兽的意外伤害，与外邪无直接关系。用这三条来陈述千般疢难的表现形式，则一切杂病的缘由囊括无遗。

【名家辑要、名家临证指要】

二

【原文】

经云[1]："厥[2]阳独行"，何谓也？师曰：此为有阳无阴，故称厥阳。(《脏腑经络先后病脉证第一》原文10)

【注释】

1. 经云　经指汉代以前的医经，何书失考。

2. 厥　上逆的意思。厥阳指孤阳上逆，为阴阳失调引起的一种病理。

【释义】

此条说明厥阳独行的病理。

人体阴阳是相互维系和制约的，从而保持着相对的平衡，是为阴平阳秘。如失去此相对平衡，阴不制阳，阳气偏胜，孤阳上逆，有升无降，是为厥阳独行。条文中亦谓"有阳无阴，是谓厥阳"。

【名家辑要、名家临证指要】

三

【原文】

清邪[1]居上，浊邪[2]居下，大邪[3]中表，小邪[4]中里，馨饪[5]之邪，从口入者，宿食[6]也。五邪中人，各有法度[7]，风中于前，寒中于暮，湿伤于下，雾伤于上，风令脉浮，寒令脉急，雾伤皮腠[8]，湿流关节，食伤脾胃，极寒伤经，极热伤络。(《脏腑经络先后病脉证第一》原文13)

【注释】

1. 清邪　雾露之邪。

2. 浊邪　重浊之邪，如水湿之类。

3. 大邪　指风邪，风性泛散，故称为大。

4.小邪　指寒邪，寒性紧迫，故称为小。

5.馨饪　统指饮食物而言。

6.宿食　食停隔宿不化，故名宿食。

7.法度　同规律。

8.皮腠　皮肤腠理的简称。

【释义】

本条论述人与自然界有密切关系，强调预防疾病重于治疗，并在病因学方面最早提出了"三因学说"。

所谓"清邪居上，浊邪居下"者，谓雾露之邪，轻清本乎天，多居上；重浊之湿邪本乎地，多居下。这与《黄帝内经》"因于风者，上先受之，因于湿者，下先受之"意义相同。风邪泛散，故称为大邪；寒邪紧迫，故称为小邪。风性轻扬，故先中表；寒性慓悍，故直中里。过食馨香美味食物，以致停食不化，故说"从口入者，宿食也"。"五邪"指风、寒、湿、雾、饮食五种致病因素，其所引起的病变，各有不同的规律。如风为阳邪，故中于午前；寒为阴邪，故中于薄暮。这是说明病邪感袭的时间，亦随病因的性质而异。从病变方面来说：风邪属阳，其性泛散，故令脉缓而浮；寒为阴邪，其性紧迫，故令脉紧而急；雾邪轻清，故伤皮腠体表；湿邪重浊，故流入关节；饮食由口而入，不节则伤脾胃。至于"极寒伤经，极热伤络"两句，是总结上文而言。《黄帝内经》云："以直行者为经，横行者为络；经在里属阴，络在外居阳。热气归阳，所以伤络；寒气归阴，所以伤经。"五邪中人，虽各有法度，但总的来说，不外阳邪亲上，阴邪亲下，热气归阳，寒气归阴，以类相从的道理。这是从自然气候的性质结合到发病过程的实际而认识的。这些规律能使我们在临床上分析病位的在上在下，在表在里，性质属阴属阳，是清邪还是浊邪，从而进行正确的诊断和治疗。

【名家辑要、名家临证指要】

四

【原文】

太阳病，发汗过多，因致痉[1]。(《痉湿暍病脉证治第二》原文4)

【注释】

1.痉　《说文》云："痉，强急也。"以项背强急，口噤不开，痉挛抽搐，甚则角弓反张为主症。

【释义】

此处的"太阳病"，是指感受风寒而引起的表证。表证按常规是应该使之汗解的，但不宜过汗。因汗为津液所化，汗出过多可以损伤津液，使筋脉失于滋养，而导致痉病。所以章虚谷说："本太阳伤风寒，其气血虚者，仲景原有禁汗治虚之法；倘不如法而治，妄发其汗，汗太多更伤津液，而筋脉枯燥，遂致拘急成痉，此明误汗而成者也。"

【名家辑要、名家临证指要】

五

【原文】

夫风病[1]下之则痉，复发汗，必拘急。(《痉湿暍病脉证治第二》原文 5)

【注释】

1.风病　有两种不同的说法，一种指"太阳中风"(魏念庭)，另一种指"木枯血燥"(黄坤载)，其中以第一种说法较多。

【释义】

本条说明痉病的病因病机。

太阳中风证由外感引起，本不宜使用下法，如误用则伤阴，再行发汗则益虚其津，因而引起四肢拘急的征象。

【名家辑要、名家临证指要】

六

【原文】

百合病[1]，百脉一宗[2]，悉致其病也。(《百合狐阴阳毒病脉证治第三》原文 1)

【注释】

1.百合病　因阴虚内热、心神不宁而以神志失常为主症的一种疾病。

2.百脉一宗　人身之经脉，分之则为百脉，合之则为一宗。

【释义】

百合病是心肺阴虚内热的疾病。由于心主血脉，肺主治节而朝百脉，心肺正常，气血调和，则百脉亦皆得其所养。心肺阴虚，则百脉失和，俱受其累，症状百出，人体各部无所不病，故称"百病一宗，悉致其病"。

【名家辑要、名家临证指要】

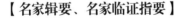

七

【原文】

邪在于络，肌肤不仁；邪在于经，即重不胜[1]；邪入于腑，即不识人；邪入于脏，舌即难言，口吐涎。(《中风历节病脉证并治第五》原文 2)

【注释】

1.重不胜　指肢体重着，不易举动，较不遂为轻。

【释义】

本条指出中风的病位及主要症状。

邪中于络，病在肌肤，故肌肤麻木不仁；邪中于经，病在筋骨，故沉重难举，经脉瘀阻，血行不畅，则半身不遂。邪入于腑，腑病则浊气蒙蔽清窍，故昏不识人；心开窍于舌，诸脏皆与舌相连，邪入于脏，则心窍闭阻，故语言不利或失语，唇缓流涎。

【名家辑要、名家临证指要】

八

【原文】

问曰：血痹[1]病从何得之？师曰：夫尊荣人[2]，骨弱肌肤盛[3]，重因疲劳[4]汗出，卧不时动摇，加被微风，遂得之。（《血痹虚劳病脉证并治第六》原文1）

【注释】

1. 血痹 指一种肌肉麻痹的疾病。《素问·五脏生成》云："卧出而风吹之，血凝于肤者为痹。"

2. 尊荣人 指旧时代养尊处优的人。

3. 骨弱肌肤盛 肌肉虽然丰厚，但抗病力不强。

4. 重因疲劳 《仓公传》："为重困于俞，忿发为疽。"据此，则所谓重困疲劳，即是劳累疲倦的意思。

【释义】

本条指出血痹病的成因。

凡不从事劳动，素食甘肥之人，肌肉虽似丰盛，实则筋骨脆弱，即所谓形盛而体虚。此等人腠理不固，所以稍为劳动，即体倦汗出，汗出则阳气更虚，风邪虽微，亦足以致病。脉微主阳微，涩主血滞，紧是外受风寒的反应，寸、关脉稍紧，而尺脉不见紧象，说明感受风寒之邪较强。阳虚之体，外受风邪，阳气痹阻，血行不畅，遂为血痹。

【名家辑要、名家临证指要】

九

【原文】

问曰：热在上焦[1]者，因咳为肺痿[2]。肺痿之病何从得之？师曰：或从汗出，或从呕吐，或从消渴[3]，小便利数，或大便难，又被快药[4]下利，重亡津液，故得之。（《肺痿肺痈咳嗽上气病脉证并治第七》原文1）

【注释】

1. 上焦 指胸肺部。

2. 肺痿 指肺叶痿弱不用，临床表现为咳吐浊唾涎沫。

3. 消渴 即消渴病。

4. 快药 峻烈攻下的药物。

【释义】

本条论述肺痿的成因。

热在上焦，熏灼于肺，津液耗损，气逆为咳，久咳更伤肺之气阴，遂成肺痿。导致本病的原因很多，或因发汗太过，或因呕吐频作，或由小便过多的消渴病转归而来，或因大便困难而用泻下药攻利过度。这些原因皆能重伤津液，津伤则阴虚，阴虚生内热，内热熏灼于肺，遂致肺痿。

【名家辑要、名家临证指要】

十

【原文】

夫脉当取太过不及[1]，阳微阴弦[2]，即胸痹而痛[3]，所以然者，责其极虚[4]也。今阳虚知在上焦，所以胸痹、心痛者，以其阴弦故也。（《胸痹心痛短气病脉证治第九》原文1）

【注释】

1. 太过不及　指脉象之改变，脉盛过于正常者为太过，不足于正常者为不及。太过主邪气盛，不及主正气虚。

2. 阳微阴弦　有两种说法。其一，为"阳微"指浮取脉微；"阴弦"指沉取脉弦。其二，为"阳微"指寸脉微，"阴弦"指尺脉弦。实际这里是依脉象来说明胸痹、心痛的病理，阳微是说明上焦阳虚，阴弦则意味着阴邪内盛。

3. 胸痹而痛　痹的含义同闭，有闭塞不通的意思。胸痹的主要症状，为胸中满闷痞塞感，或胸部有压迫感、紧箍感；亦可有闷痛之感，或平时以胸闷为主，间或有胸痛发作。因胸痹可兼有胸痛，故言"胸痹而痛"。

4. 极虚　指胸中阳气极其虚弱。

【释义】

此条从脉象上说明胸痹与心痛的病因病机。

脉太过谓有余，不及为不足。今脉浮取而微，知为阳虚；沉取而弦，知为阴盛。胸中位居上焦而属阳，上焦阳虚，阴邪（包括寒邪、水饮、痰浊等）乘之，故痞塞不通，而有胸闷感；不通则痛，遂致心胸部位疼痛。由于上焦阳虚，阴邪得以上乘于阳位，前者为因，后者为果。一般来说，上焦胸阳亏虚是引起胸痹与心痛的主要原因，故原文着重指出："所以然者，责其极虚也。"然而，二者又往往互为因果，仅有上焦阳虚，亦不足以导致胸痹心痛。而阴邪乘于胸阳之位，则必然伤及胸中阳气，从而使胸阳更虚。这样阳虚与阴盛因果交替，相互影响，遂形成胸痹、心痛。

条文反复强调，阳微阴弦、阳虚和极虚，就在于强调二者的因果关系，并指出：胸阳不足，阴寒内盛，是胸痹与心痛形成的原因。

【名家辑要、名家临证指要】

十一

【原文】

腹痛，脉弦而紧，弦则卫气不行，即恶寒，紧则不欲食，邪正相搏，即为寒疝[1]。(《腹满寒疝宿食病脉证治第十》原文 17)

【注释】

1.寒疝　《说文》"疝者，腹痛也"，寒疝指因寒气攻冲而引起的以腹中拘急疼痛为主要症状的一种病证。

【释义】

本条论述寒疝的病机和证治。

弦与紧脉，皆属阴，腹痛而见弦紧之脉，说明阴寒邪盛。寒束于表，阳气不能行于外以温煦肌表，则见恶寒身冷，故曰"弦则卫气不行，即恶寒"。阳气衰于内，脾胃运化无力，则不欲食，故曰"紧则不欲食"。寒气内结而阳气不行，阴盛阳衰，血脉凝滞，故见肢厥腹痛等症。即病人腹痛，脉象弦而紧，弦脉是因阳虚不能外达、卫气不行所致，所以恶寒，紧脉是阴盛胃寒而致，所以不欲饮食，寒邪与正气相互搏结，就产生寒疝。

【名家辑要、名家临证指要】

十二

【原文】

脉得诸沉，当责有水，身体肿重。水病脉出[1]者死。(《水气病脉证并治第十四》原文 10)

【注释】

1.脉出　指脉暴出无根、浮大而按之则无。

【释义】

本条论述水气病的脉症和预后。

"脉得诸沉，当责有水，身体肿重"，脉症合参，是对水气病辨证的简要概括。脉沉为阳气不足，阴寒内盛，则水液不化，故当责水，但是否有水，尚需参合于症，若见浮肿、肢体重，则可诊断为水气病。皮肤中有水，脉络受压，营卫被阻，故水肿病人脉象多沉。"身体肿重"为水液之邪充斥皮肤的表现。脉沉，身体肿重，是水气病人的一般脉症，两者并见，则"当责有水"。脉暴出，多为阴盛格阳，阳气涣散不敛的危象，水肿病如此，他病亦然。水气病见脉浮大无根，则为阴寒内盛，阳气外脱之征，故为难治。

"脉得诸沉，当责有水"，谓诊脉得沉象，应当归属于有水气的缘故。责，归属之意。水病而得沉脉者，是因水为阴邪，阴邪盛则必碍阳气，脉中之阳气不能鼓动气血达于外，且因水留皮肤，脉络受压，营卫被阻，故其脉当沉。"身体肿重"者，为水液充斥皮肤，蓄积不行之体征，所以亦应当责之于有水，而且是水气病的必见症状。因沉脉主病有多种，举凡表里、寒热、虚实各证均可见到沉脉，所以诊断水气病，必须脉症合参，即将脉沉与"身体肿重"结合起来分析，方可得出水气病的正确诊断。"水病脉出者，死"，脉出，是谓轻举虽有，而重按则散、盛大无根之脉。水气病，因其水阻脉气，营卫不畅，脉多沉伏；待肿势渐消，其脉亦逐渐转浮，且均匀和调。这都是脉症相符之象，一般预后良好。若病人肿势未减，脉象不沉，突然出现浮大无根、散乱不均之脉，是阴盛于内，阳越于外，真气欲脱，阴阳将离之象，为邪盛而正气衰亡，故而预后不良，多为死证。这是以脉象的变化来预测水气病的转归，具有临床指导意义。

【名家辑要、名家临证指要】

十三

【原文】

寸口脉浮而缓，浮则为风，缓则为痹[1]。痹非中风，四肢苦烦[2]，脾色必黄，瘀热以行。（《黄疸病脉证并治第十五》原文1）

【注释】

1. 缓则为痹　痹，闭也。此指湿热内蕴，郁闭于脾。

2. 四肢苦烦　即四肢为烦所苦。四肢重滞不舒之意。

【释义】

寸口脉象浮缓，浮脉为风邪外袭，脉浮主风，风为阳邪，易于化热，故"风"字可作"热"字理解。脉缓主湿，湿性黏滞，易阻滞气机，故缓脉为湿与热郁滞在脾而营卫运行不畅。"寸口脉浮而缓"是指外感风邪，里有湿滞，湿热交阻，郁闭气机，与伤寒"中风"不同。故"痹非中风"一句为插笔，说明浮缓之脉虽可见于太阳中风，亦可见于湿热黄疸，临床需认真辨识。即这里的"痹"不是指《伤寒论》中的太阳中风症，亦不是杂病的中风病。四肢重滞，疲困不舒，脾色外现而发黄，这是由于湿热郁滞于脾，瘀热行于体表的缘故。脾主四肢、肌肉，湿热郁闭于脾，脾失散津濡润和灌注，阳气不达，故四肢困重不适，热扰于内，烦乱不安。脾主运化，为四运之轴，升降失常，肝胆疏泄不利，湿热郁闭，累及血分，胆汁外溢，势必发生黄疸，所以说"脾色必黄，瘀热以行"。《伤寒论》云："伤寒脉浮而缓，手足自温者，系在太阴（脾），太阴当发身黄。"

此条文论述湿热黄疸的病机。由"脾色必黄，瘀热以行"说明黄疸形成乃脾蕴湿热所致，强调了黄疸的病变脏腑主要责之于脾胃，与后世将黄疸病位归于肝胆有所不同。"瘀热以行"之"瘀"有瘀血之瘀与通"郁"两种解释，作"瘀"解，认为是湿热由气分波及血分而致血瘀，进而温热与瘀血交结而发黄；作"郁"解，认为是湿热郁闭于脾，脾色外现而发黄。伤寒与杂病在发病因素上虽然有所不同，但据此可以理解，脾主运化湿邪，如湿热久郁，脾失运化，累及肝胆，湿热瘀于血分，则身必黄。"脾色必黄，瘀热以行"一句，为本条重点，一者强调黄疸的病位主要在脾胃，二者提示黄疸的发病与血分有关。唐宗海指出："一个瘀字，便见黄皆发于血分。凡气分之热不得称瘀，小便黄赤短涩而不发黄者多矣。脾为太阴湿土，土统血，热陷血分，脾湿郁遏，乃发为黄。"近代医家治疗湿热黄疸，常注意适当配伍凉血活血之品，以提高疗效。

多数教材的提法属前者。后世医家治疗黄疸常从湿、热、瘀着手，以治脾为要。

【名家辑要、名家临证指要】

十四

【原文】

然黄家[1]所得，从湿得之。（《黄疸病脉证并治第十五》原文2）

【注释】

1. 黄家　黄疸病人。

【释义】

本条来自论误用火劫而发黄的证治一段条文中。

本条"然黄家所得，从湿得之"，说明黄疸的形成多与脾湿有关，为"诸病黄家，但利其小便"的治则及后世"无湿不作疸"之说奠定了基础。上条言"脾色必黄，瘀热以行"，重点在"瘀热"。本条言"然黄家所得，从湿得之"，突出其湿，两条互参，其理益彰。两热相合，湿遏热伏，湿热交阻，陷入血分，肝胆郁滞，胆汁外溢，瘀热以行，则一身尽发热而黄。本证热势鸱张，热源于里，故腹中热尤为突出。但黄疸病的形成，毕竟与湿有关，所以仲景指出："然黄家所得，从湿得之。"

本证热邪壅盛于里，治疗当以攻下法，通腑泄热。方用栀子大黄汤、大黄硝石汤、凉膈散等。本证之"热在里"，与表证之热不同。若误作表证，则变证立起。所以本证由于误治之后，湿从燥化，而且病情急剧，不用苦寒泄热，难以减轻病势。

【名家辑要、名家临证指要】

十五

【原文】

寸口脉动而弱，动[1]即为惊，弱[2]即为悸。（《惊悸吐衄下血胸满瘀血病脉证治第十六》原文1）

【注释】

1. 动　指动脉，诊得寸口脉短而急促，应指跳突如豆。

2. 弱　指脉弱诊得寸口脉细软无力，重按乃见。

【释义】

本条从脉象论述惊悸的病因病机。

解析寸口脉动，由于外界刺激，惊则气乱，神无所归，心无所倚，血气不能正常运行，因而脉动失常，故曰"动即为惊"。若气血不足，心脉失于充养，神无所藏而不宁，脉象按之必软弱无力，故曰"弱则为悸"。寸口脉动弱并见，则是心之气血俱虚，又为惊恐所触，故症见精神惶恐，坐卧不安，心中悸动不宁，是为惊悸证。外有所触而动为惊，惊则气乱，故脉动；悸自内生，属里虚，故脉弱。但惊和悸均由气血虚衰所致，仅是轻重之不同，且悸者多易受惊，而惊者多伴见心悸不宁。故二者既有差别，又互为因果，临证需脉症合参。

本条以动、弱二脉区别惊悸。一般而言，惊证病轻多实，悸证病深多虚。惊与悸本有外来与内生的不同，但从临床所见，受惊必致心悸，而心悸又易发生惊恐，二者常互为因果。故辨证时仅以脉之动、弱诊断惊、悸，还不足为凭，必须脉症合参，方为全面。《资生篇》曰："有所触而动曰惊，无所触而动曰悸，惊之证发于外，救逆汤主之，悸之证在于内，桂枝甘草汤主之。"（黄竹斋《伤寒杂病论集注》）可供临床参考。

【名家辑要、名家临证指要】

十六

【原文】

问曰：新产妇人有三病，一者病痉，二者病郁冒[1]，三者大便难，何谓也？师曰：新产血虚、多出汗、喜中风[2]，故令病痉；亡血复汗、寒多，故令郁冒；亡津液，胃燥，故大便难。（《妇人产后病脉证治第二十一》原文1）

【注释】

1. 郁冒　郁，郁闷不舒；冒，昏冒而目不明，如有物蒙蔽，即头昏、眼花之意。

2. 喜中风　喜，徐彬云："喜者易也。"喜中风，即容易感受风邪之意。

【释义】

本条论产后病痉、郁冒、大便难三大证的病机。

痉病多因产后失血过多，致营卫俱虚，腠理不固，汗出毛窍开张，易受风邪。产后血虚，筋脉失之濡养，是痉病形成的内在基础，加之风邪燥伤筋动风，故致筋脉痉挛抽搐。

郁冒则是由于产后"亡血复汗"，以致血耗津伤，复感寒邪，血亏阴虚，寒邪内盛，阳气不得伸展，逆而上冲，故为头晕目眩、郁闷不舒的病证。

产后失血汗多，气阴两伤，气虚失运，推行乏力，津液重伤，肠失濡润，故大便难。以上三证，都是新产妇人常见的病证，虽然病情各异，但病机均为亡血伤津，故在总的治疗原则上，均需照顾津液。

【名家辑要、名家临证指要】

十七

【原文】

妇人之病，因虚、积冷[1]、结气，为诸经水断绝。(《妇人杂病脉证并治第二十二》原文8）

【注释】

1.积冷　寒冷久积，乃寒邪在内，凝结不散。

【释义】

本条总论妇人杂病的病因。

本条提出"虚、积冷、结气"为妇人杂病产生的三大主因。"虚"指气血衰少，抗病力弱；"积冷"指寒冷久积，乃寒邪在内，凝结不散；"结气"指情志刺激导致气机郁结。若三者之中一有所患，皆能造成经水不利。若迁延日久，寒冷久积，致胞宫受伤，气血凝滞，经络瘀凝不通，则致经水断绝。妇人杂病变化多端，错综复杂，所以，应当掌握平脉辨证的原则，详审脉象的阴阳、虚实、紧弦，以辨病证之寒热、虚实，据证立法，或用针灸，或用药物，或针药并投，切中病机，方可转危为安。对于同病异脉之证，尤当详加审察，辨明疾病根源，以免误治。

【名家辑要、名家临证指要】

第二节　证　候

扫一扫看课件

一

【原文】

太阳病，发热无汗，反[1]恶寒者，名曰刚痉[2]。(《痉湿暍病脉证治第二》原文1）

【注释】

1.反　《甲乙经·卷七》无"反"字，古本"反"作"及"。

2.刚痉　刚痉为病名，指痉病有太阳伤寒表实的表现。

【释义】

本条论述刚痉的证候。

本条用"太阳病"三字冠首，是说痉病初起，因外感风寒之邪，病在太阳。太阳病的含义与《伤寒论》相同。所不同者，本病在外是感受风寒，在内由于津液不足，病变在筋脉，因为痉病是由经络筋脉津血先伤，再被外邪侵袭，当感受外来寒邪时，即肌表阳气受郁压，邪正相争，所以发热。邪阻闭营卫宣通，所以无汗。痉病本在筋脉，不在肤表，不应当怕冷，但因外受寒邪，闭着皮毛，所以恶寒。因此，用"反"字说明本病不应有恶寒而竟有，而且分清与伤寒太阳病的界线。又因本证无汗怕冷，表实邪闭，强直拘急较甚，所以叫刚痉。

【名家辑要、名家临证指要】

二

【原文】

太阳病，发热汗出，而不恶寒，名曰柔痉[1]。(《痉湿暍病脉证治第二》原文2)

【注释】

1.柔痉 病名，即痉病有太阳中风表虚的表现。

【释义】

痉病初起，以外感风邪为诱因，也会出现"项背强直"的太阳病主症。由于风伤卫，其性疏泄，卫虚不能捍卫皮毛，毛窍疏松，因此常有汗出。风为阳邪，邪不外闭，所以发热而不恶寒。因汗出而邪有所发泄，则闭郁不甚，所以强直比较缓和而叫作柔痉。

【名家辑要、名家临证指要】

三

【原文】

湿家[1]之为病，一身尽疼(一云疼顿)，发热，身色如熏黄[2]也。(《痉湿暍病脉证治第二》原文15)

【注释】

1.湿家 指常患湿病的人。

2.熏黄 指黄色晦暗如烟熏状。

【释义】

本条论述湿病发黄的证候。

素患湿病的人，湿邪内盛，招致外湿，痹着肌肤，阻碍正气流通，就会发生全身疼痛。湿邪在表，阳气被郁，郁则生热，故发热。湿与热合，交蒸互郁而全身肤色发黄，但由湿家起病，脾虚湿郁，故身黄晦暗如烟熏，属湿重于热的现象，与阳明病的瘀热发黄，色鲜明如橘子色不同。

【名家辑要、名家临证指要】

四

【原文】

百合病者，百脉一宗[1]，悉致其病[2]也。意欲食复不能食，常默默，欲卧不能卧，欲行不能行，饮食或有美时，或有不用闻食臭[3]时，如寒无寒，如热无热，口苦，小便赤，诸药不能治，得药则剧吐利，如有神灵者，身形如和[4]，其脉微数。（《百合狐惑阴阳毒病脉证治第三》原文1）

【注释】

1.百脉一宗　宗，归往，本源。心主血脉，肺朝百脉，人体之脉同归心肺所主。

2.悉致其病　悉，尽也。百合病影响整体，百脉俱受累。

3.臭（xiù）　气味。

4.身形如和　和，和顺，安和，引申为无病。此言患者看上去似无明显病态。

【释义】

本条论百合病的病因和症状。

百合病之名首见于《金匮要略》。百合病的病机与心肺有关，心主血脉，肺朝百脉，人体之脉同出一源，为心肺所统。各种病因导致心肺受累，百脉合病，都有产生本病的可能。原文"百合病者，百脉一宗，悉致其病也"，已点出病机之要。临床以阴虚内热者居多。

百合病的临床表现主要有两个方面：一是变幻不定之证，如常常沉默寡言，欲卧不能卧，欲行不能行，有时食欲好，有时又厌恶饮食，似寒非寒，似热非热，用多种药物无效，反而出现呕吐、下利，而患者在外观上似无显著的病态。心藏神，肺藏魄，心肺阴虚，百脉失养，脏腑机能失调，神明失主，乃现上述诸症。一是客观可凭之证，即口苦、小便赤、脉微数，由阴虚内热所致。根据以上两方面的表现，可作出百合病的诊断。口苦、小便赤、脉微数虽是百合病常见可凭之征，但并非该病独有。因此，在辨证中，亦须重视与类似病证的鉴别，如脏躁、郁证、不寐、癫证、病后虚弱等，与百合病的鉴别都是十分重要的。

【名家辑要、名家临证指要】

五

【原文】

狐惑[1]之为病，状如伤寒，默默欲眠，目不得闭，卧起不安。蚀[2]于喉为惑，蚀于阴[3]为狐。不欲饮食，恶闻食臭，其面目乍赤、乍黑、乍白。（《百合狐惑阴阳毒病脉证治第三》原文9）

【注释】

1.狐惑　病名，由于湿热虫毒内扰，以咽喉及前后二阴蚀烂为主要表现。

2.蚀　腐蚀，侵蚀。

3.阴　指前后二阴。

【释义】

本条论狐蜮病的临床表现。

本病湿热蕴结，邪正相争，故初起可见发热恶寒，颇似伤寒，但实非伤寒。湿热内郁，扰及心神，故想睡而不能入睡，起卧不宁。湿热循经上蒸，则咽喉溃烂，声音嘶哑或喑塞；湿热循经下注，则二阴腐蚀。喉及二阴是本病的主要病变部位。湿热扰胃，胃失和降，故不欲饮食，恶闻食臭。其面目乍赤、乍黑、乍白，提示本病患者的面目之色常有变化。对此，赵以德《金匮玉函经二注》解释为"由五脏不足，更为衰旺，迭见其色也"。魏荔彤《金匮要略方论本义》则认为由"虫之浮游不常，起伏无时"所致。根据本病病机，概由湿热熏蒸，营卫阻滞，正邪交争，气血逆乱，而引起面目之色变幻无定。

【名家辑要、名家临证指要】

六

【原文】

夫风之为病，当半身不遂[1]，或但臂不遂者，此为痹。脉微而数，中风使然。（《中风历节病脉证并治第五》原文1）

【注释】

1.不遂　不能随意运动。

【释义】

本条论述中风病辨证与鉴别。

中风病是因正气亏虚，邪气入中，经脉中气血运行受阻，而多见半身不遂，故原文曰"中风，当半身不遂"。若只见肢体的某一部分，如上肢或下肢的局部不遂，这是风寒湿邪侵袭局部肢体所致。二者不能混淆，应当区别。"脉微而数"，微为气血不足的表现，数乃邪盛之征，此句系借脉象说明中风的病机。实际上中风病者，脉象未必如此，这里再次强调中风的病机与痹证有别，故曰"脉微而数，中风使然"。

【名家辑要、名家临证指要】

七

【原文】

曰：寸口脉数，其人咳，口中反有浊唾涎沫[1]者何？师曰：为肺痿之病。若口中辟辟燥[2]，咳即胸中隐隐痛，脉反滑数，此为肺痈，咳唾脓血。脉数虚者为肺痿，数实者为肺痈。（《肺痿肺痈咳嗽上气病脉证并治第七》原文1）

【注释】

1.浊唾涎沫　浊唾指稠痰，涎沫指稀痰。

2.辟辟燥　辟辟，形容干燥。辟辟燥，指口中干燥较甚。

【释义】

本条指出了肺痿与肺痈的主症和鉴别。

肺痿的主症是寸口脉数，其人咳，口中反有浊唾涎沫。因虚热熏灼于肺，故寸口脉数，并见咳。然按常理，津伤液耗阴虚者，本应干咳无痰或仅见少量稠痰，今肺痿却见稠痰或稀痰，故仲景冠之曰"反"。既突出了肺痿的主症，又表明肺痿有别于单纯有阴虚内热。肺痿虽始于重亡津液，阴虚内热，其终必致肺气大伤，痿弱不用。肺主气，为五脏之华盖，职司输布津液，若肺气痿弱不用，则津液失于敷布，积聚在肺，虚热熏灼，煎熬津液，故有稠液。肺若虚冷，便为稀痰。若见口中干燥不适，咳时胸中隐隐作痛，脉来滑而数，咳唾脓血，则是肺痈，乃由邪热在肺，壅遏肺气，热蕴成毒，血瘀肉腐而成。实热在肺，则口中干燥，脉象滑数。热壅气滞，咳即胸中隐痛，痛成脓溃，所以咳吐脓血。"脉数虚者为肺痿，数实者为肺痈"，以脉揭示虚热肺痿与肺痈的性质及其鉴别。脉数主热，数实是数而有力，乃实热肺痈之征，虚数而无力，属虚热肺痿之象。肺痿、肺痈皆有热，故脉均数，然一虚一实，故又分无力与有力。

【名家辑要、名家临证指要】

八

【原文】

奔豚病，从少腹起，上冲咽喉，发作欲死，复[1]还[2]止，皆从惊恐得之。（《奔豚气病脉证治第八》原文1）

【注释】

1. 复　返回，此指上冲之气返回于下。
2. 还　音旋，副词，表示时间，相当于"便""立即"。

【释义】

本条主要指出奔豚气病证候特征。

从经文所述可知，奔豚气病属于一种发作性的疾病。从少腹起，上冲之气一旦返回于下，其痛苦便除，一如常人。可见奔豚气病的特征，就是发作时自觉有气从少腹上冲至胸或咽喉，此时患者痛苦万分，不堪忍受。但随着上冲之气返回于下，其痛苦便消失而恢复如常人。

奔豚气病的成因，主要是"从惊恐得之"。惊、恐皆属七情，显然奔豚气的发生与情志刺激有关。但结合本篇其他条文，惊恐仅是奔豚气病发作的诱因之一，他如感寒、误汗亦是其发作的诱因，其主因与血虚肝郁，心肾阳气不足有关。

【名家辑要、名家临证指要】

九

【原文】

问曰：四饮何以为异？师曰：其人素盛今瘦[1]，水走肠间，沥沥有声[2]，谓之痰饮；饮后水流在胁下，咳唾引痛，谓之悬饮；饮水流行，归于四肢，当汗出而不汗出，身体疼痛重，谓之溢饮；咳逆倚息[3]，短气不得卧，其形如肿，谓之支饮。（《痰饮咳嗽病脉证并治第十二》原文2）

【注释】

1. 素盛今瘦　谓痰饮患者在未病之前身体很丰满，病后身体消瘦。

2. 沥沥有声　水饮在肠间流动时发出的声音。

3. 咳逆倚息　谓咳嗽气逆，不能平卧，需倚床呼吸。

【释义】

本条言四饮的主症。

仲景根据水饮流走停聚于不同的部位，分别冠以痰饮、悬饮、溢饮、支饮之名，并进行辨证施治。

1. 痰饮　"其人素盛今瘦"，寓示其源在脾虚不运，以致水谷不能化生精微充养形体，反停聚成为水饮。饮邪流走停留于肠中，与气相争，则"沥沥有声"。故形体消瘦，肠中沥沥有声是痰饮的主症。其病位主要在脾胃、肠间。

2. 悬饮　为"饮后水流在胁下"所致，主要累及肝肺。因胁下为肝之居所，肝经的支脉贯胁且上注于肺，今水饮流注于胁下，并循支脉上逆犯肺，致肝气不升，肺气不降，所以"咳唾引痛"便成为其主症。

3. 溢饮　因"饮水流行，归于四肢"所引起，主要责之于脾肺。脾主四肢，肺主皮毛。脾气失运，则饮溢四肢，肺失宣降，则腠理开阖失司，故"当汗出而不汗出"。外溢之水饮不能从汗孔而出，反阻遏卫阳，致身体疼重。

4. 支饮　病变主要在胸膈与心肺。由于饮聚胸膈，凌心射肺，致肺气不降，心阳被遏，所以咳嗽气逆，短气不能平卧，需倚床呼吸。肺为水之上源，气逆水不降而外溢，故"其形如肿"。

以上痰饮病四证，不仅饮停部位不同，病变脏腑有别，而且还有病情久暂与虚实之分。其中悬饮、溢饮病势较急骤，以邪实为主。但悬饮在里，病较深重；溢饮在外，病较轻浅。痰饮、支饮则病程较久，虚实错杂。其中痰饮病情稍轻，支饮尤重，而且二者变化多端，故不可拘泥于本条所述主症。

【名家辑要、名家临证指要】

十

【原文】

淋之为病，小便如粟状[1]，小腹弦急[2]，痛引脐中。（《消渴小便不利淋病脉证

并治第十三》原文7）

【注释】

1.小便如粟状　此指小便排出细小如粟米屑状之物，此物为细小结石。粟，粟米也，谓物之微小。

2.弦急　即拘急而紧。

【释义】

本条论述石淋的症状。

淋病以小便淋沥不爽，尿道疼痛为主症。后世医家根据不同的发病机理分为五淋：小便灼热刺痛为热淋；热盛伤络，迫血妄行，血随尿出为血淋；尿中杂质结为砂石为石淋；脂液下泄，尿液浑浊，夹有脂块为膏淋；小便淋漓不已，遇劳即发为劳淋。本条云小便如粟状，则不仅小便淋沥不爽，而且溺中带有如粟状的凝固物质，因此许多注家均谓此条是论述石淋。

【名家辑要、名家临证指要】

十一

【原文】

师曰：病有风水、有皮水、有正水、有石水、有黄汗。风水，其脉自浮，外证骨节疼痛，恶风；皮水，其脉亦浮，外证胕肿[1]，按之没指，不恶风，其腹如鼓，不渴，当发其汗；正水，其脉沉迟，外证自喘；石水，其脉自沉，外证腹满不喘；黄汗，其脉沉迟，身发热，胸满，四肢头面肿，久不愈，必致痈脓。（《水气病脉证并治第十四》原文1）

【注释】

1.胕肿　胕通"肤"，指肌肤浮肿。

【释义】

本条论述风水、皮水、正水、石水及黄汗的主症及有关病证的治法和预后。

风水起于外邪袭表犯肺，肺气不宣，通调失职，致水湿泛溢于肌肤，故病初有明显的表证，如脉浮、恶风、骨节疼痛等。此处未言发热及身肿等情况，但临证可见，当充分注意。皮水与肺脾二脏有关，肺主表卫而脾主四肢，若肺失通调，脾失健运，则水停肌肤而肿势加重，症见肢体肿甚，按之没指。不恶风提示无表证，可与风水相鉴别。腹如鼓而不满，可见里实壅滞未盛。当发其汗，为风水和皮水提出了具体治法。风水因风邪在表，发汗散邪可恢复肺之宣肃通调。皮水因水停，发汗可使水从皮肤而出，亦属因势利导之举。

正水脉沉迟，提示有肾阳不足，阳虚而水聚于内，上射于肺，可见腹满而喘。石水脉沉亦为阳虚而水寒凝结于下，见少腹硬满如石，故名。水聚于下，未影响于上，故不喘。阳虚阴凝，水液不循常道，故正水、石水均可见身肿之症。喘之有无，又是二者鉴别要点之一。

黄汗初起有发热、头面四肢肿等表现，应与风水鉴别。黄汗为感受湿邪所致，若久治不愈，湿郁化热，易发生痈脓之病。黄汗之病因及临床表现，于下条做专门论述。

【名家辑要、名家临证指要】

十二

【原文】

黄汗之为病，身体肿（一作重），发热汗出而渴，状如风水，汗沾衣[1]，色正黄如药汁，脉自沉。（《水气病脉证并治第十四》原文 28）

【注释】

1. 沾衣　染衣。

【释义】

本条论述黄汗病的主症。

黄汗病属水气病之类，应见"身体肿"，因水湿阻遏，营卫不和，湿郁化热，故亦可见发热、汗出、口渴等症，此与风水相似。但不同于风水，黄汗脉沉，风水脉浮；黄汗肿为周身，风水肿多见头面为甚，可及通体；黄汗不恶风，风水恶风；黄汗所出汗色如黄柏汁，风水汗色不黄；黄汗为水寒郁遏，营卫不通，郁而化热，水热互结交蒸而成，风水为风邪外袭，肺气通调失职而致津液停聚成水，风水相互搏结而成，故曰"状如风水"。

【名家辑要、名家临证指要】

十三

【原文】

趺阳脉紧而数，数则为热，热则消谷[1]，紧则为寒，食即为满。尺脉浮为伤肾，趺阳脉紧为伤脾。风寒相搏，食谷即眩，谷气不消，胃中苦浊[2]，浊气下流，小便不通，阴被其寒，热流膀胱，身体尽黄，名曰谷疸。（《黄疸病脉证并治第十五》原文 2）

【注释】

1. 消谷　此谓能食易饥。
2. 苦浊　患有湿热，或湿热较重。

【释义】

本条论述谷疸的成因及主症。

趺阳脉以候胃，数脉主胃中有热，胃热盛则消谷易饥，故曰"热则消谷"。胃与脾相表里，胃病则脾受累，而脾为阴土，喜燥恶湿。趺阳脉紧为阴脉，则主寒湿，易伤脾土，脾伤则运化失司，则见腹胀，食后为甚，故曰"食即为满"。如此脾胃湿热互结郁蒸形成黄疸。

"尺脉浮为伤肾，趺阳脉紧为伤脾"一句，是从脉象鉴别女劳疸与谷疸。前者为肾虚，后者为脾伤。"风寒相搏……名曰谷疸"说明谷疸的病机与症状。谷疸形成之因有二：一者，"风寒相搏，阴被其寒，热流膀胱"，即外感邪气；二者，"谷气不消，胃中苦浊"，即饮食积滞停胃伤脾，脾伤则湿由内生，湿以化热，湿热内蕴，下流膀胱，故曰"浊气下流"，此浊气与精气相对而言，实指湿热。湿无去处，而蕴于脾，纳食则清阳不升，即"头眩"。湿热熏蒸，泛溢肌肤，故见身体尽黄而成黄疸。

【名家辑要、名家临证指要】

十四

【原文】

额上黑，微汗出，手足中热，薄暮[1]即发，膀胱急，小便自利，名曰女劳疸，腹如水状，不治。（《黄疸病脉证并治第十五》原文2）

【注释】

1.薄暮　近傍晚时分。

【释义】

本条论述女劳疸的主症及预后。

女劳疸的主症为"额上黑"。"额"，据《灵枢·五色》为"天庭"，《灵枢》又云"额者颜也"，故知"额"即"颜"。"黑"为肾之本色。女劳疸为肾劳，即肾虚而致。手少阴心经起于心中，足少阴肾经斜向足心（涌泉），故肾虚生内热导致手足中热，午后为甚。虚热迫津外出，故微汗出。"膀胱急"指小腹拘急不舒，此由肾阴不足，小腹失去濡润而致。"小便自利"以示女劳疸与谷疸及以下所述的酒疸之别。若阴损及阳，水湿内停，出现"腹如水状"，此时病已入深，较为难治，故言"不治"。

【名家辑要、名家临证指要】

十五

【原文】

心中懊憹[1]而热，不能食，时欲吐，名曰酒疸。（《黄疸病脉证并治第十五》原文2）

【注释】

1.懊憹　心中郁闷不舒，烦热不安。

【释义】

本条论述酒疸主症。

酒疸是指大量或持续饮酒而引起的黄疸。酒为性热之湿邪，湿热内蕴，上扰于心，故心中懊憹而热。湿热内盛，气机升降受阻，浊气上逆，胃气不降，故不能食，且欲呕。

【名家辑要、名家临证指要】

十六

【原文】

病人胸满，唇痿[1]舌青，口燥，但欲漱水，不欲咽，无寒热，脉微大来迟，腹不满，其人言我满，为有瘀血。（《惊悸吐衄下血胸满瘀血病脉证治第十六》原文10）

【注释】

1.唇痿　痿，同萎，指口唇不华枯萎。

【释义】

本条论述瘀血的脉症。瘀血留滞，气机痞塞，故胸满。瘀血内阻，新血不生，血不能外荣，故唇痿舌青。瘀血内停，津液不布，不能上濡，故口燥。但病由瘀血，并非津亏，故虽口燥却只欲漱水而不欲咽。此非外感为患，故无寒热之表证。其脉虽大，但脉势不足，往来涩滞迟缓，为瘀血阻滞之象。瘀血内结，影响气机运行，而不是宿食、水饮蓄积于肠胃，所以病人自觉腹部胀满，而察其外形并无胀满之症。"脉微大来迟"，实质是指脉象虽大，但脉势不足，故往来涩滞不利。

【名家辑要、名家临证指要】

十七

【原文】

师曰：诸痈肿[1]，欲知有脓无脓，以手掩肿上，热者为有脓，不热者为无脓。（《疮痈肠痈浸淫病脉证并治第十八》原文2）

【注释】

1.痈肿　指一般的肿起物，包括所有的化脓性病变。

【释义】

本条论述辨别痈肿有脓无脓的方法。凡患痈肿，欲知其有脓无脓，以手掩于痈肿之上。热感明显者，为毒已聚，有脓；无热感者，是热毒未聚，无脓。因痈之发生乃热毒壅塞、气血郁滞所致，脓之生成是肉腐所化、热毒积聚所为，故从热辨之。所以，《灵枢·痈疽》云："大热不止，热胜则肉腐，肉腐则为脓。"本条从触诊之热感辨别痈肿脓的有无，仅是辨脓方法之一。后世医家如陈实功《外科正宗》、齐德之《外科精义》等均有所补充和发展。从痈肿的软与硬、陷与起、痛与不痛、颜色的改变等各方面进行综合诊断，则更为确切。

【名家辑要、名家临证指要】

十八

【原文】

妇人宿有癥病[1]，经断未及三月，而得漏下不止，胎动在脐上者，为癥痼害。（《妇人妊娠病脉证并治第二十》原文2）

【注释】

1.癥病 病名。指腹内有瘀阻积块的疾病。

【释义】

本条论述妊娠与癥病的鉴别。妇女素有癥病史，停经不到三个月，又漏下不止，并觉脐上似乎有胎动，其实这不是真正的胎动，而是癥积作祟，故曰"为癥痼害"。

【名家辑要、名家临证指要】

第三节 诊 法

扫一扫看课件

一

【原文】

问曰：病人有气色[1]见于面部，愿闻其说。师曰：鼻头色青，腹中痛，苦冷者死；鼻头色微黑色，有水气[2]。色黄者，胸上有寒；色白者，亡血也。设微赤，非时[3]者，死；其目正圆者，痓，不治。又色青为痛，色黑为劳，色赤为风，色黄者便难，色鲜明者有留饮[4]。（《脏腑经络先后病脉证第一》原文3）

【注释】

1.气色 气与色。气，指势，比色更为重要。如色青，刚刚萌生的草叶与行将枯萎的叶子是很不相同的。色，可以用文字描述出来，但表现出势来却较难。《素问·脉要精微论》说："夫精明五色者，气之华也。"

2.水气 指水液内停的病证。

3.非时 非当令之时。

4.留饮 痰饮病的一种，水饮留而不行谓之留饮。

【释义】

本条通过望面部气色，以诊断疾病并判断其预后。首先根据五行学说论述鼻部望诊：鼻内应于脾，青为肝色，若鼻部出现青色，为肝乘脾，可见腹痛；若见极度怕冷，则属阳气衰败，预后不良。黑为肾色，鼻色微黑，为肾水反侮脾土之象，可见于水气病。"色黄者"以后是论面部及眼睛的望诊：黄为脾之色，面色黄可见于中阳不足，失于运化，寒饮停聚，上干胸阳之证。面色白为血不能上荣之征，多见于失血亡血之人。若亡血之人面色反现微赤，又不在气候炎热之时，此为血去阴伤，阴不敛阳，虚阳上浮之象，预后不良。目正圆是两眼直视不能转动，此为五脏精气亡绝，不能上荣，多见于痉病危症。青为血脉凝滞之色而主痛。黑为肾色，劳则肾精不足，其色外露。色赤为热盛，热盛易生风，故面赤主风。黄为脾色，脾失健运可见便难之证。面色鲜明为水饮内停，上泛于面，形成面目浮肿，而见明亮光润之色。

【名家辑要、名家临证指要】

二

【原文】

师曰：病人语声寂然[1]喜惊呼者，骨节间病；语声喑喑然[2]不彻者，心膈间病；语声啾啾然[3]细而长者，头中病（一作痛）。(《脏腑经络先后病脉证第一》原文4)

【注释】

1. 寂然　谓寂然不语，语声低而不可闻。
2. 喑喑然　指患者语声低微而不清。喑，哑也。
3. 啾啾然　形容病人语声细小而长。

【释义】

本条论述闻诊在临床上的应用，即通过听语声辨病位。骨节间病，是指关节部位疼痛的一类病证。由于病在关节，病人活动则痛剧，而突然发出惊呼。声音低微而不清澈，多见于邪气阻塞胸膈而气道不畅。头中病，多指偏头痛、颠顶痛之类病证，由于痛在头中，大声言语则震动头部而痛甚，故病人不敢扬声，胸膈气道正常，故声音虽细小但清长。语声异常，还应与望诊、问诊等相结合，以判定病位。

【名家辑要、名家临证指要】

三

【原文】

师曰：息[1]摇肩[2]者，心中坚；息引胸中上气[3]者，咳；息张口短气[4]者，肺痿[5]唾沫。(《脏腑经络先后病脉证第一》原文5)

【注释】

1. 息　呼吸。一呼一吸谓之一息。
2. 摇肩　即抬肩。
3. 上气　指气机上逆。
4. 短气　指呼吸短促而急，自觉气息不能接续。
5. 肺痿　病名。肺脏气津不足，肺叶枯萎的病变。

【释义】

本条论述望诊、闻诊相结合诊病的方法。"息摇肩"是呼吸困难，两肩上耸的状态，在病情上有虚实之分。"心中坚"是由实邪壅塞在胸，以致肺失宣降，呼吸困难，常伴有鼻翼扇动、胸闷胀满等症。肺气不降，呼吸时气机上逆发为咳嗽。肺痿是肺脏痿弱、功能低下之病。肺虚不能正常主气司呼吸，故虽张口呼吸，仍感短气不足以息；另一方面，由于肺气痿弱不振，不能敷布津液，津随气逆，可见唾沫。

【名家辑要、名家临证指要】

四

【原文】

师曰：吸而微数[1]，其病在中焦，实也，当下之即愈，虚者不治。在上焦者，其吸促，在下焦者，其吸远[2]，此皆难治。呼吸动摇振振[3]者，不治。(《脏腑经络先后病脉证第一》原文6)

【注释】

1. 吸而微数　指吸气短促不利。数，犹促也。
2. 吸远　指吸气深长困难。
3. 振振　指病人呼吸困难、身体抖动的样子。

【释义】

本条是从呼吸形态的不同，辨别病位之上下，以判断病势之轻重。吸而微数，是吸气短促，次数增加。若由中焦邪实阻滞，气不得降引起，治用下法通利中焦，实邪去，则气机调畅，呼吸可恢复正常；若属于虚证，由于宗气衰竭或肾不纳气，则不易治疗；如中焦邪实而又正虚的，下则伤正，补又碍邪，亦属难治之证。病在上焦，吸气短促困难，为肺气大虚，吸入之气不能下达，气入而随即外出所致；病在下焦，吸气深长而困难，为元气衰竭，肾不纳气。两者都是难治之证。呼吸时全身振振动摇，为重度呼吸困难，反映正气虚衰已甚，故曰不治。

【名家辑要、名家临证指要】

五

【原文】

师曰：寸口[1]脉动者，因其王时[2]而动，假令肝王色青，四时各随其色[3]。肝色青而反白，非其时色脉，皆当病。(《脏腑经络先后病脉证第一》原文7)

【注释】

1. 寸口　此指两手寸、关、尺脉。
2. 王时　指一年四季中五脏所主的当令之时，此时色、脉有相应特征。如春为肝之令，色青，脉弦（规）；夏为心之令，色赤，脉洪（钩、矩）；秋为肺之令，色白，脉浮（毛、衡）；冬为肾之令，色黑，脉沉（石、权）；四季之末十八日为脾当令，色黄，脉缓。下文"非其时"与"王时"相对，即非其王时。

3.四时各随其色　随着春、夏、秋、冬四季各自相应之色，也表现出其相应的脉象。

【释义】

本条论述脉、色合于四时，而有当时和非时的不同。人与自然息息相关，四时气候的变化可以影响人体，人的脉象和气色，随着四时气候而发生相应变化，以与自然界协调。例如，春时肝旺、脉弦、色青为正常，假如此时色反白、脉反浮（秋季色脉），色脉与时令不相符，属不正常的现象。提示诊病时当注意时令对人体的影响。

【名家辑要、名家临证指要】

六

【原文】

师曰：病人脉浮者在前[1]，其病在表；浮者在后[2]，其病在里，腰痛背强不能行，必短气而极[3]也。（《脏腑经络先后病脉证第一》原文9）

【注释】

1.脉浮者在前　指浮脉见于关前寸部。下文"浮者在后"与之相对，谓浮脉见于关后尺部。

2.后　尺中。

3.极　指疲倦乏力。

【释义】

本条举例说明同一脉象，出现的部位不同，主病也就不同。如寸脉属阳，寸脉浮则病多在表，是正气抗邪于表之征，脉多浮而有力；尺脉属阴，尺脉浮则病在里，多是肾阴不足、虚阳外浮之象，脉多浮而无力。诊病除注意诊脉分部外，还要和症状相结合才能作出正确诊断。条文在"浮者在后，其病在里"之后，补出"腰痛背强不能行，必短气而极"，症状与脉合参，其目的即在于此。总之，脉浮为气血向上向外之势，有外感表证和内伤虚证的不同，必须认清浮脉的部位、强弱及其他症状，才能认识疾病的本质。

【名家辑要、名家临证指要】

七

【原文】

夫男子平人[1]，脉大为劳[2]，极虚亦为劳。（《血痹虚劳病脉证并治第六》原文3）

【注释】

1.平人　是指外形好像无病，其实是内脏气血已经虚损之人。

2.劳　　虚劳。此处尤指房劳伤肾，肾精亏虚。

【释义】

本条论述虚劳病脉象总纲。条文之首"男子"两字，非指虚劳全是男子为病，而是重视房劳伤肾、肾虚精亏的病因病机。脉大是大而无力，为有余于外、不足于内的脉象。凡真阴不足，虚阳外浮者，脉多大或浮大或芤。极虚，是轻按则软，重按极无力，为精气内损的脉象。脉大与极虚，虽形态不同，但都是虚劳病的脉象。

【名家辑要、名家临证指要】

第四节　治则治法

扫一扫看课件

一

【原文】

问曰：上工[1]治未病，何也？师曰：夫治未病[2]者，见肝之病，知肝传脾，当先实脾[3]，四季脾旺不受邪，即勿补之。中工不晓相传，见肝之病，不解实脾，惟治肝也。（《脏腑经络先后病脉证第一》原文1）

【注释】

1.上工　指高明的医生。

2.治未病　此指治未病的脏腑。

3.实脾　即调补脾脏之意。

【释义】

本条是以整体观念论述疾病的治疗原则。人是一个有机整体，一脏有病，可影响他脏，故上工除治已病之脏外，亦注意调治未病之脏腑，以防止疾病传变，此即"治未病"之意。根据《素问·玉机真脏论》"五脏有病，则各传其所胜"及《素问·五运行大论》"气有余，则制己所胜而侮所不胜"的理论，上工知晓肝病实证易传脾的规律，故在治肝的同时，即注意调补未病之脾，以防肝病及脾。"实脾"当根据具体情况，因为肝病是否传脾取决于肝脾双方。脾虚易受邪，故脾虚当补益；若脾气充盛，不易受邪，即勿补之。中工不懂得肝病可传脾，只知见肝治肝，往往导致肝病未愈，脾病又起，这是缺乏整体观的治疗方法。

【名家辑要、名家临证指要】

二

【原文】

夫肝之病，补用酸[1]，助用焦苦[2]，益用甘味之药调之。酸入肝，焦苦入心，甘入脾。（《脏腑经络先后病脉证第一》原文1）

【注释】

1. 酸　味酸之药。

2. 焦苦　味焦苦之药。

【释义】

本条论述肝虚证的治疗规律。酸入肝，肝虚当补之以本味，故补用酸；助用入心之焦苦，一是因为心火为肝木之子，子能令母实，二是肝虚易受肺金之侮，助心火可制肺金；益用入脾之甘味，目的在于补土制水以助火，从而制金，防其侮肝木，以利肝虚证的治疗。

【名家辑要、名家临证指要】

三

【原文】

问曰：病有急当救里救表者，何谓也？师曰：病，医下之，续得下利清谷[1]不止，身体疼痛者，急当救里；后身体疼痛，清便自调[2]者，急当救表也。（《脏腑经络先后病脉证第一》原文14）

【注释】

1. 下利清谷　指泄泻，泻下清稀，完谷不化。

2. 清便自调　指大便已恢复正常。清，同"圊"，此处作动词用。

【释义】

本条论述表里同病，急则先治的原则。一般说来，表里同病，当先解表，表解之后，方可治里，否则易导致外邪内陷而加重里证，但临证时要知常达变。如下利清谷不止之里证与身体疼痛之表证并见，其虚寒里证为急为重，则急当治里，待里证解除，再治表证，否则正虚难以抗邪，邪气势必蔓延，且可生亡阳虚脱之变。

【名家辑要、名家临证指要】

四

【原文】

夫病痼疾[1]加以卒病，当先治其卒病[2]，后乃治其痼疾也。（《脏腑经络先后病脉证第一》原文15）

【注释】

1. 痼疾　指难治的慢性久病。

2. 卒病　指急性发生的新病。

【释义】

本条论述痼疾加卒病的先后治则，久病新病同时存在，要以先治新病为原则。一般来说，痼疾日久势缓，卒病新起势急；另一方面，痼疾根深蒂固，难以速愈，卒病邪气尚浅，其病易除。因此，痼疾加卒病当先治卒病，后治痼疾，且先治新病，还能避免新邪深入与旧疾相合。当然，在新病与旧病互相影响的情况下，则治新病又必须照顾痼疾。

【名家辑要、名家临证指要】

五

【原文】

师曰：五脏病各有所得[1]者愈；五脏病各有所恶[2]，各随其所不喜者为病。病者素不应食，而反暴思之，必发热也。(《脏腑经络先后病脉证第一》原文 16)

【注释】

1. 所得 指与病情相适应的饮食、居处等。

2. 所恶 指病人厌恶或不适合病人的饮食、气味、居处等。下文"所不喜"与此同义。

【释义】

本条论述临床应根据五脏病喜恶进行治疗和护理。五脏生理特性不一，发病后有助于病情好转的饮食、居处等也相应不同。病人的所得、所恶、所不喜，随疾病的性质不同而变化。临床应根据病情，近其所喜，远其所恶，选用适当的治疗药物及护理方法，促使疾病痊愈。如病人脾胃虚寒，除服温补脾胃的药物外，应选择适合病人的温热易消化的食物、温暖的居处等。反之，苦寒伤胃的药物及生冷不易消化的食物、寒冷潮湿的居处等，则会加重病情。此外，对病人饮食所出现的异常变化，亦应注意观察。如病人素不应食，而突然反暴思之，是病邪之气变其脏气使然，故食之则适以助病气而增发热。

【名家辑要、名家临证指要】

六

【原文】

夫诸病在脏[1]，欲攻之，当随其所得[2]而攻[3]之，如渴者，与猪苓汤。余皆仿此。(《脏腑经络先后病脉证第一》原文 17)

【注释】

1. 在脏 指在里。

2. 所得 指无形之邪，入结于脏必有所得之物。

3. 攻 作"治"解。

【释义】

本条论述治疗杂病应掌握疾病的症结所在而施治，随其所得而攻之的道理。病邪在里痼结不解，往往与体内痰、水、瘀血、宿食等有形之邪相结合，医者当审因论治，攻逐其有形实邪，使无形之邪失去依附，则病易痊愈。例如，渴而小便不利，若为热与水结而伤阴者，当与猪苓汤利其水，使水去热除阴复，渴亦随之而解。他如热邪与血、痰、食相结，均可仿此进行治疗。

【名家辑要、名家临证指要】

七

【原文】

湿痹[1]之候，小便不利，大便反快，但[2]当利其小便。（《痉湿暍病脉证治第二》原文 14）

【注释】

1. 湿痹　指湿邪流注关节，闭阻筋脉气血，出现关节疼痛的病证。痹，闭也。

2. 但　只、仅之意。

【释义】

本条论述湿痹的证治原则。湿痹本是湿邪侵犯太阳之表，并流注关节筋脉为主的一种病证。倘患者脾胃功能虚弱，或外湿内趋，则会形成内外湿相合的证候，本条就属于这种情况。湿邪内阻，影响膀胱气化则小便不利，湿趋大肠则大便反快。若内湿不去，则阳气被遏，难以祛除外湿，故其治法，但当利其小便。小便得利则内湿去，阳气通，也有助外湿祛除。

【名家辑要、名家临证指要】

八

【原文】

风湿相搏，一身尽疼痛，法当汗出而解，值天阴雨不止，医云此可发汗，汗之病不愈者，何也？盖发其汗，汗大出者，但风气去，湿气在，是故不愈也。若治风湿者发其汗，但微微似欲出汗者，风湿俱去也。（《痉湿暍病脉证治第二》原文 18）

【释义】

本条论述风湿在表的治法。

风湿合邪侵袭体表，郁于肌腠，流注关节，卫气运行不畅，气血不通，不通则一身疼痛，应汗出散邪以解表。若遇到阴雨连绵，外湿更甚，医者认为应大发其汗可治愈，但汗后未愈，说明汗法不当。风为阳邪，其性轻扬，表散迅速；湿为阴邪，其性重浊黏滞，易伤阳气，如发汗太过，则风去湿仍在，且阳气损伤，故病不愈。因此，风湿在表的治法应是微似汗出，使阳气温通，营卫畅行，风湿俱去。

因此，治风湿在表，虽宜汗但忌大汗。从麻黄汤、桂枝汤、葛根汤，张仲景治疗伤寒太阳病也是"微似汗"，都不能令其大汗。

本文亦提示治疗湿病，要留意气候变化，需考虑外湿对病情和治疗的影响。

【名家辑要、名家临证指要】

九

【原文】

百合病见于阴者，以阳法救之；现于阳者，以阴法救之。见阳攻阴，复发其汗，此为逆[1]；见阴攻阳，乃复下之，此亦为逆。（《百合狐蟜阴阳毒病脉证治第三》原文9）

【注释】

1.为逆　治法与病情相违背。

【释义】

本条论述百合病的治疗原则。

百合病的主要病机是心肺阴虚内热，应该以清热养阴为治疗原则，因此用"阴法"救之。然阴阳互根互用，阴虚日久及阳，则可能出现阳虚证候，治疗时就应用"阳法"救之。

若阴虚出现阳热之象，复发汗，则阴更伤；若阳虚出现阴虚之证，复下之，则更伤其阳。这都是错误的治法。

百合病本为阴虚，但阴阳互根，若病久不愈，亦可阴损及阳，治疗时应仔细辨别。

【名家辑要、名家临证指要】

十

【原文】

五劳虚极[1]羸瘦[2]，腹满不能饮食，食伤、忧伤、饮伤、房室伤、饥伤、劳伤、经络营卫气伤，内有干血，肌肤甲错[3]，两目黯黑。缓中补虚，大黄䗪虫丸主之。（《血痹虚劳病脉证并治第六》原文18）

【注释】

1.五劳虚极　因五劳七伤，久病导致人体极度虚损。其中五劳有两种解释，一指心劳、肝劳、脾劳、肾劳、肺劳；二指"久视伤血，久卧伤气，久坐伤肉，久立伤骨，久行伤筋"。七伤指食伤、忧伤、饮伤、房室伤、饥伤、劳伤、经络营卫气伤。

2.羸瘦　瘦弱。

3.肌肤甲错　皮肤干枯粗糙如鳞甲。

【释义】

本条论述虚劳兼有瘀血的证治。

由于五劳七伤使人体正气不足，使经络运行营卫气血的功能受损，虚劳日久不愈，经络气血运行受阻，则产生瘀血，瘀血内停，新血不生，肌肤失养，则两目黯黑、肌肤粗糙如鳞甲状。一般虚劳为虚证，但本病虚中有实，选用大黄䗪虫丸，缓中补虚，使祛瘀不伤正，扶正不留瘀，达到攻补兼施的目的。

大黄䗪虫丸临床中可用于瘀停日久，或兼血虚的干血证。此方剂特点：一是妙用虫类药逐瘀；二是破瘀之中兼养血；三是制成丸剂，既可减缓药力，又便于长期服用；四是不忘顾护脾胃。

【名家辑要、名家临证指要】

十一

【原文】

病者腹满，按之不痛为虚，痛者为实，可下之。舌黄未下者，下之黄自去。（《腹满寒疝宿食病脉证治第十》原文1）

【释义】

本条论述腹满虚实的辨证和实证腹满的治则。强调腹部触诊法和舌诊在辨证中的重要作用。

虚证腹满是由于中焦虚寒，阳气不足所致，内无有形实邪积滞，故按之不痛；实证腹满是因为有形实邪积于胃肠所致，腑气不通，故按之疼痛。腹满实证常见舌苔黄厚干燥，是实热内结之证，可用攻下法，如大承气汤。

注意"舌黄未下者"，若舌黄已攻下，慎用下法。因此需要详审病情，再决定是否可下、如何攻下。

【名家辑要、名家临证指要】

十二

【原文】

腹满时减，复如故，此为寒，当与温药。（《腹满寒疝宿食病脉证治第十》原文3）

【释义】

本条论述虚寒性腹满的辨证与治则。

虚寒腹满是由于脾胃虚寒，中焦阳虚，脾胃运化失司，阴寒之气凝聚腹中而致。阴邪时聚时散，如果得阳则暂时消散，腹满减轻，得阴则腹满如故。虚寒所致腹满，应用温药治疗。

本条文强调腹满的问诊特点，辨寒热虚实。

【名家辑要、名家临证指要】

十三

【原文】

病痰饮者，当以温药和之。（《痰饮咳嗽病脉证并治第十二》原文15）

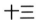

【释义】

本条论痰饮病的治疗原则。

这里的痰饮指广义的痰饮。痰饮病多因阳虚气化不利，水液不化，聚而成痰。痰饮为阴邪，易伤阳气，遇寒则聚，得温则行，因此振奋阳气，即可温化饮邪，故治疗当以温药治之。温药可发越阳气，开腠理，通水道，但温并非专用补益。"和之"寓两层含义：一是不可太过温燥，二是勿专于温补。即用温药时，应视病情适当配合行、消、开、导、清之品。

【名家辑要、名家临证指要】

十四

【原文】

夫水病人，目下有卧蚕，面目鲜泽，脉伏，其人消渴[1]。病水腹大，小便不利[2]，其脉沉绝[3]者，有水，可下之。(《水气病脉证并治第十四》原文 11)

【注释】

1. 消渴　口渴多饮。

2. 小便不利　小便量少。

3. 脉沉绝　此形容脉沉之极。

【释义】

本条论述水气病可用攻下逐水法及其适应证。

水气病患者，可见眼睑、面部浮肿，面色鲜泽明亮，脉伏，为胃中津液水饮在外溢于皮肤肌肉所致，津不上承，故口干多饮，以上提示水盛而困脾土，脾失健运，水湿泛溢。脉伏说明水气遏阻脉道较重。水湿内盛，气化不利，脉道阻塞，故见腹部膨隆，小便不利，脉沉绝，可选用攻下逐水之法。

【名家辑要、名家临证指要】

十五

【原文】

曰：诸有水者，腰以下肿，当利小便；腰以上肿，当发汗乃愈。(《水气病脉证并治第十四》原文 18)

【释义】

本条论述水肿病的一般治疗原则。

一切水肿病都应该观察实际情况，如水肿的部位、性质，因势利导。如果腰部以下肿，说明水湿之邪在下，属阴、属里，当用利小便之法，使水湿从小便而出；如果腰部以上肿，说明水湿之邪在上，属阳、属表，当用发汗之法，使水湿从汗而出。

【名家辑要、名家临证指要】

十六

【原文】

诸病黄家，但利其小便。(《黄疸病脉证并治第十五》原文16)

【释义】

本条论述狭义黄疸的治则。

"诸病黄家"应理解为狭义的黄疸。湿邪无路可出，故小便不利，可通过利小便的方法使湿有路可出，黄疸自退。

【名家辑要、名家临证指要】

十七

【原文】

夫呕家[1]有痈脓，不可治呕，脓尽自愈。(《呕吐哕下利病脉证治第十七》原文1)

【注释】

1.呕家　经常呕吐、久呕不愈的人。

【释义】

本条论述内有痈脓而呕吐的治法。

呕吐本来是胃气上逆的一种病证，治疗应以止呕为主。但久呕不愈如果是因为内有痈脓，即痈脓毒邪内蕴于胃，胃失和降导致的，病本在痈脓，治疗应消痈排脓为主，痈脓去则呕自愈。

临床上不能只看症状，应审因辨证，找到病因所在，针对本病治疗。

【名家辑要、名家临证指要】

十八

【原文】

哕而腹满，视其前后[1]，知何部不利，利之则愈。(《呕吐哕下利病脉证治第十七》原文7)

【注释】

1.前后　这里指大小便。

【释义】

本条论述哕而腹满的辨证与治法。

哕与腹满并见者，是因为病阻于下，气逆于上所致，其腹满为本，呃逆为标，治以通利之法。可从小便不利或大便不通辨其病位，如大便不通者，多为阳明腑实证，里邪壅盛，积于胃肠，浊气不降而上逆，治当通利大便，腑气通，胃气降，呃逆愈；若小便不利者，多由水湿内停，阻滞气机，湿浊上逆，治当利其小便，使湿气去，胃气和降，呃逆自解。

注意哕逆有虚实之别，"利之则愈"只适用于实邪内阻者，如疾病后期见哕，因脾胃衰败者，则不可用本法。

【名家辑要、名家临证指要】

十九

【原文】

下利气[1]者，当利其小便。（《呕吐哕下利病脉证治第十七》原文31）

【注释】

1. 下利气　下利时伴有矢气。

【释义】

本条论述湿邪盛下利气的治法。

由于脾虚湿困，气机受阻，大便溏泄，矢气随利出，频频不已，此外还可伴随肠鸣腹胀、小便不利等症。治疗采用"利小便以实大便"之利小便法，健脾渗湿，使湿去气行而利止，即小便利则大便实。

【名家辑要、名家临证指要】

二十

【原文】

肠痈者，少腹肿痞[1]，按之即痛如淋，小便自调，时时发热，自汗出，复恶寒。其脉迟紧者，脓未成，可下之，当有血。脉洪数者，脓已成，不可下也。大黄牡丹汤主之。（《疮痈肠痈浸淫病脉证并治第十八》原文4）

【注释】

1. 肿痞　肠痈已成，形肿于外，痞满于内。

【释义】

本条论述肠痈脓未成的证治和治法。

由于热毒营血瘀结在少腹和肠中，致使气血瘀滞，经脉不通，故见少腹肿痞，按之疼痛，可放射到前阴部，如淋病样疼痛剧烈，少腹拘急且拒按；但病位在肠而不在膀胱，故小便正常；正邪相争，营卫不和，故时时发热、自汗出、恶寒。"其脉迟紧"是热毒瘀血蓄积成痈，脓尚未成的表现，可用下法，治用大黄牡丹汤。"脉洪数者"是指热毒壅盛，肉腐成脓，不可下也。

临证当辨别肠痈脓成与否，以选用不同的治法。

【名家辑要、名家临证指要】

二十一

【原文】

妇人宿有癥病[1]，经断未及三月，而得漏下不止，胎动在脐上者，为癥痼害。妊娠六月动者，前三月经水利时，胎也。下血者，后断三月，衃[2]也。所以血不止者，其癥不去故也。当下其癥，桂枝茯苓丸主之。(《妇人妊娠病脉证并治第二十》原文2)

【注释】

1. 癥病　病名。指腹内有瘀阻积块的疾病。

2. 衃　一般指色紫而黯的瘀血，又作癥痼的互辞。

【释义】

本条论述癥病与妊娠的鉴别及癥病的证治。

妇人妊娠，停经前三月月经正常，胎动在小腹部，胞宫按月增大，腹部按之柔软不痛；而停经前三月月经失常，且后三个月停经，胞宫无变化，复见漏下不止，自觉脐上跳动，此为癥病。下血不止，是宿有癥积，瘀血内阻，血不归经所致。治当化瘀消癥，瘀去血方止。方用桂枝茯苓丸。

【名家辑要、名家临证指要】

第五节　经典名方

扫一扫看课件

桂枝芍药知母汤

【药物组成】

桂枝四两　芍药三两　甘草二两　麻黄二两　生姜五两　白术五两　知母四两　防风四两　附子二枚（炮）

【方解】

本方主治风湿侵袭筋骨，流注于关节之肢节肿痛。方中桂枝、防风、生姜温通经络，发散风湿；炮附子散寒除湿，与桂枝、防风、麻黄相配，专在温通阳气，以解表散寒；白术燥湿、健脾，与上药合用亦可以除寒湿；以知母、甘草相佐，制其过热，顾护阴液。桂枝、麻黄、防风通阳驱风于表，芍药、知母和阴除热于中；又麻、桂配白术能除表里之湿，合附子温经以复阳；生姜止呕，甘草缓中。

本方以祛邪为首务，兼顾养阴，俾风湿去，则痹宣经通，热去阴复。综合全方，总以温阳祛湿为主，并可发散风寒，行痹止痛。但药性温燥，重在祛邪，若久病、气血不足、肝肾两亏者，不宜用之。

【煎服法及方后调护】

原文："上九味，以水七升，煮取二升，温服七合，日三服。"

为了减轻附子毒性，可以先煎，知母可以盐炒。平时要适当运动，但不宜大汗淋漓。服药后，会有微微汗出，这是湿邪将去的表现，但不宜大汗，以免伤津液，且汗后要用毛巾擦干，避免感冒。饮食不宜过食酸咸，注意补益肝肾。

【名家辑要、名家临证指要】

黄芪桂枝五物汤

【药物组成】

黄芪三两　芍药三两　桂枝三两　生姜六两　大枣十二枚

【方解】

本方实由桂枝汤去甘草、倍生姜、加黄芪而成。方中黄芪、桂枝益气通阳，重用生姜，协同桂枝宣散表邪，兼通脉络，大枣协黄芪甘温益气，芍药行血宣痹。且桂枝与芍药、生姜与大枣又能调补营卫。善于走表之黄芪，大补元气，气足则血行，血行痹自通；芍药、大枣补营血，桂枝、生姜益卫气，共收温阳行痹之功。

【煎服法及方后调护】

原文："上五味，以水六升，煮取二升，温服七合，日三服（一方有人参）。"服药后可以配合针灸治疗，使经络通畅，助药效达病所。在服药时，如患者诉说肢体麻木减轻，而疼痛加剧者，是经脉将通之佳兆，切不可误认为无效而更方。本方常用于"尊荣人"，故要注意多锻炼，注意预防风邪，服药期间禁食辛辣。

【名家辑要、名家临证指要】

酸枣仁汤

【药物组成】

酸枣仁二升　甘草一两　知母二两　茯苓二两　芎劳二两

【方解】

方中重用酸枣仁为君，以其甘酸质润，入心、肝之经，养血补肝，宁心安神。茯苓宁心安神；知母苦寒质润，滋阴润燥，清热除烦，共为臣药，与君药相伍，以助安神除烦之功。佐以川芎之辛散，调肝血而疏肝气，与大量之酸枣仁相伍，辛散与酸收并用，补血与行血结合，具有养血调肝之妙。甘草和中缓急，调和诸药为使。

本方配伍精妙，诸药相伍，标本兼治，养中兼清，补中有行，《本草易读》称本方为"治虚劳虚烦不眠，诸方第一"，实是治疗失眠的良方。

【煎服法及方后调护】

原文："上五味，以水八升，煮酸枣仁，得六升，内诸药，煮取三升，分温三服。"治疗失眠，酸枣仁要炒用，服药后注意调理情志，服药期间禁食辛辣。

【名家辑要、名家临证指要】

栝楼薤白半夏汤

【药物组成】

栝楼实一枚（捣） 薤白三两 半夏半升 白酒一斗

【方解】

君以薤白，滑利通阳；臣以栝楼实，润下通阴；佐以白酒熟谷之气，上行药性，助其通经活络而痹自开；结中焦而为心痛彻背者，加半夏一味，和胃而通阴阳。

【煎服法及方后调护】

原文："上四味，同煮，取四升，温服一升，日三服。"服药后禁食肥甘厚腻及嗜酒。

【名家辑要、名家临证指要】

百合地黄汤

【药物组成】

百合七枚（擘） 生地黄汁一升

【方解】

本方证乃是心肺阴虚内热，百脉失和，使心神不安及饮食行为失调所致。阴虚内热，扰乱心神，故沉默寡言，欲卧不能卧，欲行不能行，如有神灵；情志不遂致脾失健运，故意欲饮食复不能饮食，时而欲食，时而恶食；阴虚生内热，故如寒无寒，如热无热，口苦，小便赤；舌脉亦为阴虚有热之象。治宜养心润肺，益阴清热。方中百合色白入肺，养肺阴而清气热；生地黄色黑入肾，益心营而清血热；泉水清热利小便。诸药合用，心肺同治，阴复热退，百脉因之调和，病可自愈。

【煎服法及方后调护】

原文："上以水洗百合，渍一宿，当白沫出，出其水，更以泉水二升，煎取一升，去滓，内地黄汁，煎取一升五合，分温再服。中病，勿更服。大便当如漆。"

服用本方应注意以下四点：一是百合久浸，去其白沫；二是鲜地黄取汁，最为适宜；三是中病即止，以防伤胃；四是服药后大便色黑，莫怪。

【名家辑要、名家临证指要】

大建中汤

【药物组成】

蜀椒二合（去汗） 干姜四两 人参二两

【方解】

本证多由中阳衰弱，阴寒内盛所致，治以温中补虚、降逆止痛为主。寒性收引，阴寒内盛，阳失温煦，故心胸中大寒，拘急作痛，甚则上冲皮起有头足，手不可触近。中寒内盛，胃失和降，故呕而不能食。方中蜀椒温脾胃，助命火，散寒止痛，为君药；以辛热之干姜辛热，温中散寒，助蜀椒散寒之力，饴糖温补中虚，缓急止痛，助蜀椒止痛之功，共为臣药；人参补脾益气，配合饴糖重建中脏，为佐药。

【煎服法及方后调护】

原文："上三味，以水四升，煮取二升，去滓，内胶饴一升，微火煎取一升半，分温再服；如一炊顷，可饮粥二升，后更服，当一日食糜，温覆之。"

饴糖在本方为主要药物，不可或缺。另外，粥药交替使用，既可助药力散寒，又可防药物伤中。

【名家辑要、名家临证指要】

橘皮竹茹汤

【药物组成】

橘皮二升　竹茹二升　大枣三十枚　生姜半斤　甘草五两　人参一两

【方解】

呃逆之证，皆因胃气不能和降所致，但有寒热虚实之分。本方证因胃虚有热，气逆不降所致。胃虚宜补，有热宜清，气逆宜降，故立清补降逆之法。方中橘皮辛温，行气和胃以止呃；竹茹甘寒，清热安胃以止呕，皆重用为君药。人参甘温，益气补虚，与橘皮合用，行中有补；生姜辛温，和胃止呕，与竹茹合用，清中有温，共为臣药。甘草、大枣助人参益气补中以治胃虚，并调药性，为佐使药。诸药合用，补胃虚，清胃热，降胃逆，且补而不滞，清而不寒，对于胃虚有热之呃逆、干哕最为适宜。

【煎服法及方后调护】

原文："上六味，以水一斗，煮取三升，温服一升，日三服。"

常法煎服调护即可。

【名家辑要、名家临证指要】

麦门冬汤

【药物组成】

麦门冬七升　半夏一升　人参三两　甘草二两　粳米三合　大枣十二枚

【方解】

本方所治虚热肺痿乃肺胃阴虚，气火上逆所致。病虽在肺，其源在胃，盖土为金母，胃主津液，胃津不足，则肺之阴津亦亏，终成肺胃阴虚之证。肺虚而肃降失职，则咳逆上气；肺伤而不布津，加之虚火灼津，则脾津不能上归于肺而聚生浊唾涎沫，随肺气上逆而咳出，且咳唾涎沫愈甚，则肺津损伤愈重，日久不止，终致肺痿。咽喉为肺胃之门户，肺胃阴伤，津不上承，则口干咽燥；虚热内盛，故手足心热。胃阴不足，失和气逆则呕吐；舌红少苔、脉虚数为阴虚内热之佐证。治宜清养肺胃，降逆下气。方中重用麦冬为君，甘寒清润，既养肺胃之阴，又清肺胃虚热。人参益气生津为臣。佐以甘草、粳米、大枣益气养胃，合人参益胃生津，胃津充足，自能上归于肺，正为"培土生金"之法。肺胃阴虚，虚火上炎，不仅气机逆上，而且进一步灼津为涎，故又佐以半夏降逆下气，化其痰涎，虽属温燥之品，但用量很轻，与大剂麦冬配伍，则其燥性减而降逆之用存，且能开胃行津以润肺，又使麦冬滋而不腻，相反相成。甘草并能润肺利咽，调和诸药，兼作使药。本方配伍特点有二：一是体现"培土生金"法；二是于大量甘润剂中少佐辛燥之品，主从有序，润燥得宜，滋而不腻，燥不伤津。

【煎服法及方后调护】

原文："上六味，以水一斗二升，煮取六升，温服一升，日三夜一服。"

常法煎服调护即可。

【名家辑要、名家临证指要】

甘姜苓术汤

【药物组成】

甘草　白术各二两　干姜　茯苓各四两

【方解】

本方又名肾着汤，在临床上主要用于寒湿型腰痛、腰椎间盘突出、慢性盆腔疼痛及慢性腹泻等。肾着病，以腰重冷痛为主要见症，缘于寒湿外袭，痹着于腰部所致，腰为肾之府，故以"肾着"名之。此证多起于劳动汗出之后，衣里冷湿，或居处卑湿，久而久之，寒湿之气侵于腰间，以致腰以下冷痛，如坐水中，腰重而冷。邪着于肌里，而未伤及脏腑，故其人饮食如故，小便自利。邪虽外受，但无表证，且非汗法所宜，故治宜温化寒湿之法。方中以干姜为君，取其辛热之性，温中祛寒。以茯苓为臣，淡渗利湿。两者配伍，一热一利，热以胜寒，利以渗湿，寒去湿消，则病本得除。佐以白术健脾燥湿，以助除湿之力。使以甘草调诸药而和脾胃。四药配合，共奏温中健脾、散寒除湿之功，寒湿尽去，则冷重自愈。

根据甘姜苓术汤的功用与方义，后世医家已将它扩展用于治疗呕吐、腹泻、关格、遗尿、妊娠下肢浮肿、妇女腰冷带下等病证，属于脾阳虚而有寒湿者，使其适应证逐趋广泛。

【煎服法及方后调护】

原文："上四味，以水五升，煮取三升，分温三服，腰中即温。"

水煎三次兑匀，分三次温服。

【名家辑要、名家临证指要】

厚朴七物汤

【药物组成】

厚朴半斤　甘草　大黄各三两　大枣十枚　枳实五枚　桂枝二两　生姜五两

【方解】

厚朴七物汤即桂枝汤去芍药合厚朴三物汤而成。方中用桂枝汤解表而和营卫；厚朴三物汤行气除满以去里实；去酸敛之芍药，是因其证但满不痛，并避免敛邪。方中厚朴、大黄、枳实攻里以除腹满；桂枝、生姜辛温以解表邪；大枣、甘草安中。本方适用于既有外感表证，如发热（或恶寒），脉浮数，又有腹部胀满，大便结或便秘，舌红苔黄等邪热入里，气机阻滞的里证，表里同治，治里热为主兼解表。在方剂组合方面，是厚朴三物汤和桂枝汤去芍药的合剂，由于里证重于表证，因此在药物分量上，厚朴三物汤重于桂枝汤；从作用上来说，厚朴三物汤是消满以除里实，桂枝汤是调和营卫以解表邪。因其腹但满而不痛，故去芍药。

厚朴七物汤常用于治疗寒实内结与寒热错杂性腹满，还可用于表里同病的胃肠型感冒、急性肠炎、痢疾初起、肠梗阻等疾病。

【煎服法及方后调护】

原文："上七味，以水一升，煮取四升，温服八合，日三服。呕者加半夏五合，下利去大黄，寒多者加生姜至半斤。"

水煎三次兑匀，分三次温服。

【名家辑要、名家临证指要】

厚朴麻黄汤

【药物组成】

厚朴五两　麻黄四两　石膏如鸡子大　杏仁半升　半夏半升　干姜二两细辛二两　小麦一升　五味子半升

【方解】

厚朴麻黄汤散饮除热，止咳平喘。方中厚朴、杏仁止咳降气以治标；麻黄、石膏发越水气，兼清里热；半夏、干姜、细辛温化寒饮；五味子收敛肺气；小麦养心护胃安中。合而用之，具有降逆化饮、宣肺平喘之功，使上逆之势平，寒饮得化，肺气宣降复常，则咳逆上气自愈。

此方即小青龙加石膏汤变化而来，以厚朴、杏仁、小麦易桂枝、芍药、甘草。去桂枝者因其无外邪，不需其协同麻黄以发汗祛邪；去芍药、甘草者，其酸甘不利于胸满；重用厚朴者，足证本条胸满突出，故方名以厚朴冠首。厚朴麻黄汤常用于急性支气管炎、支气管哮喘、上呼吸道感染等见本方证者。

【煎服法及方后调护】

原文:"上九味,以水一斗二升,先煮小麦熟,去滓,内诸药,煮取三升,温服一升,日三服。"

以小麦煎汤,去渣,再入诸药,煎三次兑匀,分三次温服。

【名家辑要、名家临证指要】

桂枝茯苓丸

【药物组成】

桂枝　茯苓　牡丹(去心)　桃仁(去皮尖,熬)芍药各等分

【方解】

本方原治妇人素有癥块,漏下不止之证。胞宫素有血瘀癥块,阻遏经脉,以致血溢脉外,故见漏下不止等。治当活血化瘀,缓消癥块。癥去则血自归经,而血止。方中桂枝、芍药通调血脉,牡丹皮、桃仁活血化瘀,茯苓渗湿利水。桂枝味辛甘而性温,能温通经脉而行瘀滞,为君药。桃仁味苦甘平,为化瘀消癥之要药;牡丹皮味辛苦性微寒,既能散血行瘀,又能清退瘀久所化之热;芍药味苦酸性微寒,能和血养血,与诸祛瘀药合用,有活血养血之功,共为臣药。水为血之侣,用茯苓之甘淡性平,消痰利水,渗湿健脾,以助消癥之力,为佐药。以白蜜为丸,取其缓和诸药破泄之力,为使药。诸药相合,共奏活血化瘀、缓消癥块之效。

桂枝茯苓丸临床应用非常广泛。凡病机与瘀血阻滞、寒湿(痰)凝滞有关的病证,都可用本方化裁治疗。如子宫肌瘤常加三棱、莪术、鳖甲、牡蛎等,卵巢囊肿常加香附、泽兰、消瘰丸等,慢性盆腔炎或伴积液常加泽泻、益母草、薏苡仁、生黄芪,慢性附件炎常加芦根、冬瓜子、桃仁,附件炎性包块常加红藤、刘寄奴、蒲公英、败酱草、黄芪等,子宫内膜异位症可加血竭、川楝子、延胡索、夏枯草,输卵管阻塞及其引起的不孕常加莪术、王不留行、贯众、丹参、皂角刺、路路通、金银花、连翘、土茯苓等,人流后恶露不尽合失笑散或生化汤,痛经、前列腺肥大及其引起的尿潴留常加川牛膝、大黄、益母草、泽兰、海藻、土鳖虫,盆腔瘀血综合征、闭经常加郁金、菖蒲、橘络,子宫直肠窝积液可加三棱、莪术、泽兰、贯众、金银花、连翘、甘草,面部斑块加当归、香附、薏苡仁、红花、甘草,宫外孕加乳香、没药、丹参、昆布、海藻、生蒲黄等。

【煎服法及方后调护】

原文:"上五味,末之,炼蜜和丸,如兔屎大,每日食前服一丸。不知,加至三丸。"共研成细末,用蜜糖和为丸如手指大,每次服 1 ～ 2 丸(或作汤剂服亦可)。

该方服药量小,值得注意。原文方后注指出的服药量,提示本方用于漏下不止时,药量宜轻,以免量大力猛,导致崩中,因本方毕竟属于化瘀消癥之剂。

【名家辑要、名家临证指要】

胶艾汤（芎归胶艾汤）

【药物组成】

川芎 阿胶 甘草各二两 艾叶 当归各三两 芍药四两 干地黄四两

【方解】

胶艾汤由四物汤加阿胶、艾叶和甘草组成。方中阿胶养血止血，艾叶温经暖宫止血，二药合用调经安胎，为治崩漏之要药；干地黄、芍药、当归、川芎养血和血；甘草调和诸药，清酒以行药力。诸药合用，既和血止血，又暖宫调经，并能安胎。

《太平惠民和剂局方》中的补血调经妇科要方四物汤，是由本方去阿胶、艾叶、甘草衍变而来，故芎归胶艾汤可视为补血剂之祖方。

【煎服法及方后调护】

原文："上七味，以水五升，清酒三升，合煮取三升，去滓，内胶，令消尽，温服一升，日三服。不差，更作。"现阿胶可打粉冲服。

【名家辑要、名家临证指要】

当归芍药散

【药物组成】

当归三两 芍药一斤 芎䓖半斤（一作三两） 茯苓四两 白术四两 泽泻半斤

【方解】

本方用于治疗妊娠肝脾不和腹痛。方中重用芍药养血柔肝，舒缓经脉止痛，佐以当归、川芎调肝和血，更配以茯苓、白术、泽泻渗湿泄浊。全方配伍，共奏养血调肝、健脾利湿之功，使肝血足而气条达，脾运健而湿邪除，肝脾调和，则诸症自愈。

本方适宜于肝脾不调，气郁血滞湿阻导致的妊娠腹痛，亦可用于妇人杂病腹痛、痛经、月经前后诸症、胎水肿满等妇科病，还广泛用于内科、五官科、外科等符合上述病机的诸多病证。

【煎服法及方后调护】

原文："上六味，杵为散，取方寸匕，酒和，日三服。"

和以酒服，借其势而行药力。

【名家辑要、名家临证指要】

半夏厚朴汤

【药物组成】

半夏一升 厚朴三两 茯苓四两 生姜五两 干苏叶二两

【方解】

本方用于治疗气郁痰凝之"梅核气"。表现为自觉咽中阻塞如有异物感，无疼痛，吞咽功能正常，多与情志相关。方中半夏、厚朴为主药，辛以散结，苦以降逆，可化痰散结，下气降逆；茯苓渗湿以化痰；生姜降逆，苏叶宣气解郁。诸药合用，辛开苦降，理气降逆，化痰散结。

【煎服法及方后调护】

原文："上五味，以水七升，煮取四升，分温四服，日三夜一服。"日三夜一服，表示熬水频频饮服。

【名家辑要、名家临证指要】

温经汤

【药物组成】

吴茱萸三两　当归　芎䓖　芍药各二两　人参　桂枝　阿胶　牡丹（去心）　生姜　甘草各二两　半夏半升　麦门冬一升（去心）

【方解】

本方用于治疗冲任虚寒夹瘀之崩漏。方中吴茱萸、桂枝、生姜温经散寒，通利血脉；川芎、当归、芍药、阿胶、牡丹皮滋阴养血，和血行瘀；人参、甘草益气健脾补虚；麦冬养阴润燥，半夏温燥除湿。诸药合用，能温经散寒，养血行瘀，补冲任之虚，暖胞宫之寒，又可祛少腹之瘀，瘀去则新血自生。

温经汤冶温、润、养、散药物于一炉，阴阳兼顾，虚实并治，温经养血而不留瘀，活血散寒而不伤正，故为妇科调经的祖方。

【煎服法及方后调护】

原文："上十二味，以水一斗，煮取三升，分温三服。"

【名家辑要、名家临证指要】

黄土汤

【药物组成】

甘草　干地黄　白术　附子（炮）　阿胶　黄芩各三两　灶中黄土半斤

【方解】

本方用于治疗虚寒性便血。方中灶心黄土又名伏龙肝，为主药，温中涩肠止血；配以附子、白术、甘草，温阳健脾以摄血；方中地黄、阿胶滋阴养血以止血，并防温燥动血；黄芩反佐，苦寒坚阴止血，并制白术、附子。诸药刚柔相济，温阳止血不伤阴，滋阴养血不损阳，共奏温中健脾、养血止血之功。

方中使用味辛性热的附子、白术、灶心黄土，配苦寒的黄芩坚阴，且在止血主方中，加入养血补血之干地黄、阿胶，提示治虚寒性出血，当注意避免温燥动血、伤血。

【煎服法及方后调护】

原文："上七味，以水八升，煮取三升，分温二服。"

【名家辑要、名家临证指要】

第四章　温病学

第一节　病因病机

扫一扫看课件

【原文】

温邪上受[1]，首先犯肺，逆传心包[2]。肺主气属卫，心主血属营。辨营卫气血虽与伤寒同，若论治法则与伤寒大异也。（《温热论》原文1）

【注释】

1. 温邪上受　温邪的侵袭途径是从口鼻而入，感受部位为肺。口鼻为清窍，在人体上部；肺如华盖，位置最高，居脏腑之首。故（温）邪从口鼻而入犯于肺曰上受。

2. 逆传心包　指温邪侵犯肺卫后，不顺传于阳明气分，而直陷心包，出现高热、神昏、谵语、肢厥、舌绛等临床表现。

【释义】

本条论温病的发生发展规律、病机变化，与伤寒辨治的区别。

温病的病因是"温邪"，其侵入人体的途径多为"上受"，首发病位是肺卫，如及时正确地诊治，病邪即可外解，可谓不传。若邪不外解，肺卫之邪将进一步深入。温病病情传变有顺传、逆传两种趋势。条文提出"逆传"，是指邪不外解，由肺卫直接内陷心包，造成病情在短期内急剧转化，病势重险。"逆传"是相对于"顺传"而言，其义叶氏未明确指出，结合叶天士《三时伏气外感篇》"盖足经顺传，如太阳传阳明"之语理解，当指上焦肺卫之邪下传中焦阳明气分。

温病病变有卫气营血证候之不同。心肺同居上焦，肺主一身之气，与卫气相通；心主一身之血，营气通于心。在温病过程中，肺与心包的病变必然影响到卫气营血，出现不同的证候。此处与原文第8条"卫之后方言气，营之后方言血"可相互印证。提示卫气营血的病位浅深及病程先后是按卫气营血的顺序递次发展的，邪在肺卫者，病情轻浅；传气则病情较重；逆传心包及病在营分者病情更重；深入血分者则病情最重。

伤寒与温病同属外感热病，其发生发展及传变均符合由表入里、由浅入深的一般规律，均有人体功能的失调和实质的损害，故叶氏言"同"。但此"同"并非完全相同。温病以卫气营血辨证，初起邪在肺卫时主以辛凉，入气方可清气，入营则清营泄热，入血需凉血散血。温病全病程均易耗伤津液，故须重视养阴生津。伤寒以六经辨证，初起寒伤太阳主以辛温解表，进而邪入阳明则或清或下，邪在少阳则和解表里，而太阴之脾胃虚寒、少阴之心肾阳虚、厥阴之寒热错杂等均有不同之治法。伤寒病程中易伤阳气，故重顾护阳气。故"若论治法则与伤寒大异"也。

【名家辑要、名家临证指要】

二

【原文】

不尔，风夹温热而燥生，清窍¹必干，谓水主之气不能上荣²，两阳³相劫也。湿与温合，蒸郁而蒙蔽于上，清窍为之壅塞，浊邪害清⁴也。其病有类伤寒，其验之之法，伤寒多有变证，温热虽久，在一经不移，以此为辨（《温热论》原文3）

【注释】

1. 清窍　指耳、鼻、口等上部诸窍，也有以心窍为清窍者。此处指前者。

2. 水主之气不能上荣　包括肺、肾之气。因为肾主水，肺属金而生水。这里指温热之邪燥伤肺津而说。

3. 两阳　指风邪和温邪。

4. 浊邪害清　"浊"指湿邪，"清"指清窍。即湿热熏蒸，上蒙清窍，致使耳、鼻失灵。也就是指耳聋、鼻塞的症状。

【释义】

本条论温热夹风、夹湿的证候特点及温热夹湿与伤寒的鉴别要点。风与温热均属阳邪，两阳相合，风火交炽，势必耗劫津液，无津上荣，出现口鼻咽等头面清窍干燥之象。湿为阴邪，热为阳邪，湿与热合，交蒸蒙蔽于上，阻遏清阳，必然出现耳聋、鼻塞、头目昏胀，甚或神识昏蒙等清窍壅塞见症，提示温热夹风与夹湿致病的不同病机特点和辨证要点。

温热夹湿证初起与伤寒类似，然传变各有特点。"伤寒多有变证"，初起邪气留恋在表，然后化热入里，传入少阳、阳明，或传入三阴。病证的性质从表寒到里热再到虚寒发生变化较快。温热夹湿证，湿邪黏腻，病位以中焦脾胃为主，病程中湿热缠绵交蒸于中焦，上蒙下流，弥漫三焦，流连气分不解的时间较长，相对来说传变较慢，变化较少，故曰"在一经不移"。

【名家辑要、名家临证指要】

三

【原文】

前言辛凉散风，甘淡驱湿，若病仍不解，是渐欲入营也。营分受热，则血液受劫，心神不安，夜甚[1]无寐，或斑点隐隐，即撤去气药[2]。如从风热陷入者，用犀角、竹叶之属；如从湿热陷入者，犀角、花露[3]之品，参入凉血清热方中。若加烦躁，大便不通，金汁[4]亦可加入，老年或平素有寒者，以人中黄[5]代之，急急透斑为要。（《温热论》原文4）

【注释】

1. 夜甚　指病势夜重昼轻。

2. 撤去气药　指除去"卫分"所用的透风渗湿药。

3. 花露　是将花类药物置水上蒸发，取其蒸出的汽、水用。此处指菊花露，或金银花露。

4. 金汁　即粪清，为取健康人的粪便封于缸内，埋入地下，隔1～3年取出其内的清汁。具有清热凉血解毒的作用。

5. 人中黄　又名甘中黄、甘草黄。为甘草末置竹筒内，冬至入粪坑中浸渍，立春后取出，所制成的一种药。具有清热凉血解毒的作用。

【释义】

本条论温病深入营分的证治。

前论温邪在肺卫，夹风者辛散风，夹湿者甘淡驱湿，若病仍不解，则是邪热已渐渐传入营分。心主血属营，营热扰心则夜甚无寐，营热窜络则斑点隐隐等。

营分之治，应撤去卫分、气分所用之药，着重于清营泄热，透热转气。营分热盛，以犀角为主药。如风热邪陷营分，加竹叶之类透泄热邪；如湿热化燥陷入营分，加花露之类清泄芳化气分余湿；若兼见烦躁不安，大便不通，则为热毒壅盛，锢结于内，加入金汁以清火解毒，但因其性极寒凉，老年阳气不足或素体虚寒者当慎用，可用人中黄代之；邪热入营而见斑点隐隐者，病虽深入，但邪热仍有外泄之势，故治疗总以泄热外达为急务，即所谓"急急透斑为要"。透斑之法，指的是清热解毒、凉营透邪的治法。

【名家辑要、名家临证指要】

四

【原文】

若斑出热不解者，胃津亡也，主以甘寒[1]，重则如玉女煎，轻则如梨皮、蔗浆之类。或其人肾水素亏，虽未及下焦，先自彷徨[2]矣，必验之于舌，如甘寒之中加入咸寒[3]，务在先安未受邪之地，恐其陷入易易耳。（《温热论》原文5）

【注释】

1. 甘寒　指用气寒味甘的药以清热、生津液的方法。

2. 彷徨　一指犹疑徘徊，也有鹰之在空，远近回旋翱翔之意。如《庄子·逍遥游》中有"彷徨乎无为其侧"，释文为"彷徨，犹翱翔也"。文中一以喻肾阴素虚，邪虽未入而阴已先亏，有如热邪回旋于下焦一样；一以喻医生对病情的犹疑不决。宋佑甫《南病别鉴》中注为病人的一种"惊疑恐惧之貌"，似非原意。

3. 咸寒　指用味咸气寒的药以滋肾养阴的方法。

【释义】

本条论斑出热不解的病机及治法。

温病发斑为阳明热毒，内迫营血，且有外透之机的表现。斑出之后，热势应逐渐下降。若斑出而热不解者，则为邪热消烁胃津的表现，治宜甘寒之剂清热生津。热盛伤津较重者，可用玉女煎之类清气凉营，泄热生津；轻者用梨皮、蔗浆之类甘寒滋养胃津。若患者素体肾水不足，则邪热最易乘虚深入下焦而劫烁肾阴。因此，若见舌质干绛甚则枯萎，虽未见到明显肾阴被灼的症状，也应于甘寒之中加入咸寒之品兼补肾阴，使肾阴得充则邪热不易下陷，此即叶氏所谓"先安未受邪之地"。

【名家辑要、名家临证指要】

五

【原文】

再色绛而舌中心干者，乃心胃火燔[1]，劫烁津液，即黄连、石膏亦可加入。若烦渴烦热，舌心干，四边色红，中心或黄或白者，此非血分也，乃上焦气热烁津，急用凉膈散，散其无形之热，再看其后转变可也。慎勿用血药，以滋腻难散。至舌绛望之若干，手扪之原有津液，此津亏湿热熏蒸，将成浊痰蒙蔽心包也。（《温热论》原文15）

【注释】

1. 燔（fán）　义同焚烧。如《汉书·东方朔传》云："燔之于四通的衢。"文中是以此形容心胃之热势有如火焰之焚烧。

【释义】

本条论绛舌而中心干及绛舌望之若干扪之有津液的病机及治疗。

营分热甚，伴心胃火炽，劫烁津液，其舌绛而舌中心干，可于清营透热方中加入黄连、石膏清胃泻火。若因上焦气分邪热炽盛，耗伤津液，则舌中心干，苔或黄或白，仅舌边尖红赤，伴见烦热、烦渴，非热入营血，宜先用凉膈散清泄气热，而后随证治之。

营热津亏，兼湿热熏蒸，酿生痰浊，将成蒙蔽心包之舌，表现为色绛，望之干燥，扪之潮润，当清热利湿，芳香化浊，豁痰开窍。

【名家辑要、名家临证指要】

六

【原文】

舌苔不燥，自觉闷极[1]者，属脾湿盛也。或有伤痕血迹者，必问曾经搔挖否？不可以有血便为枯证，仍从湿治可也。再有神情清爽，舌胀大不能出口者，此脾湿胃热，郁极化风[2]而毒延口也。用大黄磨入当用剂内，则舌胀自消矣。（《温热论》原文21）

【注释】

1. 自觉闷极　这里指的是胸脘部自感痞闷难受。
2. 化风　舌胀属热。这里的"化风"应是"化火"。

【释义】

本条论脾湿盛与脾湿胃热郁极化风的舌苔特点及其治法。

"舌苔不燥"乃脾湿内盛，气机阻滞，当以苦温芳化之剂化湿泄浊。如兼见伤痕血迹，须问明是否因搔挖所致，不可一见血迹便认为是热盛阴伤之证，仍可用化湿泄浊法治之。患者神情清爽，舌体胀大不能伸出口外，是脾湿胃热，郁极化风，湿热秽毒之气循脾络上延于舌所致，治疗只需于清化湿热方中，加入大黄以泻火解毒，舌体肿胀便可消除。

【名家辑要、名家临证指要】

七

【原文】

若斑色紫，小点者，心包热也；点大而紫，胃中热也。黑斑而光亮者，热胜毒盛，虽属不治，若其人气血充者，或依法治之，尚可救；若黑而晦者必死；若黑而隐隐，四旁赤色，火郁内伏，大用清凉透发，间有转红成可救者。若夹斑带疹，皆是邪之不一，各随其部[1]而泄。然斑属血者恒多[2]，疹属气者不少[3]。斑疹皆是邪气外露之象，发出宜神情清爽，为外解里和之意；如斑疹出而昏[4]者，正不胜邪，内陷为患，或胃津内涸之故。（《温热论》原文29）

【注释】

1．其部　指邪气所犯的部位。即斑是血分病，疹是气分病。

2．斑属血者恒多　指热入阳明，本属气分，但斑是热入血分迫血从肌肉而出，所以说斑多见于阳明血分。

3．疹属气者不少　指疹本属营血，但它多是由于风热犯肺，气闭脉络所致，所以说属于气分的不少。

4．昏　指神志昏迷。

【释义】

本条进一步论述斑疹的诊断意义。

斑色紫，为热邪深重。若紫而点小，为心包热盛；紫而点大，为阳明热炽。斑色黑，为热盛毒甚，预后与人体气血盛衰相关。黑而光亮者，为热毒深重，气血尚充，及时正确治疗，尚可转危为安；黑而晦暗者，热毒极重而气血呆滞，预后不良；黑而隐隐，四旁呈赤色者，为热毒郁伏不能外达之象，须有大剂清凉透发之剂，也有转红成为可救者。

斑为阳明热毒内迫血分，外溢肌肉所致，疹为太阴气分热炽波及营络，外发肌肤而成；若斑疹同见，则为热毒盛于气营血分。斑疹透发后见神情清爽，脉静身凉，为邪热外解，脏腑气血渐趋平和之征。若斑疹外发，身热不解而神昏者，属正不胜邪，邪热内陷，或胃中津液枯涸，预后不良。

【名家辑要、名家临证指要】

八

【原文】

若齿垢如灰糕样[1]者，胃气无权，津亡湿浊用事，多死。而初病齿缝流清血，痛者，胃火冲激也；不痛者，龙火[2]内燔[3]也。齿焦无垢者，死；齿焦有垢者，肾热胃劫[4]也，当微下之，或玉女煎清胃救肾可也。(《温热论》原文34)

【注释】

1．灰糕样　指齿垢色灰黄晦暗、粗糙干涩，像"米糕"干燥的样子。

2．龙火　指肾火。

3．内燔　是肾阴虚不能制火，肾火偏亢的意思。

4．肾热胃劫　指胃中热毒过盛劫伤肾阴。

【释义】

本条论齿垢与齿缝流血的辨治及预后。

齿垢多由热邪蒸腾胃中浊气上泛而结于齿。齿垢如灰糕样，即枯燥无光泽，为胃中津气两竭，湿浊上泛所致，预后不良。齿焦无垢，为胃肾气液已竭，预后亦不良。若齿焦有垢，属胃中热毒过盛而劫伤肾阴，治疗或微下以泄胃热，或用玉女煎等清胃滋肾。齿缝流血而痛者，多为胃火冲激而属实；不痛者，多为肾中虚火所致，属虚。

【名家辑要、名家临证指要】

九

【原文】

温病者：有风温、有温热、有温疫、有温毒[1]、有暑温、有湿温、有秋燥、有冬温、有温疟[2]。

此九条，见于王叔和《伤寒例》中居多，叔和又牵引《难经》之文以神其说。按时推病，实有是证。叔和治病时，亦实遇是证。但叔和不能别立治法，而叙于《伤寒例》中，实属蒙混，以《伤寒论》为治外感之妙法。遂将一切外感悉收入《伤寒例》中，而悉以治伤寒之法治之。后人亦不能打破此关，因仍苟简[3]，千余年来，贻患无穷，皆叔和之作俑[4]，无怪见驳于方有执、喻嘉言诸公也。然诸公虽驳叔和，亦示曾另立方法，喻氏虽立治法，仍不能脱却伤寒圈子，弊与叔和无二，以致后人无所遵依。本论详加考核，准古酌今，细立治法，除伤寒宗仲景法外，俾[5]四时杂感，朗若列眉[6]；未始非叔和有以肇其端[7]，东垣、河间、安道、又可、嘉言、天士宏其义，而瑭得以善其后也。

风温者，初春阳气始开，厥阴行令，风夹温也。温热者，春末夏初，阳气弛张，温盛为热也。温疫者，厉气流行，多兼秽浊，家家如是，若役使然也。温毒者，诸温夹毒，秽浊太甚也。暑温者，正夏之时，暑病之偏于热者也。湿温者，长夏初秋，湿中生热，即暑病之偏于湿也。秋燥者，秋金燥烈之气也。冬温者，冬应寒而反温，阳不潜藏，民病温也。温疟者，阴气先伤，又因于暑，阳气独发也。

按：诸家论温，有顾此失彼之病，故是篇首揭诸温之大纲，而名其书曰《温病条辨》。（《温病条辨》上焦篇原文1）

【注释】

1. 温毒　指感受温热时毒而发生的急性感染，即所谓"诸温夹毒"。临床以高热、头面或咽喉肿痛、皮肤斑疹等为特征的化脓性疾患及流行性传染病，如现代医学谓继发性化脓性腮腺炎、急性化脓性扁桃体炎、流行性腮腺炎、猩红热、斑疹伤寒等病。

2. 温疟　指内有伏邪，至夏季感受暑热而发的一种疟疾。临床表现除了一般温热病症状以外，具有时热时寒、发有定时，或先热后寒、热重寒轻的特点。

3. 苟简　苟且简略，较为草率。

4. 作俑　指创始，但具贬义。

5. 俾　使。

6. 朗若列眉　所见真切，如眉毛那样显而易见。

7. 肇其端　肇，开始。肇其端，即开创之意。

【释义】

本条论温病的概念及范围。

本条明确提出温病是多种外感热病的总称，包括风温、温热、温疫、温毒、暑温、湿温、秋燥、冬温、温疟9种。吴氏所说的风温是指初春之时感受风热之邪，先犯肺卫，以肺卫表热证为主的温病。温热是指春末夏初之时，阳热之气弛张，气候由温转热，感受温热病邪，以里热证为主的温病，此处所指的温热与春温相类。温疫则是一种可造成延门阖户皆病的传染性疾病，乃感受兼夹秽浊的疫疬之气而成，发病后一般病情较急且危重。温毒则是由于温邪之中夹有毒邪，故患病后，可致头面肿大，或咽喉肿痛糜烂，或皮肤红肿发斑等局部热毒见症的温病。暑温、湿温吴氏皆归为暑病，但暑温是盛夏时节感受暑热病邪，初起以暑热盛于阳明的证候为主要表现，湿温则是在夏末秋初的长夏季节，因天暑下迫，地湿上蒸，感受湿热病邪，初起以湿象为主要表现。秋燥是感受秋季燥热病邪而致的一种温病。冬温是发生于冬季，感受冬令反常之温气而致的一种温病。温疟是指人体的阴气先已耗伤，在夏季又感受了暑邪，主要表现为阳热亢盛的一种疟疾。这9种温病，虽然发生于不同季节，但都具有温热性质，因此都属于温病的范畴。

【名家辑要、名家临证指要】

十

【原文】

凡病温者，始于上焦，在手太阴。

伤寒由毛窍而入，自上而下，始足太阳。足太阳膀胱属水，寒即水之气，同类相从，故病始于此。古来但言膀胱主表，殆[1]未尽其义。肺者，皮毛之合也，独不主表乎？（按人身一脏一腑主表之理，人皆习焉不察。以三才大道言之：天为万物之大表，天属金，人之肺亦属金，肺主皮毛。经曰：皮应天，天一生水，地支始于子，而亥为天门，乃贞元之会。人之膀胱为寒水之腑，故俱同天气，而俱主表也！）治法必以仲景六经次传为祖法。温病由口鼻而入，由上而下，鼻通于肺，始于太阴。太阴金也，温者火之气，风者火之母，火未有不克金者，故病始于此，必从河间三焦定论。再寒为阴邪，虽《伤寒论》中亦言中风，此风从西北方来，乃膋发[2]之寒风也，最善收引，阴盛必伤阳，故首郁遏太阳经中之阳气，而为头痛、身热等证。太阳阳腑也，伤寒阴邪也，阴盛伤人之阳也。温为阳邪，此论中亦言伤风，此风从东方来，乃解冻之温风也，最善发泄，阳盛必伤阴，故首郁遏太阴经中之阴气，而为咳嗽、自汗、口渴、头痛、身热、尺热等证。太阴阴腑也，温热阳邪也，阳盛伤人之阴也。阴阳两大法门之辨，可了然于心间也。

夫大明生于东[3]，月生于西，举凡万物，莫不由此少阳、少阴之气以为生成，故万物皆可名之曰东西。人乃万物之统领也，得东西之气最全，乃与天地东西之气相应。其病也，亦不能不与天地东西之气相应。东西者，阴阳之道路也。由东而往，为木、为风、为湿、为火、为热，湿土居中，与火交而成暑，炎也者，南也。由西而往，为金、为燥、为水、为寒，水也者，北也。水火者，阴阳之征兆也；南北者，阴阳之极致也。天地运行此阴阳以化生万物，故曰天之无恩而大恩生。天地运行之阴阳和平，人生之阴阳亦和平，安有所谓病也哉！天地与人之阴阳，一有所偏，即为病也。偏之浅者病浅，偏之深者病深；偏于火者病温、病热，偏于水者病清、病寒。此水火两大法门之辨，医者不可不知。烛 ^{4} 其为水之病也，而温之、热之；烛其为火之病也，而凉之、寒之，各救其偏，以抵于平和而已。非如鉴 ^{5} 之空，一尘不染，如衡 ^{6} 之平，毫无倚着，不能暗合道妙，岂可各立门户，专主于寒热温凉一家之论而已开！瑭因辨寒病之原于水，温病之原于火也，而并及之。(《温病条辨》上焦篇原文2)

【注释】

1. 殆　几乎，差不多。
2. 觱（bì）发　指寒冷之风。
3. 大明生于东，月生于西　语出《礼记·礼器》，谓日出东方，月出西方。
4. 烛　照亮。此指辨明。
5. 鉴　镜子。
6. 衡　指衡器，如秤。

【释义】

本条论温病发病部位及受邪途径。

温病的病因是温邪，温邪侵犯人体多从口鼻而入，鼻为肺窍，肺亦外合皮毛，因此温病初起多见邪袭肺卫证，即吴鞠通所说："凡病温者，始于上焦，在手太阴。"应当强调的是，风温、温毒、秋燥、冬温之类温病初起即见肺卫表证，但尚有许多温病并非起于上焦，更不在手太阴肺。因此，温病始于上焦只是常见的一种温病起病形式，而非所有的温病皆是如此。

【名家辑要、名家临证指要】

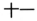 十一

【原文】

太阴温病，寸脉大，舌绛而干，法当渴，今反不渴者，热在营中也，清营汤去黄连主之。

渴乃温之本病，今反不渴，滋人疑惑；而舌绛且干，两寸脉大，的系温病。盖邪热入营蒸腾，营气上升，故不渴，不可疑不渴非温病也。故以清营汤清营分之热，去黄连者，不欲其深入也。清营汤（见暑温门中）(《温病条辨》上焦篇原文15）

【释义】

本条论手太阴温病营分证治。

吴氏谓："凡病温者，始于上焦，在手太阴。"现"寸脉大"，乃上焦热重之脉象，而舌绛而干，则知病位虽在上焦，但病邪已离开卫、气，深入于营血。口反不渴，是由于邪热深入营血分后，蒸腾营阴上升而滋润于口咽，与卫分之口微渴、气分之大渴明显不同。

病邪深入营分，治疗当以清营泄热为主，主用清营汤。吴氏特别提出"清营汤去黄连主之"，是根据"舌绛而干"推断营阴耗伤较重，而黄连苦燥，能耗伤营阴，且性质沉降，为了"不欲其深入"，而去黄连。

【名家辑要、名家临证指要】

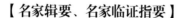

第二节　证　候

扫一扫看课件

【原文】

若其邪始终在气分流连者，可冀其战汗[1]透邪，法宜益胃[2]，令邪与汗并[3]，热达腠[4]开，邪从汗出。解后胃气空虚，当肤冷一昼夜，待气还自温暖如常矣。盖战汗而解，邪退正虚，阳从汗泄，故渐肤冷，未必即成脱证。（《温热论》原文6）

【注释】

1.战汗　指患者突然发生战栗，而后全身汗大出的一种表现。多见于温病气分阶段。

2.益胃　是指以轻清之品，清气生津，宣展气机，并灌溉汤液，以振奋正气，待气机宣透，腠理开泄，邪气随汗外透。

3.邪与汗并　指温邪入侵，阳气奋起抗邪，蒸腾汗液，使邪气并入汗液，而从皮肤外泄。

4.腠　即皮肤与肌肉交接的地方，也叫"皮腠"。

【释义】

本条论述温邪流连气分的治法。叶氏提出，若温病发病已久，温邪久留，既不外解，又未传营血分，则可始终流连于气分阶段，此时邪正相持，往往能通过战汗来透达邪气，其治疗当用"益胃法"。经过战汗，使气机宣通，热达于外，腠理开泄，则邪气可随汗透出而病可愈。温病中出现战汗是正气驱邪外出的好现象，临床见全身战栗，甚或肢冷脉伏，继而身热大汗。战而汗解者，脉静身凉，蜷卧不语，这是大汗之后，胃中水谷之气匮乏，卫阳外泄，肌肤一时失却温养所致的短暂现象，虽"肤冷一昼夜"，一俟阳气恢复，肌肤即可温暖如常。此时，应保持环境安静，让患者安舒静卧，以养阳气来复，切不可见其蜷卧不语，误认为"脱证"，以致惊慌失措，频频呼唤，反扰其元神，不利机体恢复。

【名家辑要、名家临证指要】

二

【原文】

再论其热传营，舌色必绛。绛，深红色也。初传绛色中兼黄白色，此气分之邪未尽也，泄卫透营[1]，两和可也。纯绛鲜泽者，包络[2]受病也，宜犀角、鲜生地、连翘、郁金、石菖蒲等。延之数日，或平素心虚有痰，外热一陷，里络就闭，非菖蒲、郁金等所能开，须用牛黄丸、至宝丹之类以开其闭，恐其昏厥为痉也。(《温热论》原文 14)

【注释】

1. 泄卫透营　实指"清气透营"，是邪入营分而气分未尽的治法。
2. 包络　这里指心包络。

【释义】

邪热传营，舌色多由红转绛，即深红色，这是营分证重要指征。邪热初传营分，舌色转绛，但罩有黄白苔垢者，为气营同病，气热未尽，宜于清营药物中佐以清气透泄之品，气营两清。舌质纯绛鲜泽，为热入心营，包络受邪，必见神昏谵语等，宜清心开窍，可用犀角、鲜生地、连翘、郁金、石菖蒲等。若不及时治疗，或平素心虚有痰湿内伏，则热邪必与痰浊互结而闭阻包络，其神志症状更为严重，甚至出现昏聩不语等危症，当急予牛黄丸、至宝丹等开窍，否则可造成痉厥等险恶局面。

【名家辑要、名家临证指要】

三

【原文】

再舌上白苔黏腻，吐出浊厚涎沫，口必甜味也，为脾瘅[1]病。乃湿热气聚与谷气相搏，土有余[2]也，盈满则上泛。当用省头草[3]芳香辛散以逐之则退。若舌上苔如碱者，胃中宿滞夹浊秽郁伏，当急急开泄，否则闭结中焦，不能从膜原达出矣。(《温热论》原文 22)

【注释】

1. 脾瘅　出于《素问·奇病论》，系过食甘肥而致湿热内生，蕴结于脾的一种病证，以口甘而黏腻，吐浊厚涎沫为主症。
2. 土有余　"土"指脾。"有余"，是脾气壅滞的实证。
3. 省头草　即佩兰。

【释义】

舌苔白而黏腻，口吐浊厚涎沫，口有甜味，此为脾瘅病。因湿热蕴脾，脾失健运，水谷不化，湿热与谷气相搏，蒸腾于上所致。"土有余"指脾胃为湿热所困，湿浊内盛，治以省头草（即佩兰）芳香辛散、化浊醒脾，以祛湿浊之邪。

"舌上苔如碱"即舌苔垢白厚粗浊，状如碱粒，质地坚硬，为"胃中宿滞夹秽浊郁伏"，临床可伴见脘腹胀满疼痛、拒按，嗳腐呕恶等症，治宜"急急开泄"，用大黄、枳实、厚朴、槟榔、半夏、神曲、藿香、佩兰等药，开其秽浊之闭，泄其胃中宿滞，以免湿浊闭结中焦不能外达而加重病情。

【名家辑要、名家临证指要】

四

【原文】

若舌白如粉而滑，四边色紫绛者，温疫病初入膜原[1]，未归胃腑，急急透解，莫待传陷而入，为险恶之病，且见此舌者，病必见凶，须要小心。（《温热论》原文26）

【注释】

1.膜原 膜原一词首见于《素问》，为内外交界之地，乃一身之半表半里。膜原与肠胃相联系，上连于宗筋。它既是外邪侵入体内的途径，又是体内邪气排出体外的通路。

【释义】

舌苔白滑如积粉，舌边尖呈紫绛色，乃秽湿内阻，遏伏邪热于膜原所致，见于湿热疫邪初入膜原，秽湿之邪尚未化热入里，邪热遏伏较深，病情较重，治宜"急急透解"，使邪有外达之机，可选用吴又可达原饮。因疫病传变极速，变化多端，治疗不及时每易造成邪陷内传而致病情恶化，故叶氏提醒"见此舌者，病必见凶，须要小心"。

【名家辑要、名家临证指要】

五

【原文】

太阴之为病，脉不缓不紧而动数，或两寸独大，尺肤[1]热，头痛，微恶风寒，身热自汗，口渴，或不渴，而咳，午后热甚者，名曰温病。（《温病条辨》上焦篇原文3）

【注释】

1.尺肤 指前臂内侧自肘关节到腕关节部位的皮肤。

【释义】

太阴温病的主要表现是：脉象不浮缓、不浮紧，而是躁动快速，或两手的寸部脉比关、尺部明显大而有力。吴氏之所以提出脉象不浮缓、不浮紧，主要是与《伤寒论》中感受寒邪而致的太阳中风、太阳伤寒相区别。以及尺肤部发热，还有头痛，轻微怕风寒，全身发热，有汗，口渴也可不渴，发热在午后较明显等症。

上述表现，乃因温邪首犯卫表，肺卫失宣，开阖失常所致。由于温病的种类甚多，其初起表现也各有不同，上述的脉象特点和临床表现主要针对太阴温病，即温邪侵犯手太阴肺经引起的表热证而言的，并不能理解为所有温病初起均有上述表现。

【名家辑要、名家临证指要】

六

【原文】

面目俱赤，语声重浊，呼吸俱粗，大便闭，小便涩，舌苔老黄，甚则黑有芒刺，但恶热，不恶寒，日晡[1]益甚者，传至中焦，阳明温病也。（《温病条辨》中焦篇原文1）

【注释】

1. 日晡　指申时，即下午3～5点。

【释义】

温热之邪传入中焦阳明，其临床表现以面目俱赤，语声重浊，呼吸俱粗，大便闭，小便涩，舌苔老黄，甚则黑有芒刺，但恶热不恶寒，日晡益甚等阳明里热亢盛的症状为主。

【名家辑要、名家临证指要】

七

【原文】

阳明温病，下之不通，其证有五：应下失下，正虚不能运药[1]，不运药者死，新加黄龙汤主之。喘促不宁，痰涎壅滞，右寸实大，肺气不降者，宣白承气汤主之。左尺牢坚[2]，小便赤痛，时烦渴甚，导赤承气汤主之。邪闭心包，神昏舌短，内窍不通，饮不解渴者，牛黄承气汤主之。津液不足，无水舟停者，间服增液，再不下者，增液承气汤主之。（《温病条辨》中焦篇原文17）

【注释】

1. 正虚不能运药　人体正气严重虚损，影响了药物的吸收和运化，使其治疗作用不能正常发挥。

2. 左尺牢坚　左手尺部的脉象实大弦长而硬。

【释义】

"阳明温病，下之不通，其证有五"，应理解为使用攻下法仍未取效，或不能单纯用攻下法的五种病证。这是因为除了阳明腑实外，尚有其他病理因素存在，单纯用攻下法并不对证，故无效。其具体有五：①邪正合治法：适用于阳明腑实应下失下，邪气留连，正气内虚，不能运药。当扶正逐邪，邪正合治，用新加黄龙汤。②脏腑合治法：适用于痰热阻肺，腑有热结者。此时不能徒恃通下所能取效，须一面宣肺气之痹，一面逐肠胃之结，方用宣白承气汤。③二肠同治法：用于阳明腑实，小肠热盛证。此法一以通大便之秘，一以泄小肠之热，选用导赤承气汤。④两少阴合治法：用于热入心包，阳明腑实。此时徒攻阳明无益，须同时开少阴心窍方可，方选牛黄承气汤。⑤气血合治法：由于阴液亏耗，大便不通，有如江河无水，船舶不能行驶一样，治用"增水行舟"的增液汤，以滋阴通便。服两剂后大便仍不下者，乃因邪入阳明，阴液损伤太重，可用养阴荡结的增液承气汤，此为一腑之中，进行"气血合治"的治法。

【名家辑要、名家临证指要】

第三节　诊　法

扫一扫看课件

一

【原文】

凡斑疹初见，须用纸捻照[1]见胸背两胁。点大而在皮肤之上者为斑，或云头隐隐，或琐碎小粒者为疹，又宜见[2]而不宜多见[3]。按方书谓斑色红者属胃热，紫者热极，黑者胃烂[4]，然亦必看外证所合，方可断之。（《温热论》原文 27）

【注释】

1. 用纸捻照　对斑疹病人进行体格检查时，患者宜去被解衣，强调医生查体宜认真仔细，以防疏漏，延误病情。

2. 宜见　斑疹病发展过程中，斑疹外发，营血分之邪热往外透。

3. 不宜多见　指斑疹病发展过程中，斑疹外发过多过密，营血分热盛毒重。

4. 胃烂　指阳明热邪及营血热毒已达极致。

【释义】

本条论述斑疹的形态特点及其临床指征。

斑疹初发，以躯干胸背部及胁肋部多见，头面及四肢等外露部位少见，故诊断时要去被解衣。斑形如粟米或如大豆，甚或连接成片，斑斑如锦纹，不高出皮肤，拂之不碍手，压之不褪色，发斑初起一般先见小斑点，继续发展往往就连接成片，形成片状斑块。疹是皮肤上细小血络中充血所形成，血络细小，所以疹是如小米粒样大的红点，高出皮肤，抚之碍手，压之褪色，这是辨别疹的关键。发斑是阳明气分胃热炽盛，气分高热窜入血分而导致的气血两燔的病变，迫血妄行，血不循经，溢出脉外，瘀于皮下而形成皮下紫斑。发疹是风热邪气侵袭手太阴肺卫，同时又窜入营分而导致卫营同病的病变，卫有邪阻，营有热逼，使血液瘀于肤表的细小血络之中而形成丘疹。发斑、发疹是热邪透出的一种出路，营血分之邪热往外透，斑疹外发，故宜见；若热毒郁闭于内，斑疹则应见而不见；斑疹外发过多过密，提示营血分热盛毒重，病势加重，故不宜多见。

如果色艳红如胭脂，说明血热炽盛。紫赤如鸡冠花，说明热毒深重，是血中津液损伤严重，血液浓缩瘀滞的标志。色黑，标志热毒极盛，血液耗损严重，所以病情危重。但是色黑之中又分为几种不同情况，如果黑而尚有光泽，说明虽然热毒盛，阴伤重，但是还有生机。如果黑而隐隐，四旁赤色，说明虽然热邪郁于里，但是气血尚活，还能流通，这时用大剂清凉透发的方药，还有转成红色而可以救治的希望。如果黑而晦暗，像煤烟一样没有光泽，就说明血中的津液被大量消耗，血液已经凝聚，元气已衰败而热毒仍然锢结难解，邪无出路，所以最为难治，预后不好，属逆证。

【名家辑要、名家临证指要】

二

【原文】

再温热之病，看舌之后亦须验齿。齿为肾之余，龈为胃之络。热邪不燥胃津必耗肾液，且二经[1]之血皆走其地，病深动血，结瓣[2]于上。阳血者色必紫，紫如干漆；阴血者色必黄，黄如酱瓣。阳血[3]若见，安胃为主；阴血[4]若见，救肾为要。然豆瓣色者多险，若证还不逆者尚可治，否则难治矣。何以故耶？盖阴下竭阳上厥[5]也。（《温热论》原文31）

【注释】

1.二经　足少阴肾经、足阳明胃经。

2.结瓣　血凝结于齿龈部可形成瓣状物。

3.阳血　其病属实，系足阳明胃经热盛动血。

4.阴血　其病属虚，乃热灼肾阴，虚火上浮而动血。

5.阴下竭阳上厥　真阴耗竭而虚火上炎，多属阴阳离决的危证。

【释义】

本条论述望牙齿与齿龈的诊断意义，以及齿龈结瓣的病机、治则及预后。

肾主骨，齿为骨之余，在温病的过程中，牙齿干燥是因为热邪损伤津液所致。牙齿干燥可以分为：牙齿表面干燥但有光泽，是胃热炽盛消耗胃津，但热邪并未损伤肾精，肾精不虚，精能生髓而充养牙齿；牙齿干燥如枯骨色，灰白晦暗没有光泽，是热邪深入下焦，使肾阴耗竭，精枯髓干不能充养牙齿。通过观察牙齿，就可以推断全身的骨骼情况。龈为阳明经脉所络，足少阴肾经与足阳明胃经之血均循行于齿龈，温邪伤阴以耗损胃津或肾阴为主，故观察齿龈情况可以了解热势轻重、胃津与肾阴的耗损程度。若阳明、少阴热盛动血，致齿龈出血凝结而形成瓣状物，瓣色紫，甚者紫如干漆，为阳明热盛动血，为实证，治宜清胃火养胃阴；瓣色黄或如酱瓣乃阴虚火旺，虚火上炎损伤龈络，属虚证，治宜滋肾阴降虚火；见豆瓣色瓣状物则病势凶险，为真阴耗竭而虚火上炎，此时，若全身正气未败，尚有一线生机，若正气已败，多属阴阳离决之兆，难治。

【名家辑要、名家临证指要】

三

【原文】

再有一种白痦[1]，小粒如水晶色者，此湿热伤肺，邪虽出而气液枯也，必得甘药[2]补之。或未至久延，伤及气液，乃湿郁卫分，汗出不彻之故，当理气分之邪，或白如枯骨者多凶，为气液竭也。（《温热论》原文30）

【注释】

1. 白痦　形如粟米的小水疱，内有淡黄色浆液，小水疱破溃后有浆液流出。自行消退，退后无瘢痕及色素沉着。

2. 甘药　指药物的性味宜甘淡平，使湿热下渗。忌苦燥温升药物。

【释义】

本条论述白痦的形态、病机、治法及预后。

在湿热并重的情况下，热蒸湿动，就使湿热向全身弥漫，湿热弥漫到体表，有毛孔之处湿邪就从毛孔蒸出而为汗，没有毛孔之处湿邪不能蒸出，就把皮肤拱起来而发白痦。随着汗与白痦的发出，湿热邪气外泄，体温虽然稍有下降，但因湿热邪气并未尽解，所以汗止之后体温又上升，白痦与汗并见，出一次汗发一次白痦。白痦与汗都出于体表，可以说是表证，但其病机却是湿热郁蒸于里而发于表，所以说这种情况属于有表证而无表邪。白痦的出现，一方面说明湿热并重，郁蒸难解，但另一方面也说明正气能够托邪外出，湿热有向体表自寻出路的趋势。所以正常出现的白痦是晶莹饱满的小水疱，这就说明湿热虽盛，但正气不衰，正因为正气不衰，正气才能鼓动湿热邪气外发。如果白痦色如枯骨，干枯空瘪而没有光泽，就说明阳气与津液均将枯竭，正气已经没有力量鼓动邪气外出，这属湿热病的危象，治疗就应该采用补益气阴的方法。

【名家辑要、名家临证指要】

四

【原文】

然春夏之间，湿病[1]俱发疹为甚，且其色要辨。如淡红色，四肢清，口不甚渴，脉不洪数，非虚斑[2]即阴斑[3]。或胸微见数点，面赤足冷，或下利清谷，此阴盛格阳[4]于上而见，当温之。（《温热论》原文28）

【注释】

1. 湿病　湿病是指因湿邪侵袭人体，或人体脏腑功能失调，而致湿邪潴留体内所表现的病证。

2. 虚斑　虚寒证发斑，呈淡红色，全身症状有四肢清冷、口不渴、脉不洪数。

3. 阴斑　脾气虚不统血，血溢脉外瘀于皮下而形成，斑色青紫晦暗，不伴有热象。症见面赤足冷，下利清谷。

4. 阴盛格阳　体内阴寒过胜，阳气被拒于外，出现真寒假热的症状。临床表现为身热、面红、口渴、脉洪大等假热症状。

【释义】

本条论述虚斑、阴斑的鉴别诊断及治疗。

斑疹不独温疫所有，虚斑与阴斑皆属阴证发斑，与热入营血所致的阳证发斑不同，且有虚实之迥别也。然火不郁，不成斑疹。若虚火力弱而色淡，四肢清者，微冷，口不甚渴，脉不洪数，其非实火，故曰虚斑；若面赤足冷，下利清谷，此阴寒盛格拒其阳于外，内真寒，外假热，郁而成斑，故直名为阴斑也，治疗宜温阳散寒，须附桂引火归元，误投凉药会加重病情，甚者死亡。实火误补亦死，临床应重视。

【名家辑要、名家临证指要】

五

【原文】

其有舌独中心绛干者，此胃热心营受灼也，当于清胃方中，加入清心之品，否则延及于尖，为津干火盛也。舌尖绛独干，此心火上炎，用导赤散泻其腑。（《温热论》原文18）

【注释】

1. 舌独中心绛干　舌头中间位置舌质色绛，舌苔干燥。

【释义】

本条论述舌中心绛干与舌尖绛干的辨证论治。

舌中心属胃，故见舌中心绛干者属胃经热邪亢炽，心营被其燔灼，治疗宜清胃泄热方中加入清心凉营之品，否则病势进一步扩展到舌尖，心胃热毒更盛而津液受劫，舌尖为心所主，舌尖红绛而干是心火上炎证，心与小肠相表里，故心火盛者可予导赤散清心火。

【名家辑要、名家临证指要】

六

【原文】

齿若光燥如石者，胃热甚也。若无汗恶寒，卫偏胜也，辛凉泄卫，透汗为要。若如枯骨色者，肾液枯也，为难治。若上半截润[1]，水不上承[2]，心火上炎也，急急清心救水，俟枯处转润为妥。（《温热论》原文32）

【注释】

1.上半截润　指牙齿上半截润泽。

2.水不上承　指肾水不足，不能上济于心涵养心阴。

【释义】

本条论述齿之润燥辨证论治及预后。

胃热炽盛而消耗胃津，以致津液不能濡润牙齿，故表面干燥。但热邪并未损伤肾精，肾精不虚，精能生髓而充养牙齿，所以表面虽干但仍有光泽。温病初起无汗，恶寒，牙齿表面干燥，但有光泽，这是由于外邪侵袭，卫分邪气盛，阳气被邪气阻遏，肺的宣发功能障碍，不能正常地输布津液于牙齿，所以牙齿表面干燥。这种情况就用宣表法治疗，用辛凉的药物透泄表邪，使表解汗出，卫气通畅，就能够输布津液于牙齿。牙齿干燥的第二种类型是燥如枯骨色，指牙齿不仅表面干燥，而且里面也干燥，灰白晦暗没有光泽，为热邪深入下焦，使肾阴耗竭，精枯髓干不能充养牙齿而致燥如枯骨，病属难治。当投大剂滋补肾阴之品以救将竭之肾阴。若见牙齿上半截润泽，下半截燥，为肾水不足不能上济于心，心火燔灼上炎之症，治疗当清心滋肾并进。

【名家辑要、名家临证指要】

七

【原文】

又不拘何色，舌上生芒刺[1]者，皆是上焦热极也，当用青布拭冷薄荷水揩之，即去者轻，旋即生者险矣。（《温热论》原文20）

【注释】

1.芒刺　舌乳头突起如刺，摸之棘手的红色或黄黑色点刺。

【释义】

本条论述舌生芒刺的病机与治疗法则。

舌上生芒刺，反映了上焦热邪壅盛。舌苔乃胃中水谷精气所化，若舌苔能用青布揩去，则考虑为单纯热邪偏盛或上焦湿热邪气不重，若揩去立刻复生，则可能有两种情况：一是胃中热邪极度壅盛，水谷入胃则上蒸化为舌苔；二是胃中热盛兼有湿浊壅盛，湿浊热俱盛，故舌苔揩去即生，十分危险。

【名家辑要、名家临证指要】

八

【原文】

舌淡红无色者，或干而色不荣者，当是胃津伤而气无化液[1]也，当用炙甘草汤，不可用寒凉药。（《温热论》原文25）

【注释】

1.气无化液　即胃津耗伤，不能化生气血津液而上荣于舌。

【释义】

本条论述淡红舌的辨证论治。

舌质淡红无色，反映了患者心脾气血素虚也，舌干而色不荣，胃中津气亦亡，所以不可用苦寒药。炙甘草汤养气血以通经脉，邪自可渐去矣。温病后期气阴两虚或素有气血不足复感温病，证属虚多邪少，当以扶正为主。

【名家辑要、名家临证指要】

九

【原文】

若斑色紫，小点者，心包热也；点大而紫，胃中热也。黑斑而光亮者，热胜毒盛，虽属不治，若其人气血充者，或依法治之，尚可救；若黑而晦者必死；若黑而隐隐，四旁赤色，火郁内伏，大用清凉透发，间有转红成可救者。若夹斑带疹，皆是邪之不一，各随其部而泄。然斑属血者恒多[1]，疹属气者不少[2]。斑[3]疹[4]皆是邪气外露之象，发出宜神情清爽，为外解里和之意；如斑疹出而昏者，正不胜邪，内陷为患，或胃津内涸之故。（《温热论》原文29）

【注释】

1.斑属血者恒多　斑为热入血分，迫血从肌肉而出所致，多属于血分证。

2.疹属气者不少　疹由风热犯肺，波及营络所致，病多属于气分证。

3.斑　是形如粟米（粟米就是小米），或如大豆，甚或连接成片，斑斑如锦纹，不高出皮肤，拂之不碍手，压之不褪色的皮下紫斑。

4.疹　是形态如粟米，高出皮肤，抚之碍手，压之褪色的皮下红色丘疹。

【释义】

本条文阐述了斑疹证治之不同。

如果斑是紫赤色小点，是热毒深重，属于心包热盛，点大的属于胃热炽盛。黑而光亮的，是人体的气血还比较充实的表现；若是黑色隐隐约约的，四周都是赤色，说明是火郁内伏，气血尚活；如果颜色黑而晦黯，就标志元气衰败而热毒锢结，病情必然非常危重。在临床中，有时斑与疹同时存在，这种现象称为"夹斑带疹"，一般是先发疹，而后发斑，疹与斑夹杂出现。疹的形成机制是卫营同病，斑的形成机制是气血两燔。如果卫分的热邪不解，则传入气分，营分的热邪不解，则传入血分，于是就形成卫营同病与气血两燔并存的局面，从而出现夹斑带疹的临床表现。这种病人既有斑又有疹，二者初起都是小红点，鉴别的方法是用手去按压，压之褪色的是疹，压之不褪色的是斑。由疹向斑发展，意味着病情加重，患春温的病人开始是发疹，而后逐渐发斑，出现夹斑带疹。这说明病变初起是因卫营同病，导致体表的细小血络中血液瘀滞而发疹，进一步发展则由卫营同病而致气血两燔，使血溢出脉外瘀于皮下而发斑。这种病人的治疗要看具体情况而定，不能一概而论。初起以发疹为主者，应该以透邪为主，给邪气找出路，使其透表而解，热邪有出路了，自然就不再逼入血分，而斑也就不再发。因为已见斑点，可以适当加入凉血化斑的药物，但量不能大，防止过于寒凉而遏阻气机，使邪气没有出路。如果斑已融合成片，就应治以凉血化斑，而不能再用宣透的药物。在温热病中能够出现斑、疹也未必是坏事，这说明营分或血分的热邪有向外的趋势，是热邪在找出路。在斑疹透发后，如热势下降，病人感到神情清爽，这是邪热外达、外解里和的表现，预后比较好。斑出而热不解，或者刚刚出来即隐去，病人出现面色苍白、神志昏聩、肢厥脉伏等症状，这种状况多提示正不胜邪、毒火内闭，属预后不良的逆证。

【名家辑要、名家临证指要】

✚

【原文】

脉浮洪躁甚者，白虎汤主之；脉沉数有力，甚则脉体反小而实者，大承气汤主之。暑温[1]、湿温[2]、温疟[3]，不在此例。（《温病条辨》中焦篇原文1）

【注释】

1. 暑温　夏季感受暑热邪气所引起的，以发病急骤，初起即以里热盛为特点的温病。

2. 湿温　这里指湿温病，多发于夏末秋初雨湿季节，是外感湿热邪气所引起的温病。

3. 温疟　冬季感受寒邪，寒邪藏于骨髓，到夏季发病，临床症状表现为先热后寒，发有定时的温病。

【释义】

本条论述阳明温病的主要临床表现及阳明经证、腑证的治疗。

面目俱赤，语声重浊，呼吸俱粗，大便闭，小便涩，舌苔老黄，甚则黑有芒刺，但恶热，不恶寒，下午3～5点热势益甚者，传至中焦，阳明温病也，如果脉见浮洪燥甚，说明邪在阳明之表，应用白虎汤清阳明气分之表热。如果脉沉数有力，甚至脉体变小但是实脉的，这是温邪在阳明之里，阳明腑气不通，这时应该用大承气汤苦寒攻下。暑温病、湿温病、温疟病等不适用此条文。（见第二版林培政主编）。

【名家辑要、名家临证指要】

第四节　治则治法

扫一扫看课件

一

【原文】

盖伤寒之邪留恋在表，然后化热入里，温邪则热变最速，未传心包，邪尚在肺，肺主气，其合皮毛，故云在表。在表初用辛凉轻剂，夹风则加入薄荷、牛蒡之属，夹湿加芦根、滑石之流。或透风于热外[1]，或渗湿于热下[2]，不与热相搏，势必孤矣。(《温热论》原文2)

【注释】

1. 透风于热外　是对温热夹风证的治法。即于清热方中加入透散之品，如薄荷、牛蒡等，使风从外解。

2. 渗湿于热下　是对温热夹湿证的治法。即于清热方中加入甘淡渗湿之品，如芦根、滑石等，使湿热从小便而去。

【释义】

本条论述了温病与伤寒传变的区别及温邪在表夹风、夹湿的治法。伤寒初起，寒邪束表而呈现表寒见症，必待寒郁化热后逐渐内传阳明才成里热证候，化热传变的过程相对较长。温病初起，温邪袭表而见肺卫表热证，热邪枭张，传变迅速，邪热每易内传入里，或逆传心包，或内陷营血而致病情骤然加剧，故曰"热变最速"。

温邪从口鼻而入，初起多有肺卫分过程，邪热未传心包尚在肺卫，病仍在表。温邪在表，治宜辛凉宣透，轻清疏泄，用辛凉轻剂。切不可误用辛温发汗，以免助热伤津，而致生变。温邪每易兼夹风邪或湿邪为患，治疗夹风者，在辛凉轻剂中可加入薄荷、牛蒡等辛散之品，使风从外解，热易清除；治疗夹湿者，在辛凉轻剂中加入芦根、滑石等甘淡渗湿之品，使湿从下泄，不与热合，分而解之。

【名家辑要、名家临证指要】

二

【原文】

再论气病有不传血分，而邪留三焦，亦如伤寒中少阳病也。彼则和解表里之半，此则分消上下之势，随证变法，如近时杏、朴、苓等类，或如温胆汤之走泄。因其仍在气分，犹可望其战汗之门户，转疟之机括[1]。(《温热论》原文7)

【注释】

1. 战汗之门户，转疟之机括　战汗之机在气分，汗之门户在体表，转疟之机括在少阳。病邪流连气分、少阳三焦，久郁不解，既未陷入下焦，说明正气尚可托邪外出。是此，就有战汗或转如疟状的可能。这时就可打开战汗之门户，疏利少阳枢机，使邪向上、向表外出。

【释义】

本条论述了邪留三焦气分的治法和转归。邪留三焦与伤寒少阳病均属半表半里证，但伤寒为邪郁足少阳胆经，枢机不利，症见寒热往来、口苦、咽干、目眩等，治宜小柴胡汤和解表里；湿热之邪久羁气分，既不外解，也不内陷营血分，可留于三焦。三焦主气机升降出入，通行水道。邪留三焦，则湿阻热郁，气机郁滞，水道不利，见寒热起伏、胸满腹胀、溲短、苔腻等症，治宜分消走泄，宣通三焦，用杏、朴、苓或者温胆汤，此即"分消上下之势"。邪留三焦应"随证变法"，辨清热与湿孰轻孰重，邪滞上、中、下焦的程度，为选方用药提供依据。

邪留三焦的转归有：治疗得法，气机宣通，痰湿得化，分消祛邪而愈；也可通过战汗，令邪与汗并，战汗驱邪而出；或通过转为寒热往来如疟状，逐渐外达而解；结合后文"三焦不得从外解，必致成里结"，三焦病证亦可转为里结阳明证。

【名家辑要、名家临证指要】

三

【原文】

大凡看法，卫之后方言气，营之后方言血。在卫汗之可也，到气才可清气，入营犹可透热转气[1]，如犀角、玄参、羚羊角等物。入血就恐耗血动血，直须凉血散血，如生地、丹皮、阿胶、赤芍等物。否则前后不循缓急之法，虑其动手便错，反致慌张矣。（《温热论》原文8）

【注释】

1.透热转气　也叫"透营出气"。即在清泄营分热毒的主药中，加入辛凉药物，把营分热毒引出气分，向外透发的方法。

【释义】

本条论述了卫气营血四类证候的传变规律与治疗大法。一般而言，邪在卫分病情轻浅，继之传入气分，病情加重，进而深入营分病情更重，最后邪陷血分，病情最为深重。卫气分病变以功能失调为主，营血分病变以实质损害为主。

"汗之"，即使之汗出之意，结合其所云"用辛凉轻剂"来看，当指用辛凉轻解法为治。华岫云言"辛凉开肺便是汗剂，非如伤寒之用麻桂辛温也"，即治疗卫分证宜辛凉透汗，使邪从外解，用药既忌辛温，以免助热耗阴，又忌过用寒凉，以免凉遏冰伏，邪不外透。

"清气"是指气分证的治疗应当用寒凉药物清泄里热。初入气分者多用轻清透邪之品，热毒深重者则用苦寒清降之药，使邪热外透。叶氏用"才可"二字，强调清气之品不可早投滥用，须在温邪确实入气之后方可用之，以防寒凉遏邪不利于透邪。

"透热转气"是指邪热入营，治宜清营热、滋营阴，佐以轻清透泄之品，使营分邪热透转到气分而解。药如犀角、玄参、羚羊角等，再配合银花、连翘、竹叶等清泄之品，以达透热转气之目的。

"入血就恐耗血动血，直须凉血散血"，耗血指温热邪气耗伤血液，动血指温热邪气破血妄行造成的人体各部位的出血见症。针对血分证热盛迫血，耗血动血，热瘀交结的病机特点，治用"凉血散血"之法。该法具有清、养、散三方面的作用。清，指清热凉血，药如犀角、牡丹皮等；养，指滋养阴血，药用生地黄、阿胶等；散，指消散瘀血，药用赤芍等。

辨清卫气营血的前后顺序、证候病机及轻重缓急等，是确立治疗大法并进而选方用药的依据。

【名家辑要、名家临证指要】

四

【原文】

热病救阴犹易，通阳最难，救阴不在血，而在津与汗，通阳不在温，而在利小便，然较之杂证，则有不同也。（《温热论》原文9）

【释义】

本条高度概括了温热病与湿热病的治疗原则。温热最易伤阴，治疗总以清热滋阴为基本原则，药用寒凉或甘凉之品，正合"热者寒之""燥者润之"之意，属正治法，容易掌握，故救阴犹易。而湿热易阻滞气机，困遏阳气，治疗既要分解湿热，又要宣通气机，才能达到通阳之目的。且化湿之品多芳香苦燥而助热，清热之药多苦寒凉遏而碍湿，宣通之药亦具温燥助热之性，临床上掌握好清热、祛湿、宣通三者之间的合理配伍较难，故通阳最难。

温邪伤阴是温病的病机特点，治疗重心在于祛邪以顾阴。慎用发汗，防止汗泄太过耗伤阴津。补血药厚重黏腻，用其救阴，不但津难得充，血亦不能生，故"救阴不在血，而在津与汗"。湿热蕴蒸，阻滞气机，阳气不通，治宜清热化湿，宣通气机，使湿去而阳无所困，自然宣通，又因湿热之邪以小便为其外泄之路，故叶氏云"通阳不在温，而在利小便"，强调淡渗利湿法在祛湿中的重要性。

【名家辑要、名家临证指要】

五

【原文】

再论三焦不得从外解，必致成里结。里结于何？在阳明胃与肠也。亦须用下法，不可以气血之分，就不可下也。但伤寒邪热在里，劫烁[1]津液，下之宜猛；此多湿邪内搏，下之宜轻。伤寒大便溏为已尽，不可再下。湿温病大便溏为邪未尽，必大便硬，慎不可再攻也，以粪燥为无湿矣。（《温热论》原文10）

【注释】

1.烁 《说文解字》中言"灼烁，光也"。《庄子》释文引崔误云"烁，清也"。

【释义】

本条论述了湿热里结的治法。湿热邪留三焦，经治疗仍不能外解者，可形成湿热积滞胶结胃肠之证，表现为大便溏而不爽，色黄如酱，其气臭秽较甚等，可伴见身热不退，腹胀满，苔黄腻或黄浊等症状，其治亦须用下法。

伤寒阳明里结证为里热炽盛，以燥屎内结为特征，下之宜猛，以急下存阴。湿温病里结阳明，多系湿热与积滞胶结肠腑，以大便溏而不爽为特点，故下之宜轻宜缓，反复导滞通便，祛除肠中湿热积滞。伤寒攻下后见大便溏软为燥结已去，腑实已通，不可再下；湿热积滞胶结胃肠，用轻法频下后见大便成形者为湿热积滞已尽，不可再攻。

【名家辑要、名家临证指要】

六

【原文】

其中有外邪未解，里先结者，或邪郁未伸，或素属中冷者，虽有脘中痞闷，宜从开泄，宣通气滞，以达归于肺，如近俗之杏、蔻、橘、桔等，是清苦微辛，具流动之品可耳。(《温热论》原文 11)

【释义】

本条论述了湿热痰浊结于胃脘的治法。胃脘居于上腹，位处中焦，若胃脘按之疼痛，或自痛，或痞满胀痛，当用苦泄法治疗，因其入腹已近，以泄为顺。脘痞疼痛的原因有多种，可依据舌苔变化进行鉴别，即"必验之于舌"。

舌苔黄浊者，为湿热痰浊互结之证，用苦泄法，即辛开苦降以清热化痰祛湿，可用小陷胸汤或泻心汤等。若舌苔白而不燥者，为痰湿阻于胸脘，邪尚未化热；若舌苔黄白相间者，为邪热已入里而表邪未解；若舌苔灰白且不渴者，为阴邪壅滞，阳气不化，或素禀中冷。后三证虽见胃脘痞胀，但非湿热痰浊互结，不可轻投苦泄，宜用开泄法，药如杏仁、蔻仁、橘皮、桔梗之类。至于"宣通气滞，以达归于肺"，乃强调湿热互结胃脘，宣通气机的重要性。因肺主一身之气，肺气得宣，气机得畅，湿浊自去，痞闷自消，所谓气化则湿化。

【名家辑要、名家临证指要】

七

【原文】

再黄苔不甚厚而滑[1]者，热未伤津，犹可清热透表，若虽薄而干者，邪虽去而津受伤也，苦重之药[2]当禁，宜甘寒轻剂[3]可也。(《温热论》原文 13)

【注释】

1. 滑　指润而言，不指兼有湿邪之滑腻苔。

2. 苦重之药　苦寒沉降的药物。

3. 甘寒轻剂　味甘性寒凉濡润的方药。

【释义】

黄苔主热主里。凡黄苔不甚厚而滑润者，热虽传里，但尚未伤津，病尚属轻浅，治宜清热透邪，冀邪从表而解。若黄苔薄而干燥者，则为邪虽已解或邪热不甚，但津液已伤，治宜用甘寒轻剂，如《温病条辨》中增液等法可效仿，濡养津液，兼以清热，禁用苦寒沉降的药物。

【名家辑要、名家临证指要】

八

【原文】

再舌苔白厚而干燥者，此胃燥气伤也，滋润药中加甘草，令甘守津还[1]之意。舌白而薄者，外感风寒也，当疏散之。若白干薄者，肺津伤也，加麦冬、花露、芦根汁等轻清之品，为上者上之[2]也。若白苔绛底[3]者，湿遏热伏也，当先泄湿透热，防其就干也。勿忧之，再从里透于外，则变润也。初病舌就干，神不昏者，急加养正透邪之药；若神已昏，此内匮矣，不可救药。（《温热论》原文19）

【注释】

1. 甘守津还　是叶氏为津液损伤，湿浊不化所立的一种治法。即在清化或滋润药中，加甘草以守中气、复津液。

2. 上者上之　指病在上，宜用轻清之药达上治上。

3. 白苔绛底　指刮去上面白腻苔，而底苔由于舌质深红衬托成绛色。

【释义】

本条论述了白苔的薄、厚、干燥和白苔绛底及初病舌干的辨证治疗。苔薄白为外感初起，病邪在表。苔薄白而润，舌质正常为外感风寒，治宜辛温疏散。苔薄白而干，舌边尖红，为温邪袭表，肺卫津伤，治宜辛凉疏泄方中加入麦冬、花露、芦根汁之类，既能轻宣泄热，又能生津养肺，因其作用偏上，故称"上者上之"。

苔白厚而干燥，为胃津不足而肺气已伤，治宜生津润燥药中加入甘草，取其甘味可补益肺胃之气，津液生成与敷布功能得复而津液自生，即所谓"甘守津还"。白苔绛底指舌质红绛，苔白厚而腻，为"湿遏热伏"之征，治当开泄湿邪。但泄湿之品多偏香燥，用之有耗津之弊，当防其温燥伤津。然也不必过于忧虑，湿开热透，津液自复，舌苔自可转润，故"勿忧之"。

温病初起即见舌干燥，为温邪伤津的表现。如未见神昏等险恶之候，预后尚好，当急予养正透邪之剂，补益津气，透达外邪；如已见神昏者，属津气内竭，正不胜邪，邪热内陷，预后不良。

【名家辑要、名家临证指要】

九

【原文】

若舌无苔而有如烟煤隐隐者，不渴肢寒，知夹阴病[1]。如口渴烦热，平时胃燥也，不可攻之。若燥者，甘寒益胃；若润者，甘温扶中。此何故？外露而里无也。（《温热论》原文23）

【注释】

1. 夹阴病 一般指性交前后感邪，临床上表现为面赤足冷的阴火上乘，或发热躁乱不宁的阳虚假热证。叶氏这里是指阴寒内盛、中阳不足而说。

【释义】

本条论述了舌面烟煤隐隐的辨治。舌面无明显黑色苔垢，仅现一层薄薄的黑晕，有如烟煤隐隐之状，是黑苔的一种类型。若见不渴，肢寒，舌面湿润者为中阳不足，阴寒内盛之征，属虚寒证，宜"甘温扶中"，以温补中阳。若见口渴，烦热而舌面干燥者，为中阳素旺，胃燥津液不足之象，属阳热证，宜甘寒濡润之剂，养胃生津润燥。黑苔极薄者，表示里热盛但无实邪内结，故曰"不可攻之"。

【名家辑要、名家临证指要】

十

【原文】

若舌黑而滑者，水来克火[1]，为阴证，当温之。若见短缩，此肾气竭也，为难治。欲救之，加人参、五味子戊勉希万一。舌黑而干者，津枯火炽，急急泻南补北。若燥而中心厚培者，土燥水竭，急以咸苦下之。（《温热论》原文24）

【注释】

1. 水来克火 "水"代表肾阴，"火"代表心阳，"克"表示制伏。这里"水"是指黑苔，"火"是指舌体，即舌上出现黑滑苔，就表示"水来克火"。

【释义】

本条论述了黑苔的辨治。若舌苔黑而滑润的，为阴寒内盛而阳气大衰的"水来克火"之征，必伴有四肢寒冷、下利清谷、脉微细无力等虚寒见症，治以温阳祛寒之剂。若兼见舌体短缩，为肾气竭绝，病情险恶难治，急救的方法可在所用方中加入人参、五味子等敛补元气之品，以期挽回于万一。舌苔黑而干燥，属"津枯火炽"，多见于温病后期，宜清心泻火、滋肾救阴，即"急急泻南补北"。若见舌苔黑而干燥，舌中心有较厚苔垢者，为阳明腑实，邪热下劫肾水，急投滋阴攻下之剂。

【名家辑要、名家临证指要】

十一

【原文】

斑疹，用升提则衄，或厥，或呛咳，或昏痉，用壅补则瞀乱[1]。(《温病条辨》中焦篇原文23)

【注释】

1.瞀乱 心中闷乱，头目昏眩。

【释义】

本条论述了温病斑疹的治疗禁忌。吴氏指出斑疹的治疗主要禁用升提和壅补二法。所谓升提，是指用辛温之剂发散透疹之法。这一治法主要是针对风疹、麻疹表气郁闭较甚者而设，但通常对这类疾病的治疗应以辛凉宣透为主，而非滥用辛温升提，更不能用于斑疹等营血有热之证。至于壅补，对一般斑疹治疗并无使用的必要，因斑疹本是热入营血之象，治疗当以清解为主，若误用壅补易致心中闷乱、头目昏眩等症。但若温病发斑疹时，正气大虚而出现斑疹内陷之逆证，体温骤降，斑疹突然隐没，治疗当用补气托斑之法，则不属禁忌之法。

【名家辑要、名家临证指要】

十二

【原文】

温病小便不利者，淡渗[1]不可与也，忌五苓、八正辈。(《温病条辨》中焦篇原文30)

【注释】

1.淡渗 以淡渗利湿之品渗湿清热，使湿热之邪从小便而去。

【释义】

本条论述了温病淡渗之禁。吴氏强调热盛耗伤阴液是温病过程中出现小便不利的最常见原因，此时应以养阴清热为大法，通过滋阴以益小便之源，清热而去其因。对这类病证，不可见小便不利而滥用淡渗利尿之五苓散、八正散等分利之剂，将会进一步耗伤阴液，加重病情。

【名家辑要、名家临证指要】

十三

【原文】

温病燥热，欲解燥者，先滋[1]其干，不可纯用苦寒也，服之反燥甚。(《温病条辨》中焦篇原文31)

【注释】

1.滋 滋阴法，是滋阴养液，补充阴津损耗以治疗阴虚证候的治法。

【释义】

本条论述了温病苦寒之禁。所谓苦寒之禁是指温病过程中出现燥热时，不可单用苦寒以冀解除燥热，因苦燥有伤阴之弊，而应投用甘寒之品"先滋其干"。但应当看到，甘寒之品虽能润燥泄热，但其清热之力毕竟较弱，如邪热较甚时可适当配合苦寒之品以泄邪热，即所谓"甘苦合化"。

【名家辑要、名家临证指要】

十四

【原文】

治外感如将（兵贵神速，机圆法活，去邪务尽，善后务细，盖早平一日，则人少受一日之害）；治内伤如相（坐镇从容，神机默运，无功可言，无德可见，而人登寿域）。治上焦如羽（非轻不举）；治中焦如衡（非平不安）；治下焦如权（非重不沉）。（《温病条辨》卷四·杂说）

【释义】

本条为吴氏原著中的治病法论，论述了外感、内伤的治法及温病三焦治则。治疗外感病如同将军领军作战一样，用兵贵在神速，用药贵在及时，作战要机动灵活，治病要随证变法，主动彻底地祛除一切外来病邪，善后治疗也务必细致周到，因为病邪早一日祛除，患者便可少受一日病邪的伤害。而治疗内伤杂病就如同宰相治理国家一样，要从容镇定，善于运筹帷幄，不可急于求成，虽然短期内看不到明显的功德，但能使人们安居乐业，健康长寿。

吴氏根据三焦生理病理特性，提出三焦温病的治疗原则。"治上焦如羽（非轻不举）"，其中"羽"意为轻，即邪在上焦肺卫，病位较浅，病情较轻，治疗上焦病证所用药物宜选轻清宣透方药为主，不能用过于苦寒沉降之品，以免药过病所。同时，用药剂量也宜轻，煎药时间也宜较短，均体现了"轻"的特点。而"治中焦如衡（非平不安）"的"衡"指秤杆，意为平，即治疗中焦病证，必须平定邪势之盛，使机体阴阳归于平衡。此外，对于湿热之邪在中焦者，应根据湿与热之孰轻孰重而予清热化湿之法，不能单治一边，也体现了"平"的特点。"治下焦如权（非重不沉）"的"权"，指秤砣，意为重，即治疗下焦病证，所用药物以重镇滋填厚味之品为主，使之直入下焦滋补肾阴，或用介类重镇之品以平息肝风，这些都体现了"重"的特点。

【名家辑要、名家临证指要】